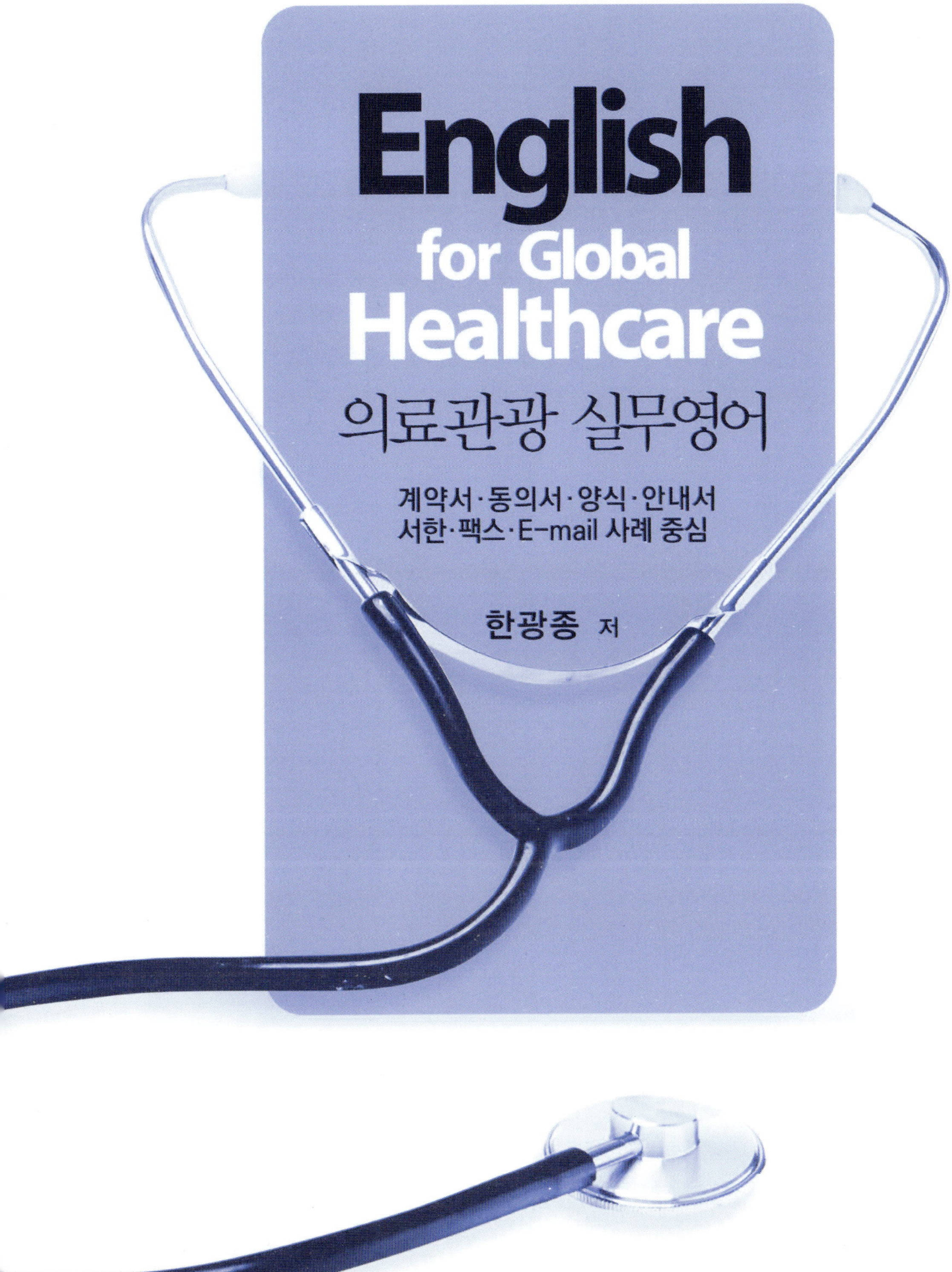

English for Global Healthcare

의료관광 실무영어

계약서·동의서·양식·안내서
서한·팩스·E-mail 사례 중심

한광종 저

백산출판사

머리말

의료관광객 유치를 위해 의료법이 2009년 개정된 후 의료산업의 국제화와 외화획득을 목표로 외국인 의료관광객을 유치하기 위한 외국인환자 유치업체와 외국인환자 유치의료기관에 종사하는 의료관광코디네이터 인력에 대한 수요가 꾸준히 증가하고 있다. 의료관광 전문인력의 능력을 객관적으로 검증하기 위해서 2013년부터 한국산업인력공단 주관으로 국제의료관광코디네이터 국가자격증도 시행되고 있다.

높은 수준의 의료서비스를 기대하고 한국을 찾는 의료관광객의 NEEDS에 부응하기 위해서 의료서비스의 수준 향상이 요구되며, 각종 영문 증명서 · 동의서 · 안내문의 준비뿐만 아니라 멀리 떨어진 의료관광객과 E-mail 등을 통한 의사소통은 매우 중요한 의료서비스인 동시에 국제의료관광코디네이터에게 필요한 의료관광 마케팅 활동이다.

본서는 의료관광 마케팅과 의료관광 사무행정에 중점을 두었다. 즉, 영어권 의료관광객을 유치하거나 의료관광객에게 의료서비스와 관광서비스 지원과 관련한 각종 영문 계약서, 다양한 동의서, 여러 가지 신청서, 각종 안내문뿐만 아니라 서한, Fax, E-mail 등을 통한 외국인환자 유치의료기관 및 외국인환자 유치업체와 외국인 의료관광객과의 의료관광 상담 및 응대 등 커뮤니케이션 방법까지 골고루 다루었다.

본서는 외국인환자 유치의료기관의 국제진료센터 직원, 간호사, 원무과 직원 그리고 외국인환자 유치업체의 의료관광마케팅담당자분들이 국제의료관광코디네이터로 외국인환자와 서한, Fax, E-mail을 통해서 의료관광 마케팅, 수술 일정, 수술 가격, 비자 발급, 공항영접 · 숙박 등 부수적인 서비스, 수술 방법, 수술 후 회복 소요기간, 수술 후 부작용, 재수술 문의 등의 진료 상담 및 사후관리를 해야 하는 상황에서 어떻게 해야 할지 몰라서 당혹스러울 때 도움이 될 수 있는 다양한 표현을 중점적으로 다루었다.

외국인환자 유치업체, 외국인환자 유치의료기관에서 일하는 국제의료관광코디네이터가 작성하는 서한 · Fax · E-mail은 Medical Tour Coordinator로 표기했고, 국제의료관광코디네이터, 의사, 간호사, 병원 행정직원이 공히 사용 가능한 표현은 Medical Tour Coordinator(Doctor, Nurse)로 표기했다.

의사 · 간호사 · 간호조무사 · 방사선사 · 원무과 직원 · 병원코디네이터 · 국제의료관광코디네이터가 의료관광객과 전화 또는 직접 대면해서 의사소통하는 경우는 백산출판사에서 발간한 「의료관광 실무영어회화」를 참고하기 바란다.

본서가 외국인환자 유치의료기관의 의료인뿐만 아니라 외국인환자 유치업체의 임 · 직원 및 국제의료관광코디네이터로 근무하는 분들이 서한 및 Fax뿐만 아니라 각종 동의서와 안내문 등의 서류를 어떻게 영문으로 작성해야 하는지 몰라서 고민이 될 때 참고가 될 수 있다면 기쁘겠다. 또한 의료관광분야로의 취업 · 진출을 준비하는 분들에게 길잡이가 될 수 있다면 더욱 기쁘겠다.

본서에서의 부족한 부분은 앞으로 개선해 나가도록 노력하겠습니다. 관광분야 전문출판사로서의 자부심과 의료관광에 대한 남다른 애정으로 본서의 출판을 기꺼이 맡아주신 백산출판사 진성원 상무님께 진심으로 감사드립니다. 그리고 본서가 세상에 나오기까지 교정 · 편집 · 디자인 작업 등을 도와주신 백산출판사 편집부 직원분들께도 감사드립니다. 백산출판사는 1979년 진욱상 사장님께서 설립한 이래로 지속적인 발전을 거듭하고 있습니다. 앞으로도 독자분들의 사랑을 꾸준히 받으면서 끊임없는 도약을 이루어내기 바랍니다.

본서의 내용에 대해서 궁금한 점이 있거나, 문의사항이 있으시면 언제든지 저자에게 fatherofsusie@hanmail.net으로 직접 문의하시거나 blog.daum.net/fatherofsusie의 방명록에 궁금한 점과 의견을 남겨주시기 바랍니다.

2014년 1월

한광종

차 례

PART 1 의료관광 행정 및 규정

PART 2 의료관광 상담

PART 3 의료관광 의료서비스 지원

· 7장 주의사항 안내문 ········ 429

PART 4 사후관리

PART 1

의료관광 행정 및 규정

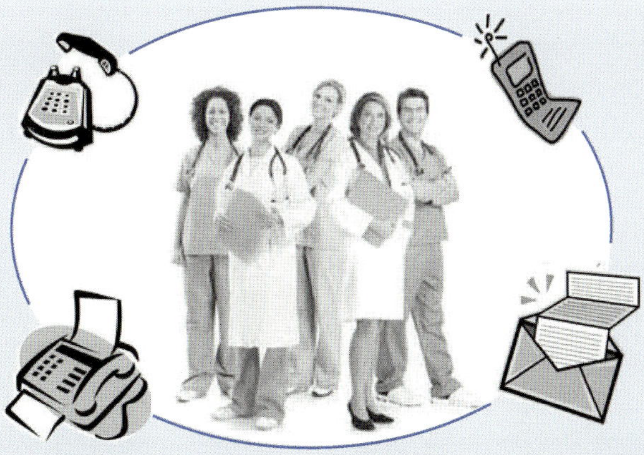

Chapter 1

의료관광 프로세스

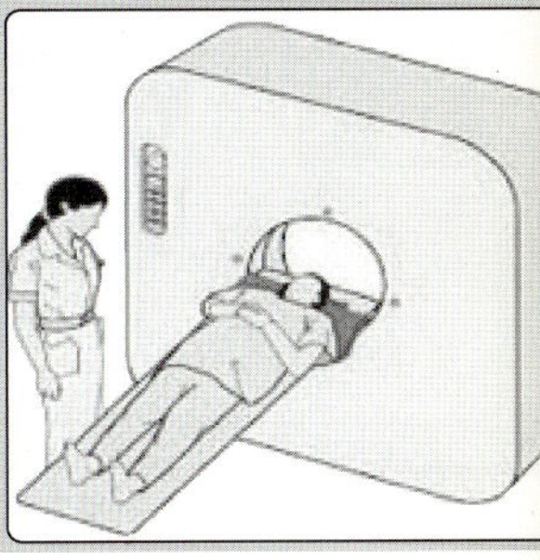

1-1 외국인환자 유치 과정

■ 외국인환자의 유치 경로는 어떻게 이루어져 있을까?

해외 에이전시로부터 의료관광객을 소개받은 국내 에이전시(외국인환자 유치업체)가 국내 병·의원으로 소개하는 경우, 국내 에이전시가 해외 의료관광객을 국내 병·의원에 소개하는 경우, 해외 에이전시가 국내 병·의원으로 의료관광객을 소개하는 경우, 의료관광객이 병·의원의 홈페이지를 방문했거나 구전 등을 통해서 직접 국내 병·의원을 Contact해서 방문하는 경우가 있다.

■ IN BOUND의료관광 경로

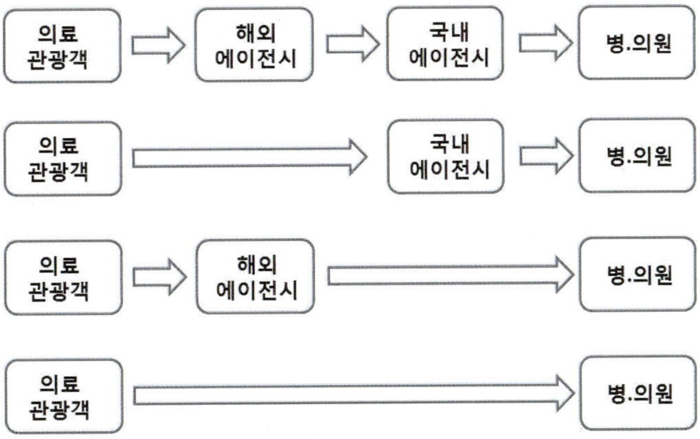

이외에 비록 의료관광객 통계에 잡히지는 않지만, 일반 관광객으로 한국에 입국한 외국인 중에서 관광가이드 또는 여행사의 소개로 간단한 시술 · 치료 · 건강관리를 받는 경우도 있으며, 개인 방문객 및 관광객으로 입국해서 한국에 거주하는 지인 · 외국 공관직원 · 다국적 기업의 임 · 직원 그리고 다문화 가정 등의 소개로 간단한 시술 · 치료 · 건강관리를 받는 경우도 있다.

또한 국내의 외국인 추방대상자[1] 및 불법체류자도 인도주의적 차원에서 무상 또는 저렴한 의료비로 의료서비스를 받기도 한다.

■ 의료관광은 어떤 과정으로 진행될까?

진행과정	구분	내용
초기접촉 단계	정보수집	환자의 개인정보, 건강상태, 진료기록, 진료비 지불주체 및 지불방식
	치료계획 수립	진료 의사 선정, 치료 가능 여부, 치료 계획, 진료 일정, 사전 준비사항
	예상 진료비용 산출	환자에게 필요한 검사, 시술 및 치료계획에 따른 예상 진료비를 확인 진료비 견적
	회신	신속한 회신 상담자 연락처 안내 긍정적인 관계 형성

1) 출입국관리법 시행규칙 제64조(보호의 의뢰 등)

① 출입국관리공무원은 출입국관리법 제51조 제1항에 따라 보호명령서가 발급된 외국인이나 출입국관리법 제63조 제1항에 따라 강제퇴거명령서가 발급된 외국인을 외국인보호실, 외국인보호소 또는 그 밖에 법무부장관이 지정하는 장소(이하 "보호시설"이라 한다)에 보호하려면 소속 사무소장 · 출장소장 또는 보호소장으로부터 보호 의뢰의 사유 및 근거를 적은 보호의뢰서를 발급받아 이를 보호의뢰를 받는 보호시설의 장에게 보내야 한다.

② 출입국관리공무원은 제1항에 따라 보호 의뢰한 외국인이 다음 각 호의 어느 하나에 해당하는 사유가 있으면 다른 보호시설로 보호 장소를 변경할 수 있다.

1. 출입국관리법에 따른 외국인에 대한 조사
2. 출국집행
3. 보호시설 내 안전 및 질서유지
4. 외국인에 대한 의료제공 등 필요한 처우

③ 출입국관리공무원은 제2항에 따라 보호장소를 변경하려면 소속 사무소장 · 출장소장 또는 보호소장으로부터 보호 장소의 변경사유 등을 적은 보호장소 변경 의뢰서를 발급받아 그 외국인을 보호하고 있는 보호시설의 장과 변경되는 보호시설의 장에게 각각 보내야 한다.

④ 출입국관리공무원은 법 제51조 제4항에 따라 긴급보호서를 작성할 때에는 긴급보호의 사유, 보호장소 및 보호시간 등을 적어야 한다.

진행과정	구분	내용
확인 과정	초청장 작성	방문 목적, 서비스 내용
	예약 확인서 작성	방문 목적, 서비스 내용
	환자 등록	환자 개인정보 재진의 경우 개인정보 변경 여부 확인
	예약 일시 확정	진료 과목 및 담당의사 선정 입원치료의 경우 병실 이용기간 및 종류 확인 예약 일시 확정
	예약사항 안내	진료, 검사/시술에 대한 예약 내용과 사전 준비사항 안내 예약변경 및 취소 관리
	진료비 지불방식 안내	보험여부 확인, 진료비 지불보증 범위 확인과 개인 부담금 확인 진료비 청구에 필요한 서류 확인
영접	공항 픽업	
	이동	
서비스 과정	병원 도착	
	대기	편안한 분위기
	진료 전	언어별 의료관광코디네이터 배치 환자 기본정보 확인 환자 지불방법 확인
	진료 중	환자 상태 확인 진료 및 검사시 환자의 사생활 보호 진료시 환자의 신체노출을 최소화
	진료 후	진료 내역 확인 검사, 치료 처방전 발급 재진 예약
	귀가 전 준비사항	의료관광 서비스 만족도 설문조사 출국 항공편 Reconfirm 영송 교통편 확인
	퇴원	퇴원 계획 수납 필요한 영문 서류 준비
영송		공항 출국장으로 이동
사후 관리		정기적으로 Follow-Up Letter/E-mail 발송

1-2 내국인 해외의료관광 진행 과정

내국인이 해외의료관광을 선택하는 경우도 있다. 내국인이 해외 의료관광을 선택하는 경로는 어떻게 되어 있을까?

내국인은 국내 에이전시(해외 에이전시의 Branch 역할)를 통해서 해외 의료기관에 문의·예약 후 의료서비스를 받거나, 인터넷으로 해외 에이전시 또는 해외 의료기관을 검색해서 문의·예약 후 의료서비스를 받는 경우가 있다.

■ OUTBOUND 의료관광 경로

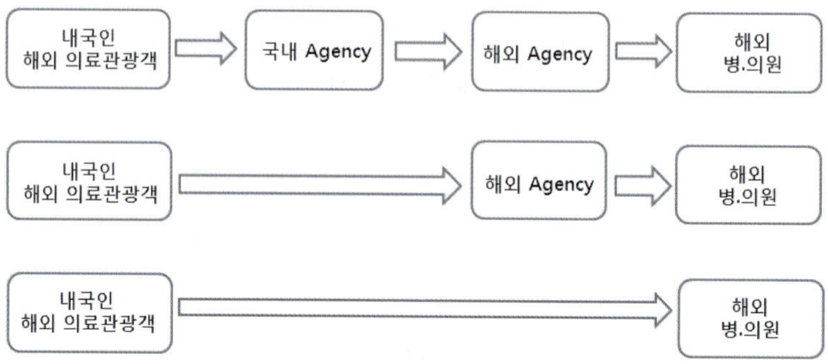

Chapter 2

의료관광관련 규정과 약속

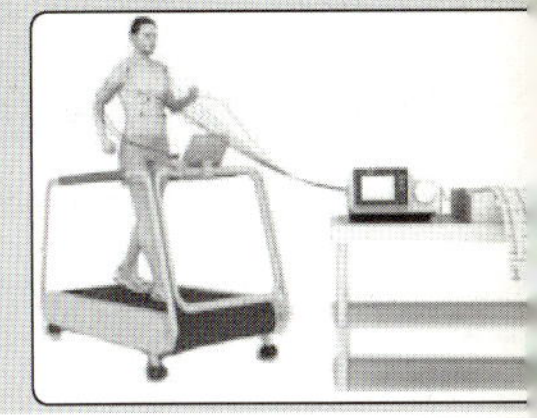

의료관광에 있어서 의료법 등과 같은 법률 이외에 상호간의 약속, 규정 등에는 어떤 것들이 있을까?

2-1 환자의 권리와 의무

2.1.1 환자의 권리와 의무

〈Case〉 환자의 권리와 의무(의료법 제1조의 2 제1항)

■ 환자의 권리

① 진료받을 권리: 환자는 자신의 건강보호와 증진을 위하여 적절한 보건의료서비스를 받을 권리를 갖고, 성별, 나이, 종교, 신분 및 경제적 사정 등을 이유로 건강에 관한 권리를 침해받지 아니하며, 의료인은 정당한 사유 없이 진료를 거부하지 못한다.

② 알 권리 및 자기 결정권: 환자는 담당 의사, 간호사 등으로부터 질병 상태, 치료 방법, 의학적 연구 대상 여부, 장기이식 여부, 부작용 등 예상 결과 및 진료비용에 관하여 충분한 설명을 듣고 자세히 물어볼 수 있으며, 이에 관한 동의 여부를 결정한 권리를 가진다.

③ 비밀을 보호받을 권리: 환자는 진료와 관련된 신체상, 건강상의 비밀과 사생활의 비밀을 침해받지 아니하며, 의료인과 의료기관은 환자의 동의를 받거나 범죄 수사 등 법률에서 정한 경우 외에는 비밀을 누설, 발표하지 못한다[1].

④ 상담, 조정을 신청할 권리: 환자는 의료서비스 관련 분쟁이 발생한 경우, 한국의료분쟁조정중재원[2] 등에 상담 및 조정 신청을 할 수 있다.

■ 환자의 의무

① 의료인에 대한 신뢰·존중 의무: 환자는 자신의 건강 관련 정보를 의료인에게 정확히 알리고, 의료인의 치료계획을 신뢰하고 존중하여야 한다.

② 부정한 방법으로 진료를 받지 않을 의무: 환자는 진료 전에 본인의 신분을 밝혀야 하고, 다른 사람의 명의로 진료를 받는 등 거짓이나 부정한 방법으로 진료를 받지 아니한다.

---

1) 의료법 제19조(비밀 누설 금지) 의료인은 이 법이나 다른 법령에 특별히 규정된 경우 외에는 의료·조산 또는 간호를 하면서 알게 된 다른 사람의 비밀을 누설하거나 발표하지 못한다.

2) 한국의료분쟁조정중재원: http://www.k-medi.or.kr

의료사고 피해구제 및 의료분쟁 조정 등에 관한 법률

제1조(목적) 이 법은 의료분쟁의 조정 및 중재 등에 관한 사항을 규정함으로써 의료사고로 인한 피해를 신속·공정하게 구제하고 보건의료인의 안정적인 진료환경을 조성함을 목적으로 한다.

제2조(정의) 이 법에서 사용하는 용어의 뜻은 다음과 같다.

1. "의료사고"란 보건의료인(「의료법」 제27조 제1항 단서 또는 「약사법」 제23조 제1항 단서에 따라 그 행위가 허용되는 자를 포함한다)이 환자에 대하여 실시하는 진단·검사·치료·의약품의 처방 및 조제 등의 행위(이하 "의료행위 등"이라 한다)로 인하여 사람의 생명·신체 및 재산에 대하여 피해가 발생한 경우를 말한다.
2. "의료분쟁"이란 의료사고로 인한 다툼을 말한다.
3. "보건의료인"이란 「의료법」에 따른 의료인·간호조무사, 「의료기사 등에 관한 법률」에 따른 의료기사, 「응급의료에 관한 법률」에 따른 응급구조사 및 「약사법」 에 따른 약사·한약사로서 보건의료기관에 종사하는 사람을 말한다.
4. "보건의료기관"이란 「의료법」에 따라 개설된 의료기관, 「약사법」에 따라 등록된 약국, 「약사법」에 따라 설립된 한국희귀의약품센터, 「지역보건법」에 따라 설치된 보건소·보건의료원·보건지소 및 「농어촌 등 보건의료를 위한 특별조치법」에 따라 설치된 보건진료소를 말한다.
5. "보건의료기관개설자"란 「의료법」에 따른 의료기관 개설자, 「약사법」에 따른 약국개설자·한국희귀의약품센터의 장, 「지역보건법」에 따른 보건소·보건의료원·보건지소 및 「농어촌 등 보건의료를 위한 특별조치법」에 따른 보건진료소를 운영하는 시장(「제주특별자치도 설치 및 국제자유도시 조성을 위한 특별법」에 따른 행정시장을 포함한다. 이하 같다)·군수·구청장(자치구의 구청장을 말한다. 이하 같다)을 말한다.
6. "보건의료인단체 및 보건의료기관단체"란 「의료법」에 따라 설립된 의료인 단체 및 의료기관단체와 「약사법」에 따라 설립된 대한약사회 및 대한한약사회를 말한다.

제6조(한국의료분쟁조정중재원의 설립) ① 의료분쟁을 신속·공정하고 효율적으로 해결하기 위하여 한국의료분쟁조정중재원(이하 "조정중재원"이라 한다)을 설립한다.

② 조정중재원은 법인으로 한다.

③ 조정중재원은 대통령령으로 정하는 바에 따라 필요한 곳에 그 지부를 설치할 수 있다.

④ 조정중재원은 그 주된 사무소의 소재지에서 설립등기를 함으로써 성립한다.

2.1.2 외국인환자의 권리와 의무

의료관광객은 의료비를 지불하고 지불한 가치에 해당되는 의료서비스를 당당히 받는다. 그렇다면 환자에게는 권리만 있을까? 환자가 병원에서 지켜야할 의무도 있다.

① 의료인에 대한 신뢰, 존중 의무: 환자는 자신의 건강관련 정보를 의료인에게 정확히 알리고, 의료인의 치료계획을 신뢰하고 존중하여야 한다.
② 부정한 방법으로 진료를 받지 않을 의무: 환자는 진료 전에 본인의 신분을 밝혀야 하고, 다른 사람의 명의로 진료를 받는 등 거짓이나 부정한 방법으로 진료를 받지 아니한다.

〈Case〉 환자의 권리와 의무

PATIENT'S BILL OF RIGHTS AND RESPONSIBILITY
(환자의 권리 장전)

■ PATIENT'S RIGHTS

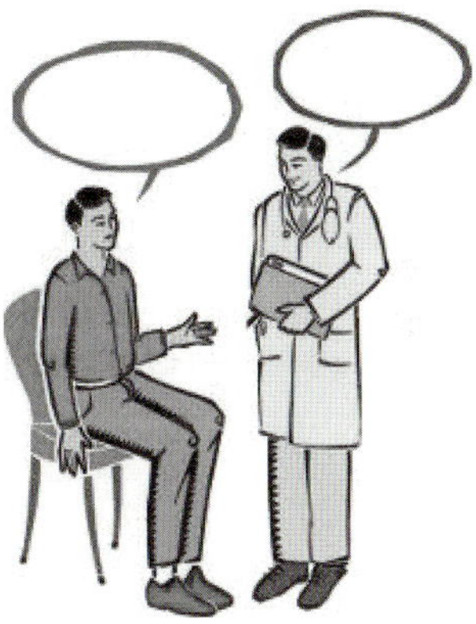

All patients have the right to be respected as human being for their dignity[3], personal values, and religious faith[4].
(환자는 인간으로서 존엄성, 개인적 가치관과 종교적 신념을 존중받을 권리가 있다.)

All patients have the equal right to receive the best medical treatment.
(환자는 최선의 진료를 동등하게 받을 권리가 있다.)

All patients have the right to receive explanations about their diseases[5], treatment plan, and prognosis[6].
(환자는 자신의 질병, 치료계획 및 예후에 대하여 설명을 들을 권리가 있다.)

3) dignity: 존엄성
4) 이슬람 신도를 위해서 키블라 나침반, 코란, 기도실 그리고 하랄을 한 음식 제공 등이 필요하다.
5) 질병의 종류

All patients have the right to receive explanations about the medical practices such as treatment, examination, hospitalization[7], and operation and reserve the right to decide whether such medical practices shall be administered.
(환자는 치료, 검사, 입원, 수술 등의 의료행위에 대한 설명을 듣고 시행여부를 스스로 결정할 권리가 있다.)

All patients have the right to have their pains assessed[8] and managed appropriately.
(환자는 통증을 평가받고 적절하게 관리받을 권리가 있다.)

All patients have the right to express dissatisfaction[9] about the hospital's medical services.
(환자는 병원의 의료서비스와 관련된 불만족을 표현할 권리가 있다.)

All patients have the right to confidentiality[10] of their treatment related information, personal life and physical secrets.
(환자는 진료와 관련된 정보, 사생활과 신체상의 비밀을 보호받을 권리가 있다.[11])

종류	내용
염증과 감염으로 인한 질병	홍역, 장티푸스, 인플루엔자, 폐렴, 간염
자신의 방어기전에 의한 질병	수혈 부작용, 자가 용혈성 빈혈, 기관지 천식, 아토피, 건선, 접촉성 피부염, 류마티스 관절염
세포의 변화로 인한 질병	암
심장이나 혈관이 막히거나 터져서 발생하는 질병	협심증, 심근경색, 뇌경색, 뇌출혈, 고혈압, 동맥경화증
필요한 물질의 부족이나 과잉으로 인한 질병	당뇨병, 황달, 담석증, 요로 결석증, 통풍, 요독증, 간성혼수
손상된 세포가 재생되지 않고 다른 조식으로 대치되어 발생하는 질병	심부전증, 간경변증
선천적 질병	다운증후군, 터너증후군, 혈우병, 적록색맹

6) prognosis: 예후
7) hospitalization: 입원
8) assess: 평가하다.
9) dissatisfaction: 불만족
10) confidentiality: 비밀
11) 의료법 제19조(비밀 누설 금지) 의료인은 이 법이나 다른 법령에 특별히 규정된 경우 외에는 의료·조산 또는 간호를 하면서 알게 된 다른 사람의 비밀을 누설하거나 발표하지 못한다.

All patients have the right to confidentiality of their personal medical records.
(환자는 개인의 의무기록을 보호받을 권리가 있다.)

All patients have the right to know about the details of the hospital expenses concerning them.
(환자는 진료비 내역에 대하여 알 권리가 있다.)

■ PATIENT'S OBLIGATIONS

All patients must provide personal records, which is the major information related with treatment (name, resident registration number, residence, health insurance information, etc.) true to facts.
(환자는 진료와 관련된 주요 정보인 개인신상기록(성명, 주민등록번호, 거주지, 건강보험정보 등)에 일체의 부정함이 없어야 한다.)

All patients must provide all information related with their health correctly.
(환자는 자신의 건강과 관련된 모든 정보를 의료진에게 정확히 알려야 한다.)

All patients must comply with the examination and treatment plans suggested by the medical staff and shoulder the responsibility for the results occurring from non-compliance[12].
(환자는 의료진이 제시하는 검사와 치료계획을 준수하고, 이에 불응 시 발생한 결과에 대해서는 환자 본인에게 책임이 따른다.)

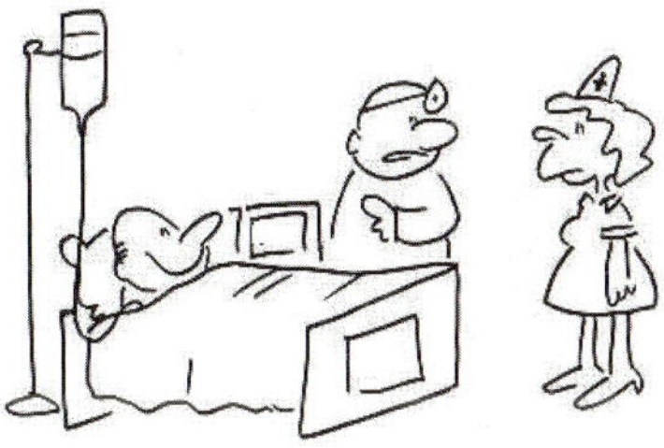

All patients shall observe hospital rules established to maintain public health and ensure safe patient treatment inside the hospital as well as public order, and also treat other patients and hospital staff with respect.
(환자는 병원 내에서 안전한 환자 진료와 공공의 건강을 위해 제정된 병원규정 및 공공질서를 준수하여야 하며, 직원 및 다른 환자에 대하여 인격적 존중과 예의를 지켜야 한다.)

12) compliance: 순응
non-compliance: 불응

All patients shall fulfill[13] financial obligations they entered into with the hospital such as the payment of hospital expenses.
(환자는 진료비 납입 등 병원과 체결된 재정적 의무를 성실히 이행해야 한다.)

Smoking is prohibited inside the hospital to promote patient's health and hygien e[14] control.
(병원 내에서는 환자의 건강증진 및 위생관리를 위해 금연을 한다.)

All patients shall manage their personal belongings[15] against theft.
(환자는 개인물품은 도난사고가 발생하지 않도록 소유물을 관리한다.)

〈Case〉 환자의 권리와 의무

PATIENT'S RIGHTS AND RESPONSIBILITY

■ Patient's Rights

1. Right to dignity
   A patient has the right to be respected for his/her dignity.
2. Right to equality
   A patient has the right to be treated and impartially regardless of her/his gender, age, religion, and social status.
3. Right to request explanation
   A patient has the right to request an explanation from the faculty on the diagnosis of their condition, treatment plans, results, and prognosis[16].
4. Right to choose
   A patient has the right to choose whether he/she may proceed with the cure, examination, surgery, hospitalization, and all other medical treatments after he/she is explained the procedures.

---

13) fulfill: 실행하다.
14) hygiene: 위생 = sanitation
    dental hygiene: 치위생
15) personal belongings: 개인물품
16) prognosis: 예후

5. Right to have privacy protected

A patient has the right to confidentially regarding medical examination records, physical secrets, and other privacy that he/she desires to be kept confidential.

■ Patient's Responsibility

1. Responsibility for treatment

Patients are obliged to follow and successfully complete the whole treatment regimen[17].

2. Responsibility for disclosure[18]

Patients must truthfully give their exact and detailed medical history to the medical staff.

3. Responsibility for cooperation

Patients must respect the medical staff and fully cooperative with their treatment plan.

4. Responsibility for compliance[19]

Patients must abide by hospital rules and respectfully consider other patient's well-being.

5. Responsibility for payment

Patients must pay the bill promptly throughout their whole consultation and treatment procedure.

〈Case〉 환자 권리와 의무

PATIENT'S RIGHTS AND RESPONSIBILITIES

■ PATIENT'S RIGHTS

The right to know

1. Patients have the right to know the medical fee or charges in advance.

17) regimen: 요양법
18) disclosure: 발표
19) compliance: 준수, 추종

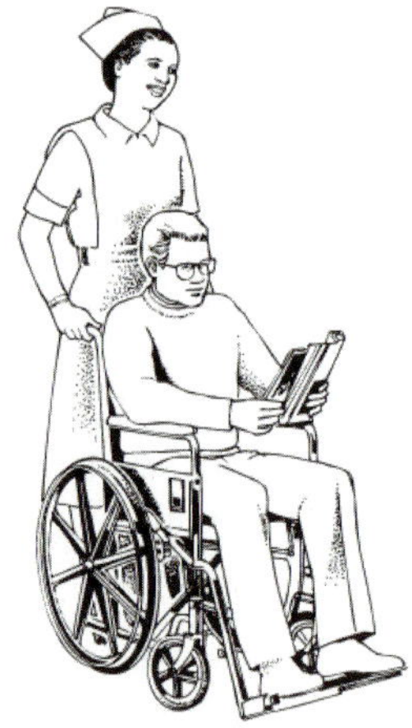

2. Patients have the right to know the details of their illness, including diagnosis[20], progress, investigations, methods and effectiveness of treatment.
3. Patients have the right to know the name, dosage[21], method of administration, uses and side effects[22] of the prescribed medications.
4. Patients have the right to know the purposes and common complications[23] of any treatment procedures or investigations before they are performed, and whether there are any other alternatives.
5. Patients have the right to obtain the information concerning their illness. They have the right to obtain a medical report or a copy of the medical record from relevant medical institutes or doctors. A fee may be required, so patients should ask in advance.

■ THE RIGHT TO DECIDE

1. Patients have the right to consult more than one doctor before making decision to accept any treatment.
2. Patients have the right to decide whether to accept or refuse any medical advice from doctors. If patients decide to refuse the suggestions from doctors, they should understand the consequences[24] of their decision and be responsible for it.
3. Patients have the right to decide whether or not to participate in medical research.

20) diagnosis: 진단
21) dosage: 투약, 조제
22) side effect: 부작용 = adverse effect = adverse reaction
23) complications: 합병증
sequela: 후유증
24) consequences: 결과

■ THE RIGHT TO KEEP INFORMATION CONFIDENTIAL[25)]

Without patient's prior consent[26)] for disclosure[27)], any information disclosed by patients during the process of management of their illness should be kept confidential by all medical personnels. However, in order to help the management of the illness, doctors may disclose[28)] the information to other relevant medical personnels. Under special circumstances, if doctors suspect that the patients have committed crime or participated in illegal activities, the information may be disclosed to relevant authorities.

■ THE RIGHT TO COMPLAIN

Patients should understand and exercise their own "right to know" and try to communicate with medical personnels. This can ensure a better understanding of their own illness and the treatment process. If finally they are still dissatisfied[29)] with the medical personnels, they can make complaints.

Besides these rights, patient's dignity, culture and religious belief should also be respected.

■ PATIENT'S RESPONSIBILITIES

1. Patients should tell doctors frankly about their present illness, past medical history and other relevant information.
2. Patients should cooperate with medical personnels on any mutually agreed treatment plans or procedures.
3. Patients should not ask medical personnels to provide false medical information, to issue false receipts, sick leave[30)] certificates or medical reports.
4. Patients have the responsibility to pay the reasonable fee charged by relevant doctors or medical institutes.

---

25) confidential: 비밀의
26) consent: 동의 = agreement
27) disclosure: 공개
28) disclose: 공개하다.
29) dissatisfied: 불만스러운
30) sick leave: 병가
annual paid leave: 연차 휴가
paid sick leave: 유급 휴가
provide paid sick leave to employees

5. Patients should follow the rules stipulated[31] by clinics or hospitals and respect the rights of other patients and medical personnels.

2.1.3 미국의료협회의 의료관광 가이드라인

의료관광에 대한 미국의료협회의 새로운 기준 (NEW AMA GUIDELINES ON MEDICAL TOURISM)

The AMA advocates[32] that employers, insurance companies, and other entities[33] that facilitate or incentivize[34] medical care outside the U.S. adhere[35] to the following principles:

① Medical care outside of the U.S. must be voluntary[36].
(미국 밖으로의 의료관광은 자발적인 의사에 의해서 이루어져야 한다.)

② Financial incentives to travel outside the U.S. for medical care should not inappropriately[37] limit the diagnostic[38] and therapeutic[39] alternatives that are offered to patients, or restrict treatment or referral[40] options.
(미국 밖에서의 환자에게 제공되는 의료관광에 대한 지출은 진료와 치료에 한정되어야 한다. 그렇지 않으면 치료와 추천을 제한해야 된다.)

---

31) stipulate: 규정하다. 명기하다.
32) 옹호하다, 지지하다 = support something publicly
33) entity: 실재, 존재, 자주 독립체
a local public body = a local public entity
34) incentivize: 장려하다
This is how government can incentivize things without forcing people to follow its decisions.
35) adhere to: 고수하다, 따르다
adhere to a principle: 원칙을 고수하다
adhere to a standard: 기준을 고수하다
adhere to a budget: 예산대로 고수하다
adhere to a guideline: 방침을 따르다.
36) voluntary: 자발적으로 하는
37) inappropriately: 부적당하게, 부절적하게
38) diagnostic: 진단의, 진단상의
39) therapeutic: 치료상의, 건강유지에 도움이 되는
40) referral: 언급하는, 문의하는
refer: 문의하다, 언급하다, 알아보도록 하다
reference: 참조, 문의

③ Patients should only be referred for medical care to institutions that have been accredited by recognized international accrediting bodies (e.g., the Joint Commission International or the International Society for Quality in Health Care).
(환자들은 국제적으로 공인된 기관(JCI[41] 나 ISQHC[42]))에 의해 인정된 병원으로만 전원되어져야 한다.)

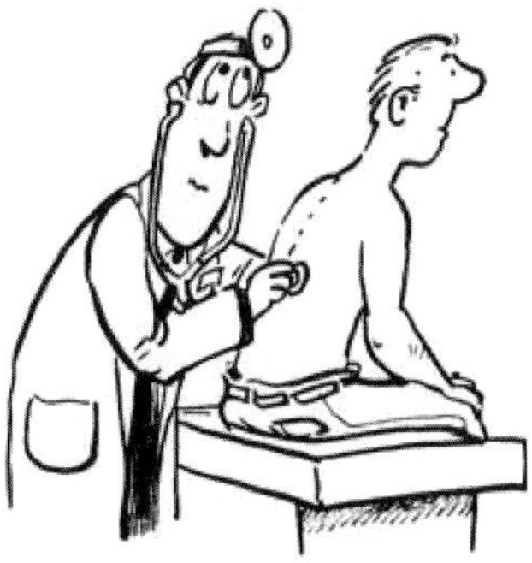

④ Prior to travel, local follow-up care should be coordinated and financing should be arranged to ensure continuity of care when patients return from medical care outside the US.
(미국 밖에서 의료관광을 받은 후 귀국한 이후에 미국내에서의 사후관리가 갖추어져 있어야 하며, 꾸준한 치료를 위해서 재정적인 준비가 필요하다.)

⑤ Coverage for travel outside the U.S. for medical care must include the costs of necessary follow-up care upon return to the U.S.
(미국 밖에서의 의료비 지출은 미국으로 돌아온 이후의 사후관리 비용도 포함되어야 한다.)

⑥ Patients should be informed of their rights and legal recourse[43] prior to agreeing to travel outside the U.S. for medical care.
(환자들은 medical care를 위해 미국 밖으로 여행을 하는 것에 동의하기에 앞서 그들의 권리가 무엇이고 손해가 발생한다면 그 배상청구는 어떻게 해야 하는지에 대하여 알아야만 한다.)

⑦ Access to physician licensing and outcome data, as well as facility accreditation[44] and outcomes data, should be arranged for patients seeking medical care outside the U.S.

---

41) www.jointcommissioninternational.org
42) www.isqua.org
43) recourse: 의뢰, 의지, 소구권
have recourse to: --에 호소하다.
44) accreditation: 인가
receive accreditation: 인가를 받다
deny accreditation: 인가를 거부하다
an accredited school: 인가받은 학교, 공인된 학교

⑧ The transfer of patient medical records to and from facilities outside the U.S. should be consistent[45] with HIPAA[46] guidelines.
(의료기관을 통하여 환자의 의료정보를 미국 밖으로 보내기 위해선 HIPAA의 가이드라인을 충족시켜야 한다.)

⑨ Patients choosing to travel outside the U.S. for medical care should be provided with information about the potential risks of combining[47] surgical procedures with long flights and vacation activities.
(환자는 medical care를 위해 미국 밖으로 여행을 할 때에는 장시간 비행과 외부 활동이 시술결과와 맞물려서 발생할 수 있는 잠재적인 위험에 관하여 충분한 정보를 알고 medical tour를 결정해야 한다.)

2-2 외국인환자의 가이드라인

의료관광객 입장에서 의료관광을 선택하고 의료관광 목적지에서 의료서비스를 받을 때 어떤 마음자세가 필요할까?

PATIENT'S GUIDELINE

① Foreign medical service utilization[48] is a decision made voluntarily by the patient himself/herself.
(환자들의 해외 의료서비스 이용은 환자 자신이 자발적으로 선택한다.)

② Before a patient utilizes a foreign medical service, it is necessary that he or she first consult[49] his or her family practitioner[50], general physician, etc, and investigate thoroughly[51] issues regarding post-treatment care after returning

45) consistent: 일관된, 언행이 일치된
be consistent with: --와 일치하는
46) HIPAA: Health Insurance Portability and Accountability(건강보험 이전과 책임에 관한 법률: 1996년 제정)
47) combine: 결합시키다
combine with: 결합하다
be combined in (into): 결합하여 --이 되다
48) utilization: 이용, 활용
49) consult: 상담하다.
50) family practitioner: 주치의

home as well.

(환자들은 해외 의료서비스를 이용하기 전에 주치의 등과 상의할 필요가 있고, 귀국 후의 치료에 대하여도 충분히 검토가 되어야 한다.)

③ Patients must fully acknowledge before deciding on utilizing the foreign medical service that long flight hours along with external activities may develop potential dangers to the treatment results.

(환자들은 장시간 비행과 외부활동이 시술결과와 맞물려서 발생할 수 있는 잠재적인 위험에 관하여 충분히 인지한 후에 해외 의료서비스 이용을 결정한다.)

④ Patients must confirm what their rights are and whether there are any obligatory[52] matters before utilizing the foreign medical service.

(환자들은 해외 의료서비스 이용에 앞서 자신의 권리가 무엇이고, 어떠한 의무사항이 있는지를 확인한다.)

⑤ Patients are able to check information regarding the medical facility certification, clinical data, and a physician's license as well as clinical experience all published on the medical facility's homepage.

(환자들은 의료기관 홈페이지 등에 게시된 의료기관 인증, 임상 데이터 및 의사의 면허가 임상경험 정도에 대하여 확인한다.)

⑥ Patients must check and confirm in advance[53] the individual fees including medical treatment fees, medication fees, as well as fees due to unexpected additional expenses from added optional treatments and have in mind a total expected expenditures amount[54] from both the hospital and the foreign medical service facilitator[55].

(환자들은 의료기관과 유치업자로부터 개별 진료행위에 대한 진료비, 투약비, 옵션사항 및 예상 외의 추가시술에 따른 추가비용 등 총 예상 진료비에 대하여 미리 확인하도록 한다.)

---

51) investigate thoroughly: 충분히 조사하다.
52) obligatory: 의무적인, 필수의
53) in advance: 미리
54) amount: 합계가 ~에 달하다.
55) facilitator: 유치업체 = agency
hospital: 병원 = provider
individual: 환자 = patient

⑦ Patients wishing to utilize foreign medical services need to check in advance the necessary documentation (visa[56], diagnosis[57], transfer forms, prescriptions[58], insurance policy, etc) for the treatment to be accomplished smoothly.
(환자들은 해외 의료서비스 이용에 필요한 서류(비자, 진단서, 전원의뢰서, 처방전, 보험증서 등)들을 미리 확인하여 진료행위에 원활하게 이루어질 수 있도록 준비한다.)

⑧ Patients have the right not to be discriminated[59] based on ethnicity[60], religion, race, or gender.
(환자들은 국적, 종교, 인종, 성적 편견으로 인한 차별을 받지 않을 권리가 있다.)

⑨ As for the diagnosis and course of treatment, the first priority will be that which is made by the patient and his or her primary physician[61], and it is a patient's right to have his or her character and individual decisions respected.
(진단 및 치료 과정에 있어 환자 본인의 의사와 선택이 항상 최우선이며 환자의 인격과 자기결정권은 언제나 존중받을 권리가 있다.)

⑩ In order to receive safe medical service provision, it is proper for the patient to deal with medical facilities and foreign medical service facilitators[62] that

56) 외국인환자 비자 필요 여부

구분	예약	비자	비고
의료관광객 스스로 의료관광 비자를 발급받은 의료관광객	입원 예약	의료관광비자(C-3-3, G-1-10)	해외 현지 한국 대사관이나 영사관에 비자 신청
외국인환자 유치업체 또는 의료기관을 통해서 의료관광 비자를 발급받은 의료관광객	입원 예약	사증발급 인정서 의료관광비자(C-3-3, G-1-10)	휴넷 코리아를 통해서 사증발급인정서 비자 신청
한국 거주 의료관광객	외래 예약 입원 예약		주한 외국대사관 직원, 주한 미군
한국 거주 외국인	외래 예약 입원 예약		거소신고한 해외교포 외국인 신고를 하고 90일 이상 체류하는 외국인 국민정강보험 가입 가능
일반 관광객	외래 예약 입원 예약	관광, 통과 비자(B2)	

57) diagnosis: 진단
58) prescription: 처방
59) discriminate: 차별하다.
60) ethnicity: 민족
61) primary physician: 주치의 = primary care physician, family physician

are registered and authorized to attract foreign patients by the Korea Ministry of Health and Welfare.

(안전한 의료서비스를 제공받기 위해서는 환자들은 대한민국 보건복지부로부터 외국인환자 유치를 인가받은 등록된 의료기관 및 유치업자와 계약하는 것이 올바른 선택이다.)

⑪ Patients can be informed in details of examination procedures, dispute settlement system, private information protection[63] as well as patient's rights and requirements by medical facilities and facilitators.

(환자들은 의료기관 및 유치업자로부터 진료절차, 분쟁해결제도, 개인정보 보호 및 환자의 권리와 의무 등에 대하여 자세한 안내를 받을 수 있다.)

⑫ In terms of the contract between the patient and medical facilities or the contract between the patient and foreign medical service facilitators, each party is responsible to faithfully[64] perform all its duties about the division and implementation[65] on the contract based on the 'Principle of Duty of Good Faith and Fair Dealing', Article 2, Civil Code of Republic of Korea.

(환자와 의료기관, 환자와 유치업자 사이의 계약과 관련하여, 계약의 체결 및 그 이행에 관한 모든 사항에 관하여 각 당사자는 대한민국 민법 제2조[66] 신의성실의 원칙에 입각하여 각자의 의무를 성실히 수행하여야 한다.)

⑬ Patients are recommended to check that medical coordinators or interpreters are arranged in the potential medical facilities to support the patients' consultatio n[67] and examination activity.

---

62) facilitator: 외국인환자유치업체
provider: 외국인환자유치의료기관

63) protection: 보호
private information protection: 개인정보보호
개인정보보호법 제1조(목적) 개인정보보호법은 개인정보의 수집 · 유출 · 오용 · 남용으로부터 사생활의 비밀 등을 보호함으로써 국민의 권리와 이익을 증진하고, 나아가 개인의 존엄과 가치를 구현하기 위하여 개인정보 처리에 관한 사항을 규정함을 목적으로 한다.

64) faithfully: 성실하게

65) implementation: 이행, 수행

66) 민법 제2조(신의성실)
권리의 행사와 의무의 이행은 신의에 좇아 성실히 하여야 한다.
권리는 남용하지 못한다.

67) consultation: 상담, 진찰
consult a doctor: 의사의 진찰을 받다.

(환자들은 진료를 받아야 할 의료기관에 상담 및 진료행위를 돕기 위한 전담코디네이터나 통역사가 배치되어 있는지 확인한다.)

⑭ Patients have right to have full knowledge of all related medical treatment records (results), medical facts and health status, and the patient's personal information can only be disclosed[68] with a patient's agreement or when the law clearly allows it.

(환자들은 본인과 관련된 모든 진료기록 정보(결과)와 의학적 사실 및 건강상태에 관하여 충분히 알 권리가 있으며, 환자의 개인정보는 본인이 명확히 동의하였거나 법적으로 명백히 허용될 경우에 한하여만 공개될 수 있다.)

⑮ When the medical dispute occurs between a patient and a medical facility, both parties have to cooperate for the amicable[69] settlement, and the patient may request upon KHIDI (Medical Call Center) for the registration and consultation of the dispute.

(환자와 의료기관 사이에 의료분쟁이 발생한 경우, 양 당사자는 분쟁이 원만히 해결될 수 있도록 상호협조를 하여야 하며, 환자들은 한국보건산업진흥원(Medical Call Center)에 사고의 접수 및 상담을 요청할 수 있다.[70])

⑯ Patients are recommended to confirm whether or not the medical facilities have their own medical malpractice[71] compensation fund (liability insurance).

(환자들은 의료기관이 의료사고 배상 재원(손해배상보험[72] 등)을 별도로 마련하

68) disclose: 공개하다. 드러내다.

69) amicable: 우호적인, 타협적인
amicable agreement: 평화로운 협상
reach an amicable agreement: 평화로운 협상을 맺다.

70) 한국보건산업진흥원 Medical Call Center: +82-15777-129

71) 의료사고, 의료과오, 의료과실의 차이점

구분		내용
의료 오류	Medical Error	원인과 관계없이 전 과정에서 오류로 인해 발생하는 부적절한 이벤트 의료사고로 이어질 수도 있고 의료사고로 이어지지 않을 수도 있다.
의료 사고	Medical Accident	의사 과실 여부와 관계없이 의료기관에서 환자의 진단, 검사, 치료 등 의료 전 과정에서 발생하는 인신하고 일체
의료 과오	Medical Malpractice	의사가 당연히 기울여야 할 주의 의무를 게을리해서 사망, 상해, 치료지연 등 환자 생명, 신체 안전성을 침해한 경우
의료 과실	Medical Negligence	의료 과오가 객관적으로 입증됐을 때 적용되는 법적 용어 민사상 및 형사상 책임이 뒤따른다.

고 있는지 확인한다.)

⑰ Patients are to understand and receive all detailed matters from medical facilities and foreign medical service facilitators related to emergency situations including response systems and appropriate response methods(contact information of medical facility, Medical Call Center, etc) in advance.
(환자들은 의료기관 및 유치업자로부터 응급상황과 관련한 대응체계와 적절한 대응방법(의료기관이나 Medical Call Center의 연락처 등)에 관하여 미리 자세한 안내를 받고 이를 숙지한다.)

⑱ Patients are recommended to take advice from medical doctors/nurses or staffs regarding appropriate post-treatment care upon arrival to their individual home country.
(환자들은 대한민국에서 치료를 마치고 본국으로 귀국할 때에 자신의 적절한 건강관리 방법에 관하여 의료인으로부터 조언을 듣는다.)

⑲ Patients are always able to make any opinion or comment (complaints, improvements requests, etc) to the 'Medical Call Center' during or after their medical service utilization in Korea

---

72) 의사를 위한 손해배상보험의 종류: 의사 및 병원배상책임보험과 대한의사협회 의사공제회가 있다. 대한의사협회 의사공제회는 의료법 제28조에 의거 1981년부터 병의원 개설의사, 근무의사를 대상으로 의사배상 책임 공제사업을 운영하고 있다.
의료법 제28조(중앙회와 지부)
① 의사 · 치과의사 · 한의사 · 조산사 및 간호사는 대통령령으로 정하는 바에 따라 각각 전국적 조직을 두는 의사회 · 치과의사회 · 한의사회 · 조산사회 및 간호사회(이하 "중앙회"라 한다)를 각각 설립하여야 한다.
② 중앙회는 법인으로 한다.
③ 제1항에 따라 중앙회가 설립된 경우에는 의료인은 당연히 해당하는 중앙회의 회원이 되며, 중앙회의 정관을 지켜야 한다.
④ 중앙회에 관하여 이 법에 규정되지 아니한 사항에 대하여는 민법 중 사단법인에 관한 규정을 준용한다.
⑤ 중앙회는 대통령령으로 정하는 바에 따라 특별시 · 광역시 · 도와 특별자치도에 지부를 설치하여야 하며, 시 · 군 · 구에 분회를 설치할 수 있다. 다만, 그 외의 지부나 외국에 의사회 지부를 설치하려면 보건복지부장관의 승인을 받아야 한다.
⑥ 중앙회가 지부나 분회를 설치한 때에는 그 지부나 분회의 책임자는 지체 없이 특별시장 · 광역시장 · 도지사 · 특별자치도지사 또는 시장 · 군수 · 구청장에게 신고하여야 한다.
⑦ 각 중앙회는 제66조의 2에 따른 자격정지 처분 요구에 관한 사항 등을 심의 · 의결하기 위하여 윤리위원회를 둔다.
⑧ 윤리위원회의 구성, 운영 등에 관한 사항은 대통령령으로 정한다.

(환자들은 대한민국 의료서비스의 이용 도중 또는 이용한 후 언제라도 소감 또는 의견(불만이나 개선요구 사항 또는 장점 등)을 Medical Call Center에 밝힐 수 있다.)

2-3 외국인환자 유치업체의 가이드라인

■ 외국인환자 유치업체는 외국인환자를 유치함에 있어서 어떤 마음자세가 필요할까?

① 유치업자는 언제나 환자의 최선의 이익을 위해 행동할 윤리적 의무와 직업적 책임을 가지며 국적, 종교, 성적 편견으로 환자를 차별하지 않는다.

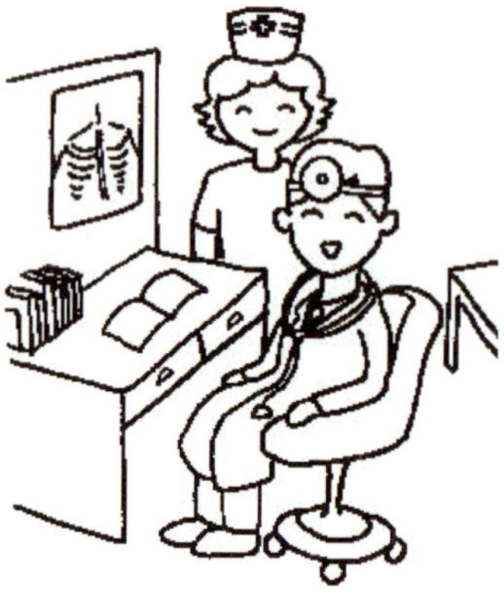

② 유치업자는 의료기관이나 환자와 계약할 때에 보건복지부의 외국인환자 유치를 인가받은 등록된 유치업자임을 알린다.

③ 유치업자는 의료기관과 계약할 때에 보건복지부의 외국인환자 유치를 인가받은 등록된 유치업자임을 알린다.

④ 유치업자는 의료기관으로부터 의료기관 인증, 임상 데이터 및 의사의 면허나 임상경험에 대한 정보를 제공받아 환자에게 안내한다.

⑤ 유치업자는 환자가 진료를 받아야 할 의료기관과 의료인이 정해지면 해당 의료기관의 진료절차, 분쟁해결제도, 개인정보 보호 및 의료진의 전문성과 환자의 권리, 의무 등에 대하여 충분히 이해한 후 환자에게 그 사실을 설명한다.

⑥ 유치업자는 의료기관에 문의하여 환자의 개별 진료행위에 대한 진료비, 투약비, 옵션사항 및 예상 외의 추가시술에 따른 추가비용 등 총 예상 진료비를 환자에게 안내한다.

⑦ 유치업자는 원활한 진료행위를 위해 환자가 대한민국에 입국할 때에 관련 서류(비자, 진단서, 전원의뢰서, 국내 의료기관의 예약 입증자료, 보험증서 등)들을 빠짐없이 준비할 수 있도록 확인한다.

⑧ 유치업자는 환자가 대한민국에 입국할 경우에 관련법에 의한 각종 전염병의 국내 유입을 예방하기 위하여 예방 접종을 하도록 안내하고 확인서((예) 대한민국 검

역법[73] 기준: 예방접종 증명서 및 검역증 제출)을 제출하도록 하며 그 사실을 해당 의료기관 및 관계기관에 알린다.

⑨ 환자와 유치업자, 의료기관과 유치업자 사이에 계약과 관련하여, 계약의 체결 및 그 이행에 관한 모든 사항에 관하여 각 당사자는 대한민국 민법 제2조[74] 신의성실의 원칙에 입각하여 각자의 업무에 최선을 다한다.

⑩ 유치업자는 직무상 알게 된 환자의 비밀을 치료의 목적 외에 누설하지 않는다.

⑪ 환자와 의료기관 사이에 의료분쟁이 발생한 경우 유치업자는 양 당사자 간의 분쟁이 원만히 해결될 수 있도록 협조를 하며, 환자를 대리하여 한국보건산업진흥원 Medical Call Center[75]에 사고의 접수 및 상담을 요청할 수 있다.

⑫ 유치업자는 환자에게 응급상황이 발생할 경우를 대비하여 해당 의료기관의 대응방법 및 적절한 대응책에 관하여 충분히 인지하고 이를 환자에게 설명하여야 하며 한국보건산업진흥원 Medical Call Center에 도움을 요청할 수 있다.

---

73) 검역법 제1조(목적)
검역법은 우리나라로 들어오거나 외국으로 나가는 운송수단, 사람 및 화물을 검역(檢疫)하는 절차와 감염병을 예방하기 위한 조치에 관한 사항을 규정하여 국내외로 감염병이 번지는 것을 방지함으로써 국민의 건강을 유지·보호하는 것을 목적으로 한다.
검역법 제2조(정의)
검역법에서 사용하는 용어의 뜻은 다음과 같다.
1. "검역감염병"이란 다음 각 목의 어느 하나에 해당하는 것을 말한다.
가. 콜레라
나. 페스트
다. 황열
라. 중증급성호흡기증후군
마. 조류인플루엔자 인체감염증
바. 신종인플루엔자감염증
사. 가목에서 바목까지의 것 외의 감염병으로서 외국에서 발생하여 국내로 들어올 우려가 있거나 우리나라에서 발생하여 외국으로 번질 우려가 있어 보건복지부장관이 긴급 검역조치가 필요하다고 인정하여 고시하는 감염병
2. "운송수단"이란 선박, 항공기, 열차 또는 자동차를 말한다.
3. "검역감염병 환자"란 검역감염병 병원체가 인체에 침입하여 증상을 나타내는 사람으로서 의사의 진단 및 검사를 통하여 확인된 사람을 말한다.
4. "검역감염병 의사환자"란 검역감염병 병원체가 인체에 침입한 것으로 의심되나 검역감염병 환자로 확인되기 전 단계에 있는 사람을 말한다.
5. "감염병 매개체"란 공중보건에 위험한 감염성 물질을 전달하는 쥐나 위생해충을 말한다.

74) 민법 제2조(신의성실)
① 권리의 행사와 의무의 이행은 신의에 좇아 성실히 하여야 한다.
② 권리는 남용하지 못한다.

75) 한국보건산업진흥원 Medical Call Center: +82-15777-129
한국보건산업진흥원: www.khidi.or.kr

⑬ 유치업자는 외국인환자나 대한민국에서 치료를 받고 본국으로 귀국한 후에 문제제기를 한 경우 한국보건산업진흥원에 그 사항에 관하여 보고한다.

⑭ 유치업자는 의료행위의 전문성을 감안하여 외국인환자의 상담 및 의료기관 소개 업무를 담당하는 직원은 의료인 중에서 선발하도록 한다.

2-4 외국인환자 유치의료기관의 가이드라인

■ 의료기관은 외국인환자에게 의료서비스를 제공함에 있어서 어떤 마음자세가 필요할까?

① 의료기관은 항상 환자의 최선의 이익을 위해 행동할 윤리적 의무와 직업적 책임을 가지며 국적 · 종교 · 인종 · 성적 편견으로 환자를 차별하지 않는다.

② 의료기관은 유치업자나 환자와 계약할 때에 '보건복지부의 외국인환자 유치를 인가받은 등록된 기관'임을 알린다.

③ 의료기관은 유치업자와 계약할 때에 '보건복지부의 외국인환자 유치를 인가받은 등록된 유치업자'인지의 여부를 확인한다.

④ 의료기관은 홈페이지 등을 통하여 환자와 유치업자가 열람할 수 있도록 의료기관 인증, 임상데이터 및 의사의 면허나 임상경험에 대한 정보를 제공한다.

⑤ 의료기관은 환자에게 진료절차 · 분쟁해결제도 · 개인정보보호 및 환자의 권리와 의무 등에 대하여 환자가 충분히 이해할 수 있도록 설명한다.

⑥ 의료기관은 환자의 개별 진료행위에 대한 진료비, 투약비·옵션사항 및 예상외의 추가시술에 따른 추가비용 등 총 예상진료비를 환자에게 사전에 알린다.

⑦ 의료기관은 환자가 지참한 서류(비자, 진단서, 전원의뢰서, 처방전, 보험증서 등)들을 미리 검토하여 진료행위가 원활하게 이루어 질 수 있도록 준비한다.

⑧ 의료기관은 환자가 대한민국에 입국할 경우에 각종 전염병의 국내 유입을 예방하기 위하여 해당 사항이 있는지 확인하고 그 예방조치((예) 대한민국 검역법기준: 예방접종증명서 및 검역증 제출)를 하도록 유치업자 및 환자에게 요구할 수 있다.

⑨ 의료기관과 환자, 의료기관과 유치업자 사이의 계약과 관련하여, 계약의 체결 및 그 이행에 관한 모든 사항에 관하여 각 당사자는 대한민국 민법 제2조[76] '신의성실의 원칙'에 입각하여 각자의 업무에 최선을 다한다.

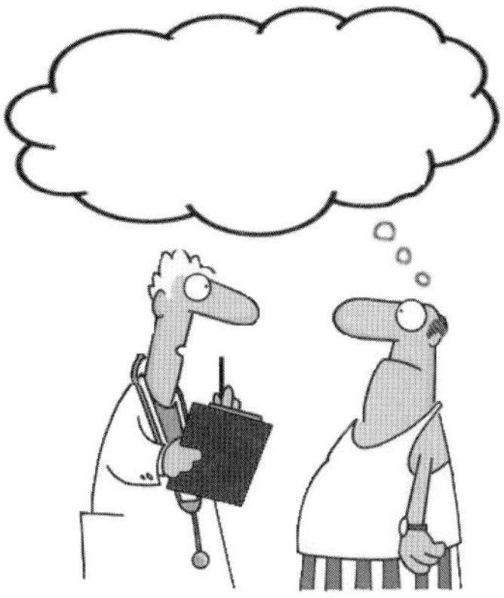

⑩ 의료기관은 외국인환자의 진료상담 및 진료행위를 도와줄 전담 코디네이터나 통역사를 배치한다.

⑪ 의료기관은 진단 및 치료 과정에 환자의 의사와 선택을 반영함으로써 환자의 인격과 자기결정권을 존중한다.

⑫ 의료기관은 직무상 알게 된 환자의 비밀을 법률에 특별한 규정이 있는 경우를 제외하고 치료의 목적 외에 누설하지 않는다.

⑬ 환자와 의료기관 사이에 의료분쟁이 발생한 경우 양 당사자는 분쟁이 원만히 해결될 수 있도록 상호협조를 하여야 하며, 의료기관은 한국보건산업진흥원(Medical Call Center)에 사고의 접수 및 상담을 요청할 수 있다.

⑭ 의료기관의 종사자들은 의료분쟁에 대비한 관련교육을 이수하여야 하며 분쟁해결 매뉴얼을 숙지한다.

⑮ 의료기관은 의료분쟁의 해결과 관련하여 배상 재원(손해배상보험 등)을 별도로 마련한다.

⑯ 의료기관은 환자에게 응급상황이 발생할 경우를 대비하여 이에 대한 대응 체계 및 방법 등에 관하여 미리 환자에게 설명하고, 환자의 응급상황 접수를 받은 경우 신속하게 대처한다.

⑰ 의료기관은 외국인환자가 대한민국에서 치료를 마치고 본국으로 귀국할 경우에 환자에게 적절한 건강관리 방법에 대해서 조언한다.

76) 민법 제2조 (신의성실)
① 권리의 행사와 의무의 이행은 신의에 좇아 성실히 하여야 한다.
② 권리는 남용하지 못한다.

2-5 미국 의료통역사 윤리강령

IMIA 윤리 규범
(IMIA Code of Ethics[77])

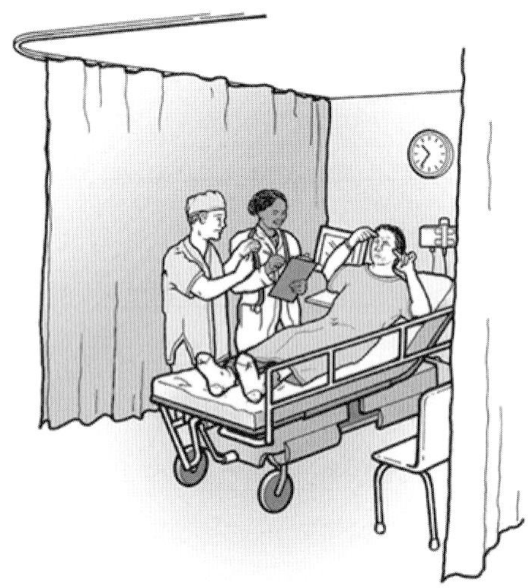

IMIA(International Medicine Interpreter Association)는 의료 통역사에 대한 윤리적인 규범을 최초로 제정한 기구이다. IMIA에서 윤리 규범을 제정한 이후 다양한 윤리 규범들이 제정되었다. 의료 통역사 윤리 규범은 전문적인 통역 업무를 수행하는 통역사들이 준수해야 하는 사항을 잘 지키도록 하는 데 필요하다. 이 윤리 규범을 통해 의료 통역을 수행하는 통역사들은 책임감을 느끼게 되고 신뢰를 얻을 수 있다.

The IMIA was the first organization to author an ethical[78] code of conduct specifically for medical interpreters. Multiple codes of ethics have since followed. A code of ethics is necessary for medical interpreters to maintain standards for the individuals within that profession to adhere to. It brings about accountability, responsibility and trust to the individuals that the profession serves.

① 통역사는 자신이 수행할 업무와 관련된 모든 정보에 대한 비밀을 유지해야 할 의무가 있다.
(Interpreters will maintain confidentiality[79] of all assignment-related information)

② 통역사는 고객에게 메시지의 내용과 의도가 정확하게 전달되도록 언어를 선택하고 태도를 취해야 한다.
(Interpreters will select the language and mode of interpretation that most accurately conveys the content and spirit of the messages of their clients)

77) ethics: 윤리
78) ethical: 윤리적인
79) confidentiality: 비밀

③ 통역사는 자신의 전문적인 분야, 언어 구사 능력 또는 교육 수준에 벗어나는 업무는 거절해야 한다.

(Interpreters will refrain from accepting assignments beyond their professional skills, language fluency, or level of training.)

④ 통역사는 가족이나 지인과 관련되어 공정성에 영향을 미칠 수 있는 업무는 거절해야 한다.

(Interpreters will refrain from accepting an assignment when family or close personal relationships affect impartiality[80].)

⑤ 통역사는 통역 중에 자신의 개인적인 의견을 피력하거나 환자에게 조언을 해서는 안 된다.

(Interpreters will not interject personal opinions or counsel patients.)

⑥ 통역사는 자격이 주어지지 않는 한, 건강 관리 서비스 제공 이외의 문제와 관련된 통역에 관여해서는 안 된다.

(Interpreters will not engage in interpretations that relate to issues outside the provision of health care services unless qualified to do so.)

⑦ 통역사는 전문가적 판단으로 의사소통에 적합하거나 필요하다고 보이는 경우에 한해 환자를 대변할 수 있으며 중간자적 입장에서 의료서비스 제공자와 환자 사이에서 문화적인 차이나 관습을 설명할 수 있다.

(Interpreters will engage in patient advocacy[81] and in the intercultural mediation[82] role of explaining cultural differences/practices to health care providers and patients only when appropriate and necessary for communication purposes, using professional judgment.)

⑧ 통역자는 의료인들이 의견을 교환할 때 소통에 방해가 되지 않도록 조심스럽게 개입해야 한다.

(Interpreters will use skillful unobtrusive[83] interventions[84] so as not to interfere with the flow of communication in a triadic[85] medical setting.)

---

80) impartiality: 불편부당, 공명정대
81) advocacy: 지지, 옹호
82) mediation: 중재, 조정
83) unobtrusive: 참견하지 않는, 나서지 않는
84) intervention: 개입, 간섭
85) triadic: 3인조의

⑨ 통역사는 발전하는 어휘와 의료 용어에 뒤떨어지지 않도록 노력해야 한다.
(Interpreters will keep abreast of their evolving languages and medical terminology.)

⑩ 통역사는 가능한 한 교육 프로그램에 지속적으로 참여해야 한다.
(Interpreters will participate in continuing education programs as available.)

⑪ 통역사는 의료 분야의 최신 표준과 협안에 대해 알 수 있도록 관련 전문 기구와 지속적인 유대관계를 유지해야 한다.
(Interpreters will seek to maintain ties with relevant professional organizations in order to be up-to-date with the latest professional standards and protocols.)

⑫ 통역사는 자신의 지위를 이용하여 고객에게 청탁해서는 안 된다.
IMIA는 최초로 의료 통역사 윤리 규범을 제정한 기구이다. IMIA 회원들은 통역사에 대한 전문성 및 윤리 규범에 대한 높은 표준을 추구한다. 이 규범의 주요 내용은 위의 12 항목에 나와 있다. 이 항목들은 전체적으로 검토될 것이고 전문 통역에 대한 지침 역할을 하게 될 것이다. 관습에 대한 표준이나 윤리 규범을 준수하지 않는 회원은 퇴출될 수 있다.
(Interpreters will refrain from using their position to gain favors from clients. The IMIA was the first organization to author an ethical code of conduct specifically for medical interpreters. IMIA members uphold[86] high standards of professionalism and ethical conduct for interpreters. At the core of this code of conduct are the twelve tenets[87] above. These tenets are to be viewed holistically[88] and as a guide to professional behavior. Members who do not adhere to the standards of practice or the code of ethics[89] can be terminated.)

86) uphold: 격려하다.
87) tenet: 신조, 견해
88) holistically: 전체론적으로
89) ethics: 윤리

Chapter 3

각종 계약서와 협약서

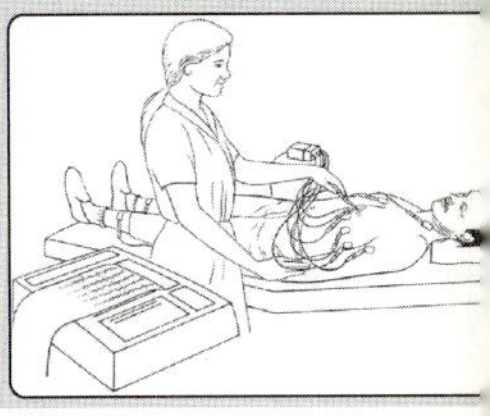

3-1 국내 외국인환자 유치업체와 국내 병원과의 업무 협약서

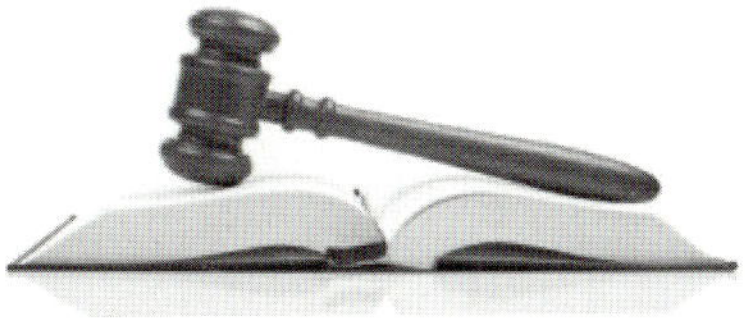

대학병원 · 병원 · 의원(외국인환자유치 의료기관)은 국내 에이전시, 해외 에이전시, 호텔, 여행사 등과 외국인환자 유치와 관련해서 업무 협약서를 체결하게 된다.

국내 에이전시(외국인환자유치업체)는 병 · 의원, 해외 에이전시, 항공사, 호텔, 여행사, 전세버스 회사, 의료관광통역 용역회사 등과 외국인환자 유치와 관련해서 업무 협약서를 체결하게 된다.

외국인환자 유치의료기관을 중심으로 계약 관계

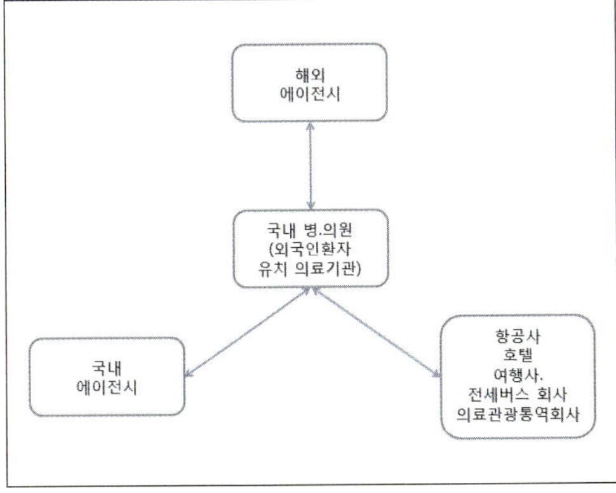

외국인환자 유치업체를 중심으로 계약 관계

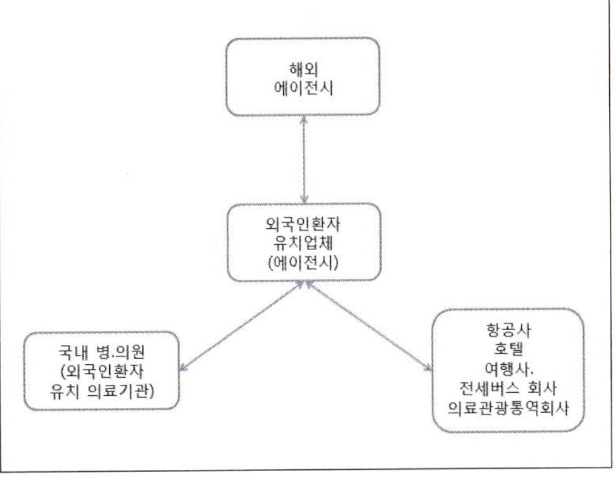

〈Case〉 업무 협약서

업무협약서

ABC 외국인환자 유치 의료기관(이하 병원이라고 칭함)과 DEF 외국인환자유치업체(이하 "에어진시"라고 칭함)간에 다음과 같이 협약을 체결한다.

제1조(목적) 본 협약은 병원과 에이전시의 업무협약에 필요한 제반 권리 및 의무를 규정하고 외국인환자 유치와 해외진료서비스를 위한 모든 역량을 강화하여 의료관광 사업을 활성화한다.

제2조(존중과 신뢰) 병원과 에이전시는 상호 존중과 신의로서 본 계약의 이행을 물론이고 본 협약에 수반한 협력사항 발생시 최대한 협력하여야 한다.

제3조(협약기간) 본 협약기간은 1년[1])으로 한다. 다만, 본 협약을 해지하고자 할 때에는 병원과 에이전시 쌍방간에 30일 전에 서면으로 통보함으로써 협약 해지 처리된 것으로 하며, 쌍방이 해지 의사표시가 없을 때에는 매 1년씩 자동 연장된 것으로 본다.

제4조(업무협약 내용) 홍보 및 마케팅 업무에 대하여 업무협약 내용을 다음과 같이 규정한다.

1. 에이전시는 의료관광이 필요한 잠재고객을 찾아 병원이 제공하는 서비스에 대한 정보를 고객에게 충분히 제공하고, 대한민국에서 의료서비스를 받기 위해 필요한 비자취득 지원, 호텔예약, 항공권 구매 등의 홍보와 유치업무를 지원한다.
2. 의료관광 상품구성과 관련된 사안은 상호 협력하여 결정하기로 한다.
3. 외국에 있는 개인 및 단체 등 환자유치를 위한 활동에 대하여 협력한다.
4. 에이전시는 진료 전에 환자에 대한 정확한 정보를 병원에 제공하고 고객의 병력과 기타 필요한 서류를 제공한다.
5. 양측은 상호 제공된 정보를 업무에 한해서만 이용하며, 상대방의 승낙 없이 제3자에게 누설 또는 배포하지 않는다.
6. 에이전시는 의료서비스를 위한 계약의 결정권이 없으며, 병원의 의료행위에 책임을 지지 않는다.
7. 환자 1인당 진료비 총액이 일천만원(10,000,000원) 이하 시, 15%를 지급하고 일천만원(10,000,000원) 이상의 금액이 발생시, 15%~20%까지 상호 조정하여 지급한다.
8. 에이전시가 진료비 할인을 요청할 때는 진료비 총액의 10%까지 할인할 수 있

1) 협약 기간은 6개월 등 단기간으로 체결할 수도 있다.

으며, 지급수수료는 할인된 금액을 공제한 후 7항에서 합의된 요율에 따라 지급한다.

제5조(손해배상) 병원 또는 에이전시는 쌍방 중 어느 한쪽이 상대방에게 고지하지 않고, 본 계약의 의무를 이행하지 않아 입은 손해에 대하여 과실 상대에게 배상을 청구할 수 있다.

제6조(계약의 해지) 병원과 에이전시는 다음과 같은 경우 상대방에게 서면으로 통지함으로써 본 계약을 해지할 수 있다.

1. 병원 또는 에이전시 가운데 어느 일방이 본 계약을 위배하거나 이행할 수 없다고 인정할 때는 상대방에게 서면 통보한 후 상호 협의하여 조취를 취하되, 30일 이내에 협의가 이루어지지 않을 경우
2. 상대방 당사자가 그 사업체나 자산에 대하여 청산하거나 파산선고를 받는 경우 또는 채권자와 협정하는 경우, 그 외 불성실하여 공신력을 저해하는 사례가 있는 경우

제7조(기타)

1. 이 협약에 정해지지 않은 사항은 상호 협의하여 결정한다.
2. 본 협약에 문제가 발생한 경우에는 의료법과 동 시행령 및 시행규칙을 준용하여 소송을 걸 경우에 대한민국 의료법에 의거 대한민국 법정에서 처리한다.

본 협약사항을 입증하기 위해 협정서를 작성하고, 병원과 에이전시가 각각 1통씩 보관한다.

Year년 Month월 Day일

병 원	______________	에이전시	______________
주 소	______________	주 소	______________
대표자명	______________	대표자명	______________
서 명	______________	서 명	______________

〈Case〉 업무 협정서

업무협정서(Agreement)

외국인환자 의료기관(이하 병원이라 함)과 외국인환자 유치업체(이하 에이전시라 함)는 의료법 제27조[2] 제3항 제2호에 따라 외국인환자를 유치하고 진료함에 있어 각자의 역할과 법률관계를 명확히 하기 위해 다음과 같이 본 업무협정(이하 본 계약이라 함)을 체결한다.

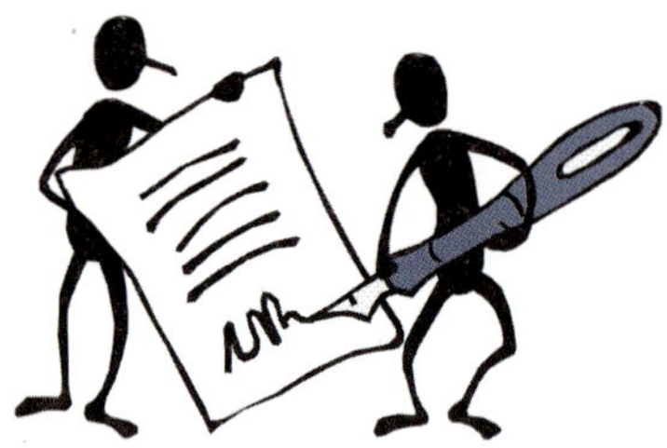

제1조(목적) 본 계약은 병원과 에이전시가 외국인환자를 유치하고 진료함에 있어, 본 계약 당사자 간의 권리와 의무를 명확히 규정하고 이를 신의에 따라 성실히 수행할 것을 명시함으로써 지속적인 협력관계를 유지하여 공동의 번영과 발전을 도모하는데 그 목적이 있다.

제2조(계약기간 및 내용변경) 본 계약의 기간은 Year년 ○○월 ○○일부터 Year년 ○○월 ○○일까지 1년으로 하며, 계약 만료 1개월 전에 상호 해지 의사가 없는 경우에는 동일한 조건으로 다시 1년간 자동 연장한 것으로 본다. 계약의 내용을 변경하고자 할 경우 서면 합의에 의한다.

---

2) 의료법 제27조의 2(외국인환자 유치에 대한 등록 등)

① 제27조 제3항 제2호에 따라 외국인환자를 유치하고자 하는 의료기관은 보건복지부령으로 정하는 요건을 갖추어 보건복지부장관에게 등록하여야 한다.

② 제1항의 의료기관을 제외하고 제27조 제3항 제2호에 따른 외국인환자를 유치하고자 하는 자는 다음 각 호의 요건을 갖추어 보건복지부장관에게 등록하여야 한다.

1. 보건복지부령으로 정하는 보증보험에 가입하였을 것
2. 보건복지부령으로 정하는 규모 이상의 자본금을 보유할 것
3. 그 밖에 외국인환자 유치를 위하여 보건복지부령으로 정하는 사항

③ 제1항에 따라 등록한 의료기관 및 제2항에 따라 등록한 자(이하 "외국인환자 유치업자"라 한다)는 보건복지부령으로 정하는 바에 따라 매년 3월 말까지 전년도 사업실적을 보건복지부장관에게 보고하여야 한다.

④ 보건복지부장관은 의료기관 또는 외국인환자 유치업자가 다음 각 호의 어느 하나에 해당하는 경우 등록을 취소할 수 있다.

1. 제1항 또는 제2항에 따른 등록요건을 갖추지 아니한 경우
2. 제27조제3항제2호 외의 자를 유치하는 행위를 한 경우
3. 제63조에 따른 시정명령을 이행하지 아니한 경우

⑤ 제1항에 따른 의료기관 중 상급종합병원은 보건복지부령으로 정하는 병상 수를 초과하여 외국인환자를 유치하여서는 아니 된다.

⑥ 제1항 및 제2항에 따른 등록절차에 관하여 필요한 사항은 보건복지부령으로 정한다.

제3조(용어의 정의와 범위)

1. 의료서비스란, 의료행위 또는 의료활동을 의미한다.
2. 병원 제공서비스란, 병원이 제공하는 의료서비스를 의미한다.
3. 본 프로그램이란, 병원 제공서비스가 포함된 에이전시가 기획한 외국인환자 유치 프로그램을 의미한다.
4. 외국인의 범위[3]는 대한민국 국적자가 아닌 자(무국적자 포함)이며, 국내에서 외국인 등록을 한 자 및 국내거소신고를 한 외국국적 동포는 제외한다.
(의료법 제27조 제3항 제2호와 의료법시행규칙 제19조의 2를 준용한다.)
5. 에이전시 업무란, 에이전시의 외국인환자 유치업무를 의미한다.
6. 의료요금이란, 병원이 외국인환자에게 제공한 의료서비스의 대가를 의미한다.

제4조(병원의 의무)

1. 병원은 본 계약에 따라 에이전시를 외국인환자를 위한 의료서비스 외 서비스의 비독점적 제공자로 지정한다.
2. 병원은 의료법 제27조의 2 및 의료법 시행규칙 제19조의 3에 의거하여 외국인환자 유치 의료기관에 등록한다.
3. 병원은 본 프로그램의 구성을 위하여, 병원 제공서비스의 명확한 내용(치료/진료 절차, 소요시간, 요금, 주의사항 등)을 에이전시에게 고지한다.
4. 병원은 에이전시가 홍보 및 마케팅을 위하여 병원의 시설물, 의료진, 병원 제공서비스 등에 대한 자료(On-line, Off-line)를 요청할 시에는 적극 협조한다.

---

3) 의료관광객 범위

<table>
<tr><th>건강보험
가입 여부</th><th>국적</th><th>거주지역</th><th>외국인등록 및
국내거소신고 여부</th><th>의료관광객
범위</th></tr>
<tr><td rowspan="4">건강보험
미가입</td><td rowspan="3">외국인
외국국적 동포
(시민권자)</td><td rowspan="2">국내</td><td>외국인등록 또는 국내거소신고(외국국적 동포/시민권자)를 하지 않은 경우</td><td>○</td></tr>
<tr><td></td><td>×</td></tr>
<tr><td>국외</td><td></td><td>○</td></tr>
<tr><td>재외국인
(영주권자)</td><td></td><td></td><td>○</td></tr>
<tr><td>건강보험 가입자 또는
건강보험 피부양자</td><td></td><td></td><td></td><td>×</td></tr>
</table>

5. 병원은 에이전시 업무를 통한 외국인환자가 병원 제공서비스를 원활하게 제공받을 수 있도록 병원의 기관 내에 외국어 통역 인력을 준비한다.
6. 병원은 전항의 인력 준비와 관련하여 에이전시와 협의하여 조정할 수 있다.
7. 병원은 에이전시가 의료법시행규칙 제19조의 9에 따른 사업실적 보고를 위하여 에이전시가 유치한 외국인환자에 대한 정보(진료과목, 입원기간, 외래방문일 수)를 병원에게 요구할 경우, 그 내용을 에이전시에게 통지해 줄 의무가 있다.

제5조(에이전시의 의무)

1. 에이전시는 본 계약에 따라 병원을 외국인환자를 위한 의료서비스의 비독점적 제공자로 지정한다.
2. 에이전시는 의료법 제27조의 2[4] 및 의료법 시행규칙 제19조의 4[5]에 의거하여 외

---

4) 의료법 제27조의 2(외국인환자 유치에 대한 등록 등)
① 의료법 제27조 제3항 제2호에 따라 외국인환자를 유치하고자 하는 의료기관은 보건복지부령으로 정하는 요건을 갖추어 보건복지부장관에게 등록하여야 한다.
② 제1항의 의료기관을 제외하고 제27조 제3항 제2호에 따른 외국인환자를 유치하고자 하는 자는 다음 각 호의 요건을 갖추어 보건복지부장관에게 등록하여야 한다.
1. 보건복지부령으로 정하는 보증보험에 가입하였을 것
2. 보건복지부령으로 정하는 규모 이상의 자본금을 보유할 것
3. 그 밖에 외국인환자 유치를 위하여 보건복지부령으로 정하는 사항
③ 제1항에 따라 등록한 의료기관 및 제2항에 따라 등록한 자(이하 "외국인환자 유치업자"라 한다)는 보건복지부령으로 정하는 바에 따라 매년 3월 말까지 전년도 사업실적을 보건복지부장관에게 보고하여야 한다.
④ 보건복지부장관은 의료기관 또는 외국인환자 유치업자가 다음 각 호의 어느 하나에 해당하는 경우 등록을 취소할 수 있다.
1. 제1항 또는 제2항에 따른 등록요건을 갖추지 아니한 경우
2. 의료법 제27조 제3항 제2호 외의 자를 유치하는 행위를 한 경우
3. 의료법 제63조에 따른 시정명령을 이행하지 아니한 경우
⑤ 제1항에 따른 의료기관 중 상급종합병원은 보건복지부령으로 정하는 병상 수를 초과하여 외국인환자를 유치하여서는 아니 된다.
⑥ 제1항 및 제2항에 따른 등록절차에 관하여 필요한 사항은 보건복지부령으로 정한다.

5) 의료법시행규칙 제19조의 4(외국인환자 유치업자의 등록요건)
① 의료법 제27조의 2 제2항 제1호에서 "보건복지부령으로 정하는 보증보험에 가입하였을 것"이란 다음 각 호를 모두 충족하는 보증보험에 가입한 경우를 말한다. 다만, 그 보증보험에 가입한 후 외국인환자에게 입힌 손해를 배상하여 보험계약이 해지된 경우에는 1개월 이내에 다시 가입하여야 한다.
1. 외국인환자를 유치하는 과정에서 고의 또는 과실로 외국인환자에게 입힌 손해에 대한 배상책임을 보장하는 보증보험일 것
2. 해당 보험회사가 「보험업법」 제4조제1항 제2호 라목의 보증보험에 대하여 금융위원회의 허가를 받은 보험회사일 것
3. 보험금액이 1억원 이상이고, 보험기간을 1년 이상으로 하는 보증보험일 것
② 의료법 제27조의 2 제2항 제2호에서 "보건복지부령으로 정하는 규모"란 1억원(다만, 「관광진흥법

국인환자 유치업자에 등록한다.

3. 에이전시는 외국인환자를 위한 병원 제공서비스가 원활히 이루어질 수 있도록 사전에 병원 제공 서비스의 실시 시점(진료/치료 시기)에 대하여 병원과 조율하여야 한다.
4. 에이전시는 외국인환자 및 그 동행자에게 본 프로그램에 포함된 병원 제공서비스를 제외한 기타 제반 서비스(교통, 숙박, 식사 등)를 제공하며 이는 병원과 협의하에 조정할 수 있다.
5. 에이전시는 병원이 본 프로그램에 포함된 병원 제공서비스를 충실히 이행하기 위한 목적으로 외국인환자의 기초자료(건강상태, 사전 진료기록 등)를 고지 받기 원하는 경우, 외국인환자에게 병원의 취지를 전달하여 병원이 기초자료를 제공받을 수 있도록 노력한다.
6. 에이전시는 병원의 시설물, 의료진, 병원 제공서비스에 대한 홍보 및 마케팅을 수행 하는데 있어서 병원의 권리와 품위를 침해하지 않도록 한다.

제6조(협의의 의무)

1. 에이전시는 외국인환자에게 설명하고 체결할 계약 내용을 정함에 있어서 사전에 병원과 협의한다.
2. 병원은 에이전시 또는 외국인환자에게 사전 고지된 병원 제공서비스와 상이한 내용의 서비스가 예상되는 경우, 또는 이미 실행한 경우에는 이 사실을 인지한 즉시 에이전시에게 통지한다.
3. 에이전시는 외국인환자의 부득이한 사유로 사전에 병원과 조율된 병원 제공서비스에 대한 실시 시점의 변경 또는 취소가 필요할 시에는 이 사실을 인지한 즉시 병원에게 통지하고 양해를 구한다.

제7조(업무연락) 본 계약과 관련된 상호간의 업무연락은 반드시 문서로 함을 원칙으로 한다. 이 경우 문서는 인편 및 우편, 팩스, 전자우편 등을 모두 포함하며, 과실로 상대방에 전달되지 않아 발생한 손해에 대해서는 귀책 당사자에게 책임이 있으며 과실의 입증 책임은 발송한 당사자에게 있다.

제8조(정산) 병원과 에이전시간의 외국인환자 유치에 대한 정산은 다음과 같이 정한다.

」제4조 및 의료법 시행령 제2조 제1항 제1호 가목에 따라 일반여행업 등록을 한 경우에는 0원)을 말한다.(일반여행업은 보증보험을 가입하지 않아도 된다.)

③ 의료법 제27조의 2 제2항 제3호에서 "보건복지부령으로 정하는 사항"이란 국내에 설치한 사무소를 말한다.

1. 병원이 에이전시에게 지급할 외국인환자 유치 수수료는 의료요금의 15~20%로 하고 월 1회 정산을 원칙으로 한다. 에이전시는 매 익월 5일까지 당월의 외국인환자 유치 수수료에 대한 인보이스 및 세금계산서를 병원에게 송부하고, 병원은 매 익월 10일까지 당월의 외국인환자 유치 수수료를 에이전시가 지정한 에이전시의 통장으로 지급한다.
2. 외국인환자가 의료요금이 사전에 정해져 있는 에이전시의 패키지 상품을 이용할 경우에는 에이전시가 외국인환자로부터 "의료요금"을 결제 받은 후 이를 다시 병원에게 지급하되, 그 지급시기는 병원의 외국인환자에 대한 의료서비스 제공이 완료된 후 3일 이내로 하며 그 지급방법은 의료요금 전액을 병원이 지정한 병원의 통장으로 에이전시가 입금함을 원칙으로 한다.
3. 본 조 2항과 같이 "에이전시"의 패키지 상품인 경우를 제외한 모든 의료서비스에 대해서는 병원이 외국인환자로부터 직접 의료요금을 결제 받고 이 내용을 에이전시에게 통지한다.
4. 기타사항이 발생할 경우, 병원과 에이전시의 별도 합의하에 정산이 가능하다.
5. 에이전시 업무를 통한 외국인환자가 초진일로부터 1년 이내에 추가 의료서비스를 받기 위해 병원을 재방문 하는 경우에도 병원은 에이전시에게 본 조에서 정한 외국인환자 유치 수수료를 지급한다.

제9조(기밀유지의 의무) 병원과 에이전시는 본 계약의 내용 및 본 계약을 통하여 취득한 정보 또는 노하우를 상대방의 사전 서면 동의 없이 외부에 누출하거나 누설할 수 없다.

제10조(지적재산권 및 컨텐츠 권리침해)

1. 병원과 에이전시는 각자의 특허, 실용신안 및 의장, 상표, 저작권 등의 지적재산권과 컨텐츠 등을 본 계약 규정 이외의 목적을 위해 사용할 수 없다.
2. 에이전시는 본 프로그램이 병원의 지적재산권상의 권리를 침해하지 않도록 하고, 병원의 고유한 컨텐츠가 보호될 수 있도록 최선을 다한다.

제11조(제공서비스의 변경)

1. 병원이 사전에 에이전시에게 고지한 병원 제공서비스의 내용이 변경하여 외국인환자로부터 불만이 접수된 경우에는 병원과 에이전시가 협력하여 문제를 해결한다.
2. 만약, 병원의 책임에 귀속될 수 있는 결함이 있을 경우, 병원은 병원의 책임과 부담으로 원인 규명, 결함 제거, 동급 또는 이상의 서비스를 제공한다.

제12조(재 위탁 금지)

1. 병원은 병원 제공서비스를 제3자에게 위탁할 수 없다. 단, 부득이한 경우 사전에 에이전시와 협의 하에 "의료서비스"의 제공 장소, 의료진 등을 조정할 수 있다.
2. 에이전시는 병원의 서면 동의 없이 에이전시 업무를 제3자에게 위탁 또는 하도급 하지 못한다.

제13조(분쟁의 발생) 본 계약의 이행과정 중 외국인환자와 병원 또는 에이전시와 분쟁이 발생한 경우, 다음 각 호에 따른 귀속 당사자와 외국인환자간의 분쟁해결을 원칙으로 하며, 만약 그 귀속 당사자에 대한 결정이 명확하지 않을 경우에는 상호 신의 성실의 원칙에 따라 협력하여 원만한 해결을 도모한다.

1. 외국인환자의 여행, 입국, 체류, 숙박 기타 진료와 무관한 사항은 에이전시가 귀속 당사자이다.
2. 진료와 관련한 사항은 병원이 귀속 당사자이다.

제14조(계약해지) 일방 당사자가 본 계약을 위반하거나 이행할 수 없는 사정이 있다고 판단될 경우에 상대방은 이를 서면으로 통보할 수 있고, 30일 이내에 사안에 대해 서면 합의가 이루어지지 않을 경우 본 계약은 해지된 것으로 본다.

제15조(해지사유) 병원 또는 에이전시의 어느 한 쪽이 다음 각 호의 하나에 해당될 경우에는, 그 상대방이 본 계약의 전부 또는 일부를 일방적으로 해지할 수 있다.

1. 지불정지 또는 파산 수속개시, 회사갱생 수속개시, 민사재생 수속개시 혹은 특별 청산 개시의 신청 등에 상당하는 사유가 발생한 경우
2. 감독관청에 의해 영업정지 및 영업면허 또는 영업등록 취소처분을 받은 경우
3. 어음교환소의 거래 정지처분을 받은 경우
4. 보유한 재산에 대해 가압류, 가처분, 보전압류 또는 압류 신청을 받은 경우
5. 조세공과를 체납하여 독촉을 받은 날로부터 14일 이내에 이를 납부하지 않을 경우, 또는 체납처분을 받았을 경우
6. 해산결의를 하거나, 또는 해산명령을 받았을 경우
7. 기타 본 계약을 지속할 수 없는 중대한 사유가 발생하였을 경우

제16조(권리 및 의무의 승계) 병원과 에이전시는 상대방의 사전 서면에 의한 승낙 없이, 본 계약에 의해 발생하는 당사자의 권리와 의무를 제3자에게 승계시킬 수 없다.

제17조(손해배상) 일방 당사자가 본 계약에 규정된 사항 또는 합의에 위반하여 상대방 당사자에게 손해를 발생시킨 경우, 그 당사자는 상대방에게 발생한 손해를 배상해야 한다.

제18조(존속조항) 제9조, 제10조, 제11조 2항, 제13조는 본 계약의 종료 후에도 유효하게 존속한다.

제19조(협의사항) 본 계약에서 정하지 않은 사항 또는 본 계약의 해석에 이의가 발생한 경우에는 병원과 에이전시는 성의를 가지고 협의하여 해결하도록 한다.

제20조(불가항력) 천재지변 등 병원 또는 에이전시의 책임에 귀속될 수 없는 사유에 의해 본 계약의 전부 또는 일부가 이행 불능이 되었을 경우, 본 계약은 전부 또는 해당 일부에 대하여 효력을 상실한다.

제21조(재판관할) 본 계약과 관련하여 분쟁이 발생한 경우, 서울중앙지방법원을 관할법원으로 한다.

본 계약의 효력은 계약서 체결일로부터 발생하며, 병원과 에이전시는 계약의 성립을 증명하기 위해 계약서 2부에 각각 서명 날인하고 각 1부씩 보관한다.

Year년 Month월 Day일

병 원		에이전시	
주 소	____________________	주 소	____________________
병원명	____________________	회사명	____________________
대표자	____________________	대표자	____________________

3-2 해외 외국인환자 유치업체와 국내 병원과의 업무 협약서

해외의 외국인환자 유치업체와 국내의 외국인환자 유치 의료기관간에 체결하는 업무 협약서의 샘플이다.

〈Case〉 해외 의료관광 에이전시와 국내 병원과의 업무 협약서

업무 협약서

(CONVENTION ON COOPERATION)

ABC병원(이하 병원이라 칭함)과 DEF에이전시(이하 에어전시라 칭함)는 다음과 같이 업무 협약을 체결한다.

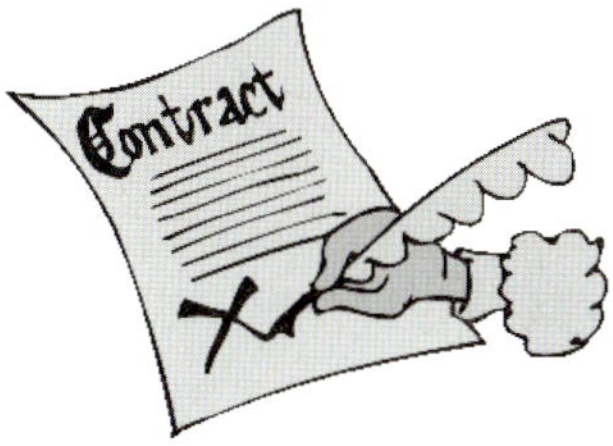

ABC Hospital[6]), hereinafter referred to as Hospital and DEF Agency, referred to as Agency) have signed the present convention on the below mentioned.

6) 병원의 종류

① 의원: 의사, 치과의사, 한의사가 외래 진료 업무를 수행하는 의료기관

② 조산원: 조산사가 조산과 임부, 해산부, 산욕부 및 신생아에 대한 조건과 양호 지도를 행하는 의료기관

③ 병원: 의사, 치과의사, 한의사가 의료행위를 하는 곳으로 입원환자 30인 이상을 수용할 수 있는 시설을 갖추고 주로 입원환자에 대하여 의료를 행하는 의료기관

④ 종합병원: 입원환자 100인 이상을 수용할 수 있는 시설을 갖춘 의료기관
100 병상 이상 300 병상 이하인 경우 내과, 외과, 소아청소년과, 산부인과 중 3개 진료과목, 진단방사선과, 마취통증의학과, 진단검사의학과 또는 병리학을 포함한 7개 이상의 진료과목을 갖추고 진료과목 마다 전문의를 둔 의료기관
300 병상 이상인 경우 내과, 외과, 소아청소년과, 산부인과, 진단방사선과, 마취통증의학과, 진단검사의학과 또는 병리과, 정신과, 치과를 포함한 9개 이상의 진료과목을 갖추고 진료과목 마다 전문의를 둔 의료기관

⑤ 요양병원: 의사 또는 한의사가 요양환자 30인 이상을 수용하는 시설을 갖추고 주로 장기입원이 필요한 환자를 위한 요양병상을 갖춘 의료기관

⑥ 상급종합병원: 보건복지부령으로 정하는 20개 이상의 진료과목을 갖추고 각 진료과목마다 전속하는 전문의를 두며, 전문의가 되려는 자를 수련시킬 수 있고, 보건복지부령으로 정하는 인력, 시설, 장비 등을 갖추고 질병군별 환자구성 비율이 보건복지부령으로 정하는 기준에 해당되는 병원

⑦ 전문병원: 병원급 의료기관 중에서 특정 진료과목이나 특정 질환 등에 대하여 난이도가 높은 의료행위를 하는 병원으로 특정 질환별, 진료과목별 환자의 구성비율 등이 보건복지부령으로 정하는 기준에 해당하며, 보건복지부령으로 정하는 수 이상의 진료과목을 갖추고 각 진료과목마다 전속하는 전문의를 둔 의료기관

제1조(목적) 본 협약은 병원과 에이전시이 각각의 고객 발굴 및 유치 그리고 관련된 의료서비스를 제공하기 위한 협력사항에 수반한 권리와 의무를 규정한다.

Article 1(Goal) The present convention prescribes the right and obligations[7] of the both Hospital and Agency parties to be needed for cooperation and support for the purpose of client acquisition, and competence providing on medical service matters.

제2조(신의성실 원칙) 병원과 에이전시는 본 협약에 따라 사업을 시행함에 있어서 협약에 수반한 협력사항 발생 시 신의와 성실을 원칙으로 협력하기로 한다.

Article 2(Respect and Confidence) Acceptance of the present convention by the Hospital and Agency parties is possible on the basis of mutual respect and confidence by the both parties, and compliance with the Article of the present convention.

제3조(협약 사업 내용) 본 협약 사업은 다음 각 호의 내용에 따라 규정한다.

1. 에이전시는 병원의 의료서비스가 필요한 고객을 찾아 의료서비스에 대한 정보를 고객에게 충분히 제공하고, 한국에서 의료서비스를 받기 위해 필요한 비자 취득 지원, 호텔 예약, 항공권 구매 등의 홍보와 유치업무를 지원한다.
2. 에이전시는 환자 발굴과 환자 유치를 위한 활동에 대하여 협력한다.
3. 에이전시는 환자에 대한 정확한 정보를 병원에게 통보하고 고객의 병력과 기타 필요한 서류를 번역한다. 또한 환자의 입·출국 절차를 협력한다.
4. 에이전시는 의료서비스를 위한 계약의 결정권이 없으며, 병원의 의료행위에 대한 책임을 지지 않는다.
5. 에이전시가 병원에게 의뢰한 환자에 대하여 병원이 에이전시에게 15%의 수수료를 지급한다.

Article 3(Content of convention on cooperation) Rights and obligation of the parties:

1. Agency party looks for clients needed medical service help, and provides detailed information to the clients on services providing by Hospital party. Also Agency party helps in all matters relating to medical support in the Republic of Korea: visa support, ticket issue, hotel booking.

7) obligation: 의무

2. For close cooperation Agency party provides support in client's acquisition[8] who are needed medical service.
3. Agency party provides detailed information concerning clients, patient records and other documents to Hospital party. From the date of arrival and departure Agency party works closely with Hospital.
4. Agency party has no right to make decision concerning medical treatment and do not take responsibility for medical operations performed by Hospital party.
5. Hospital party pays commission fees to Agency party for patient providing at the rate of 15 percent.

제4조(기밀 유지) 협력기관으로서 제공된 정보에 대한 정보 보안에 힘쓰며, 상대방의 승낙 없이 제3자에게 누설 또는 배포하지 않는다.

Article 4(Confidentiality) Both parties must keep confidential information. It is obligated not to give information to third party.

제5조(손해배상) 병원과 에이전시는 어느 한 쪽이 본 계약의 의무를 이행하지 않아 입은 손해에 대하여 상대방에게 배상을 청구할 수 있다.

Article 5(Claim Damage) In case of damage getting caused by nonobservance[9] of the Articles of the convention, suffering party can claim compensation[10].

제6조(계약 해지) 병원과 에이전시 양 당사자는 다음과 같은 경우 상대방에게 서면 통보함으로써 본 계약을 해지할 수 있다.

1. 병원과 에이전시 가운데 어느 일방이 본 계약을 위배하거나 이행할 수 없다고 인정할 때는 상대방에게 서면 통보한 후 상호 협의하여 조치를 취하되, 30일 이내에 협의가 이루어지지 않을 경우
2. 상대방 당사자가 그 사업체나 자산에 대하여 청산하거나 파산선고를 받는 경우, 또는 채권자와 협정하는 경우, 그 외 불성실하여 공신력을 저해하는 사례가 있는 경우

Article 6(Termination of convention) Hospital or Agency party, getting and signing notification, can terminate the agreement on the following conditions:

8) acquisition: 획득
9) nonobservance: 위반 = violation
10) compensation: 보상

1. In case that party can not come to mutual consent within 30 days after that the one of the party accepted its own violation or inability[11] to fulfill the conditions of the present convention and provide notification to the second party.
2. In case of receipt of the notification on liquidation[12] of the company or bankrupt. Also in case of conclusion of the agreement with creditor, but followed by negligence[13] occurrence and erosion[14] of credibility.

제7조(기타)

1. 상기 협약을 상호 확인하고 증명하기 위하여 협약서 2부를 작성하여 대표자는 각각 기명 날인 후 한 부씩 보관한다.
2. 협약서의 효력은 대표자 날인 즉시 발생하며 협약 기간은 1년으로 한다. 단, 본 협약을 해지하고자 할 때에는 상호간 30일 전에 서면으로 통보함으로써 협약 해지된 것으로 하며, 해지 의사표시가 없을 때에는 매 1년씩 자동 연장하는 것으로 한다.
3. 본 협약에 문제가 발생한 경우, 의료법과 동 시행령 및 시행규칙을 준용하며, 소송을 걸 경우에 대한민국 의료법에 의거 대한민국 법정에서 처리한다.
4. 본 협약에서 명시되지 아니한 사항은 쌍방 합의에 의하여 결정된다.

Article 7(Other terms and Conditions)

1. After reviewing the present convention by both parties made in 2 original copies, one original copy is kept by each party.
2. The present convention comes into effect immediately and it is valid one year. The convention can be terminated by preliminary[15] notification send not later than 30 days prior, and the notification can be signed. If there is no objection the term of the convention is automatically extended yearly.
3. In case of dispute[16] in connection with the items of the present convention, under compliance[17] with medical rights and rules of Medical Code of Korea, the case can be solved by Korean Court.

---

11) inability: 무능
12) liquidation: 파산, 청산
13) negligence: 부주의
14) erosion: 침해, 침식
15) preliminary: 최초의
16) dispute: 분쟁, 갈등
17) compliance: 준수

4. The requirements of the present convention can be determined by mutual[18)]agreement.

Date: Monty/Day/Year

Hospital Address	________________	Agency Address	________________
Telephone Number	________________	Telephone Number	________________
President	________________	President	________________
(Signature)	________________	(Signature)	________________

3-3 해외 유치업체와 국내 외국인환자 유치의료기관과의 협약서

〈Case〉 국내 에이전시와 병원과의 업무 협약서

AGREEMENT

1. DEF Medical Tour Agency does not control or operate any medical facility or medical service provided by ABC Hospital.[19)]
(ABC병원에서 제공하는 의료서비스와 의료시설에 DEF에이전시는 통제 및 운영 권한이 없다.)

18) mutual: 공동의, 상호간의

19) DEF Medical Tour Agency does not control or operate any medical facility or medical service provided by ABC Hospital.
= DEF Medical Tour Agency, hereinafter referred to ABC, does not control or operate any medical facility or medical service provided by ABC Hospital, hereinafter referred to DEF.
hereinafter referred to를 사용했을 때는 DEF Medical Tour Agency는 ABC로 줄여서 표현하고, ABC Hospital도 DEF로 줄여서 표현하게 된다.
Korea takes care in selecting all the ingredients in the medical tour programs, however, has no control whatsoever in running DEF and hence, ABC can not be made liable or responsible for any delay, default, failure, improper services or deficiency in services provided by DEF and/or for any injury, sickness, accident, discomfort, death, loss or damage of any kind whatsoever which may arise due to any act of negligence, deficiency or default in services, of the management or employment of DEF.

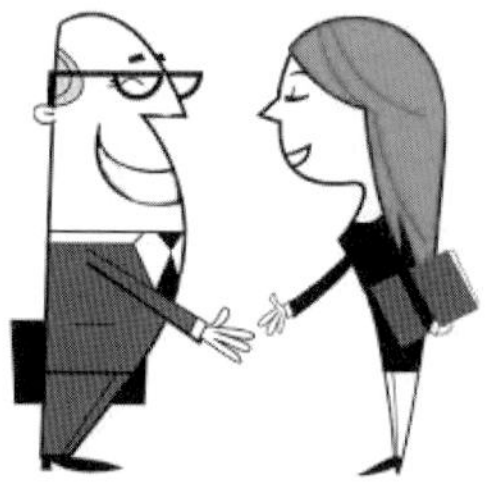

2. DEF Medical Tour Agency takes care in selecting all the ingredients in the medical tour programs, however, has no control whatsoever in running ABC Hospital and hence, DEF Medical Tour Agency can not be made liable or responsible for any delay, default[20], failure, improper[21] services or deficiency[22] in services provided by ABC Hospital and/or for any injury, sickness, accident, discomfort[23], death, loss or damage of any kind whatsoever which may arise due to any act of negligence[24], deficiency[25] or default in services, of the management or employment of ABC Hospital.
(DEF에이전시는 의료관광상품 구성과 선택에 신중을 기한다. ABC병원에서의 의료서비스 지연, 실패, 부당한 서비스, ABC병원 직원들의 의무태만에 의해서 발생된 환자의 상해, 사고, 불편, 사망 등 어떤 종류의 피해에 대해서 DEF에이전시는 책임이 없다.)
3. ABC Hospital shall be solely responsible for all treatment to be provided by it to the participants/patients, including surgical, medical, wellness, beauty and all related queries[26], opinions and complications[27].
(ABC병원은 수술, 의료, 건강, 미모, 의견, 합병증을 포함해서 의료관광상품의 참가자 또는 환자에게 제공한 모든 의료서비스에 대해서 전적인 책임이 있다.)
4. Any emergency complications or medical requirement, of whatsoever nature, arising with regard to the participants'/patients' treatment due to the participants/ patients' present or past illness or the side effects[28]/allergy of/to drugs or lack of adequate[29] treatment, pre, during or post treatment will be the absolute[30]

20) default: 채무 불이행
21) improper: 부적당한
22) deficiency: 부족, 결핍
23) discomfort: 불편
24) negligence: 태만, 부주의
25) deficiency: 부족, 결핍
deficiency in services: 서비스에서의 부족한 부분
26) query: 질문, 의문 = inquiry
27) complications: 합병증
sequela: 후유증
28) side effect: 부작용 = adverse effect = adverse reaction

responsibility of ABC Hospital and/or the doctors.

(의료관광상품 참가자 또는 환자의 현재 또는 과거의 질병 또는 부작용, 의약품에 대한 알러지 증세 또는 적절한 처방 미흡, 의료서비스 전·후의 처치로 인해 의료관광상품 참가자 또는 환자에게 일어난 위급한 합병증, 의료적 요구사항에 대해서 ABC병원과 의사에 책임이 있다.)

5. Any medical information not mentioned or withheld[31] by the participants/patients or his/her relatives or not asked for due to the negligence of ABC Hospital and/or the doctors will be the absolute[32] responsibility of ABC Hospital and/or the doctors.

   (의료관광상품 참가자 또는 환자가 충분한 정보를 제공하지 않았거나 병원과 의사의 부주의로 필요한 정보를 확인하지 않았을 때, ABC병원과 의사에게 전적인 책임이 있다.)

6. ABC Hospital shall be solely[33] responsible for any extension[34]/change of treatment dates by it and/or the doctors.

   (의료서비스의 지연이나 변경에 대해서 ABC병원과 의사에게 책임이 있다.)

7. If the participants/patients have any complaint in respect of the services rendered[35] by ABC Hospital, he/she/they should forward[36] such complaints[37] directly to ABC Hospital.

   (ABC병원에서 제공한 서비스에 불만이 있으면 병원에 직접 불만을 표시해야 한다.)

8. By using/participating in the medical tour programs offered by[38] DEF Medical Tour Agency you signify your acceptance to the above-mentioned terms[39] and conditions, if you do not agree with these terms and conditions, please do not

29) adequate: 적절한
30) absolute: 전적인, 의심할 여지가 없는
31) withhold: 허락하지 않다, 알리다.
32) absolute: 절대적인, 확고한
33) solely: 단독으로
34) extension: 연장
35) render: 주다, 전하다
36) forward: 전달하다
37) complaint: 불평불만
38) offered by: 제공받은
    = provided by
39) terms: 조건
    the above-mentioned terms: 위에서 언급한 조건

sign.[40)]

(DEF에이전시가 제공한 의료관광상품에 대해서 상기 조건에 동의하면 서명한다.)

Date: Month/Day/Year

Hospital Address	______________	Agency Address	______________
President	______________	President	______________
(Signature)	______________	(Signature)	______________

40) 부정문으로 만들 때: if you do not agree with these terms and conditions, please do not sign.
긍정문으로 만들 때: if you understand and agree with the above terms and conditions, please sign here.

PART 2

의료관광 상담

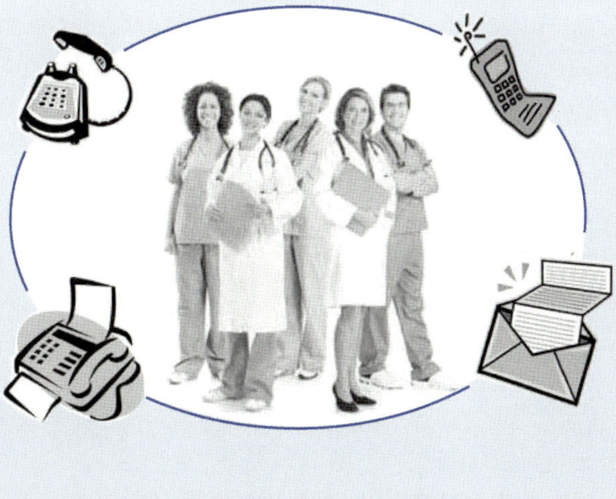

Chapter 4

의료관광 상담을 위한 영어 표현

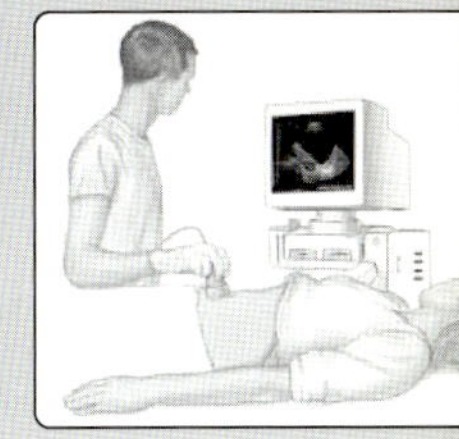

4-1 의료관광객 연락 경로

의료관광상품을 기획, 판매하는 과정에서 어떤 내용을 주고 받게 될까?

의료관광 마케팅과 관련해서 해외 에이전시, 의료관광객과 어떻게 커뮤니케이션하면 좋을까?

의료관광객의 문의에 대해서 어떻게 답변하면 좋을까?

서한, 팩스, E-mail을 작성할 때 어떻게 내용을 구성하면 좋을까?

의료관광객에게 서한, 팩스, E-mail로 답장을 보낼 때 어떤 표현을 쓰면 좋을까?

4.1.1 의료관광객 의료관광정보 습득 경로

■ 의료관광객은 어떤 경로로 한국의 의료관광에 대한 정보를 얻을까?

① 인터넷 검색 (뉴스 기사 등)
② 의료기관의 홈페이지
③ 외국인환자 유치업체의 홈페이지
④ 신문, 잡지, 라디오, TV 등 광고 매체
⑤ 신문, 잡지, 라디오, TV 등 매체에 홍보 (Publicity[1]) 또는 PR)

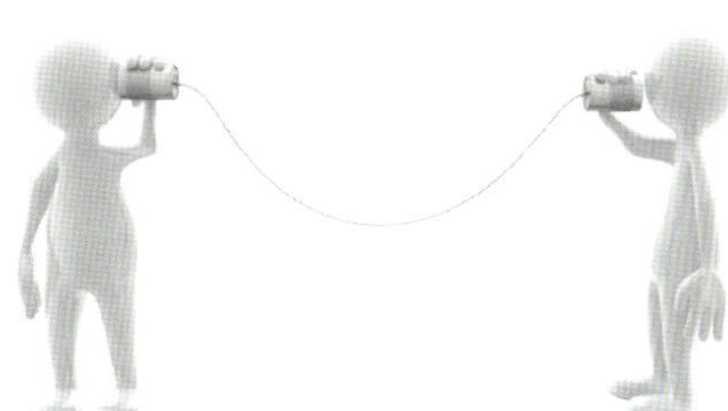

1) Publicity: 언론에 보도자료 제공 후 보도된 내용들

⑥ 의료관광 상품 브로셔 (DM 등)

⑦ 구전 (Word of Mouth)

이 중에서 외국인환자의 한국 의료관광 선택에 가장 영향력이 큰 것은 구전이라고 할 수 있다.

따라서 한국을 찾는 외국인환자에게 감동을 주는 것이 아주 중요하다.

최근 나눔의료와 해외 의료진을 대상으로 국내 외국인환자 유치의료기관이 실시하는 의료교육이 의료관광 구전 효과의 중요한 수단으로 부각되고 있다. 나눔의료는 자연스럽게 해외 언론사를 통해서 신문과 TV에 보도가 되고, 이를 본 사람들이 한국으로의 의료관광을 결정하는 중요한 계기가 되는 것이다.

의료교육은 의료교육을 받고 돌아간 해외 의료진이 한국의 의료기관을 환자에게 소개하게 되므로 한국으로의 의료관광에 중요한 창구가 될 수 있다.

광고가 Push Marketing이라면 나눔의료와 의료교육은 Pull Marketing이라고 할 수 있다. Pushing Marking 방식보다는 Pull Marketing 방식이 의료관광객 유치에 효과가 훨씬 크다.

4.1.2 의료관광객 Contact 경로

- **한국 의료관광에 대한 관심이 있을 때, 어떤 경로로 외국인환자 유치업체와 외국인환자 유치의료기관에 문의를 할까?**

① 서한 ② 팩스

③ E-mail ④ 홈페이지 Q&A

⑤ 전화 ⑥ 직접 방문 (해외 지사 등)

4-2 서한, 팩스, E-mail 작성 요령

4.2.1 서한

4.2.1.1 서한 구성

의료관광 사업과 관련해서 외국 에이전시, 외국 병원 등에 서한을 보낼 때와 의료관광객에게 서한을 보낼 때, 서한을 어떻게 구성을 해야 할까?

〈Case〉 외국 에이전시와 병원에 서한을 보낼 경우

LETTER HEAD

} 2줄

Date(Month/Day/Year)

} 2줄

Name-1[2)]

Position

Organization(INSIDE ADDRESS)

Country

} 1~2줄

ATTENTION: NAME-2[3)]

} 1~2줄

(SALUTATION):[4)]

} 1~2줄

SUBJECT:[5)]

} 1~2줄

(BODY)

} 1줄

---

2) 조직 대표자 이름
(예) ABC병원장 이름
DEF외국인환자 유치업체 대표 이름

3) 서한의 내용을 직접 수령해서 처리해야할 부서 이름 또는 부서장 이름
(예) 마케팅팀 홍길동 팀장
Marketing Team
Attention은 약자로 ATTN을 쓰기도 한다.

4) Gentlemen: 단체장 등 특정인이 아니고 단체 앞으로 보내는 경우 "Gentlemen:" [미국식], "Dear Sirs," 또는 "Dear Sir,"[영국식]을 사용한다.
= Gentlemen and Ladies:
= Dear Madam or Sir:
= Dear Sir/Madam:

5) SUBJECT: (대문자로 표기한 경우)
SUBJECT: (대문자로 표기하고 고딕으로 글자를 진하게 한 경우)
Re: (동일한 제목으로 답신할 경우)
Subject라는 표현 없이 제목의 내용만 적고 위치는 좌측 정렬로 하는 경우

} 2줄

Complimentary close[6],

} 2줄

(Signature)

Gil Dong Hong (Name-3[7])

Position

ABC Hospital

Address

E-mail: fatherofsusie@hanmail.net

Tel.: +82-2-345-6789

Fax: + 82-2-345-8910

Facebook:

} 2줄

Enclosure:

} 1~2줄

CC[8]:

CC(Carbon Copy)의 위치는 맨 아래도 가능하지만 Attention 바로 아래에도 표기가 가능하다.

---

6) yours sincerely (X): 첫 단어를 소문자로 표기하지 않는다.
Yours sincerely,
Sincerely yours,
Faithfully yours, : 상대방의 이름을 모르는 경우, 관공서에 보내는 경우
Yours faithfully,
Yours truly,
Yours faithfully,
개인적 친분이 있는 친한 사이에서는 Best wishes를 사용하는 경우도 있다.

7) 서한 작성자 이름

8) CC: 동일한 편지를 여러 부서가 함께 보아야 할 경우
(예) ATTENTION: 기획부
CC: 마케팅부, 영업부
비록 편지에 적힌 내용과 업무를 주도적으로 처리해야할 부서는 기획부이지만, 마케팅부와 영업무도 이 편지를 읽을 필요가 있다고 판단할 경우

LETTER HEAD

} 2줄

Date(Month/Day/Year)

} 2줄

Name-1

Position

Organization(INSIDE ADDRESS)

Country

} 1~2줄

ATTENTION: Name-2

} 1줄

CC:

} 1~2줄

(SALUTATION):

} 1~2줄

SUBJECT:

} 1~2줄

4.2.1.2 서한 상담 · 문의 응답 시 유의사항

■ 서한, 팩스, E-mail로 상담할 때, 의료관광객의 문의사항에 대해서 답변할 때 주의할 점은 무엇일까?

① 문서에는 감정이나 느낌이 없으므로, 오해의 여지가 없도록 정확히 표현한다.

② E-mail의 특성상 수신오류가 있을 수 있으므로, 상황에 맞춰 확인 전화를 하거나 답장을 요청한다. 다량으로 E-mail을 자주 보내는 경우 스팸으로 처리될 수도 있다.

③ 한번 발송한 E-mail은 수정이나 발송취소가 불가능하기에 여러 번의 검토를 거쳐 실수가 없도록 한다. 특히, 담당자의 실수로 비용이나, 일정 등의 주요 내용을 잘못 기입하여 송부하는 경우에는 전반적인 신뢰도가 하락하는 수가 있다.

④ 증상 및 치료 관련 부분은 의료진과 상담 후 정확하게 알려줘야 한다. 단, 의료진이 직접 상담한 경우가 아니므로 보편적인 케이스의 경우라는 것을 안내하고, 실제 상담에 따라 달라질 수 있다는 내용을 꼭 기입한다.

⑤ 중요한 부분은 다른 색이나 굵은 글씨로 시각적인 효과를 높여준다.

⑥ E-mail 마지막에는 회신정보를 기입하여 담당자의 정보를 공개한다.

⑦ 교통편의 경우는 병원 위치 안내뿐 아니라 환자의 교통편에 맞게 개별적으로 안내하여 환자에게 신뢰도를 높일 수 있다.

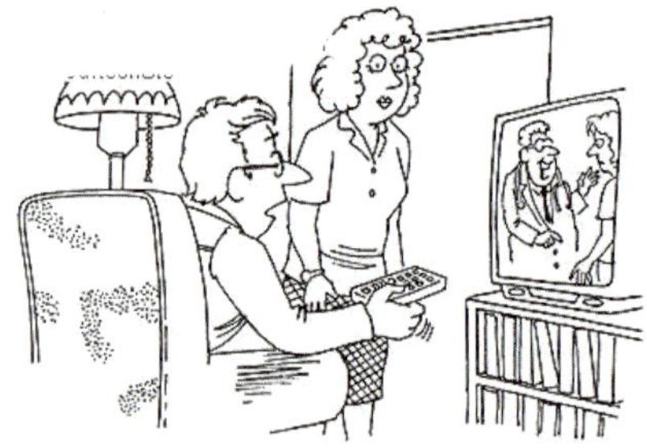

⑧ 해당 의료기관에서 진료 가능한 증상이 아니라면 환자가 상담해 볼 수 있는 다른 연락처를 알려준다.

⑨ E-mail로 최종예약 일정 확인서를 보낸다.

⑩ 핸드폰 메일의 경우 전달되지 않는 경우가 잦으므로 주의한다.

⑪ 최종확정 이후 CRM을 통해 세부 내역을 입력하거나 예약대장을 정리한다.

⑫ 서한, 팩스, E-mail에서는 이모티콘을 사용하지 않는다.

⑬ Facebook, 카카오톡에서 가능하면 이모티콘을 사용하지 않도록 한다. 문화권, 국가마다 이모티콘의 의미가 다르다.

(예) 웃음의 경우 한국은 "^^"으로 표현하지만 서양은 ":)"으로 표현한다.

■ 어떤 표현을 쓰면 좋을까?

① 문장은 가능한 짧고 간결하게 쓴다. 장황한 표현보다는 간결한 문장이 더 효과적이다.

(예) Due to the fact that < Because

At the present time < Now

의료관광객의 문의사항에 충분히 답변을 했다면, 짧은 문장이라고 해서 불친절한 것은 아니다.

② 쉬운 단어를 사용한다.

흔히 잘 사용하지 않는 의학 용어는 풀어서 설명한다.

③ 영문법에 맞추어 작성한다.

④ 오·탈자에 주의한다.

⑤ 의료관광객이 수술을 받는 것인지 의사도 수술을 집도하는 것인지 표현을 명확히 구분한다.

I will have a surgery done tomorrow: 나(환자)는 내일 수술을 받는다.

= I will have a surgery performed tomorrow.

The doctor will perform two surgeries tomorrow.: 의사는 내일 두 건의 수술을 할 것이다.

get a surgery done: 수술을 받다.

have my teeth scaled: 치아 스케일링을 받다.

have my decayed tooth removed: 썩은 치아를 뽑다.

= have my decayed tooth pulled out

have my breast augmented: 가슴 확대 수술을 받다.

have a Lasik surgery done: 라식 수술을 받다.

have my cancer treated: 암 치료를 받다.

have my stomach examined: 검사를 받다.

have a surgery performed(done): 수술을 받다.

have my hair cut: 머리를 자르다.

receive a plastic surgery on his/her nose: 코 성형 수술을 받다.

= have a nose plastic surgery done(performed)

= take a nose plastic surgery

= undergo a nose plastic surgery

= undergo a rhinoplasty surgery

receive a plastic surgery on his/her face: 얼굴 성형 수술을 받다.

receive a plastic surgery on his/her forehead: 이마 성형 수술을 받다.

receive a plastic surgery on the jaw: 턱 성형 수술을 받다.

4.2.1.3 서한 상담 주요 표현

- 환자, 보호자, 의사, 간호사, 국제의료관광코디네이터가 자주 사용하는 표현에는 어떤 것들이 있을까?

4.2.1.3.1 목적

This e-mail is to confirm the details of the medical programs.

I am e-mailing[9] you to inform that we have reserved a double room at GHI Hotel in Seoul(Busan, Daegu, Daejeon, Jeju) for ten days and nine nights.

4.2.1.3.2 의료관광코디네이터의 자신 소개

My name is Gil-Dong Hong. I am in charge of the medical tour program.

I am Gil-Dong Hong and I am responsible for[10] the medical tour program.

9) e-mail: 전자메일을 보내다.

I have been involved in the medical tourism business for more than three years.

4.2.1.3.3 인사

I am happy to be able to work with you.[11]

I would like to establish a good partnership with you.[12]

Thank you for contacting ABC Clinic.

4.2.1.3.4 소개

① 외국인환자 유치업체 소개

It is my belief that we are one of the premier[13] agencies within Korea.

DEF Agency has been established since 2010.

We have chosen only the best quality, internationally recognized[14] surgeons and hospitals that consistently deliver outstanding[15] results.

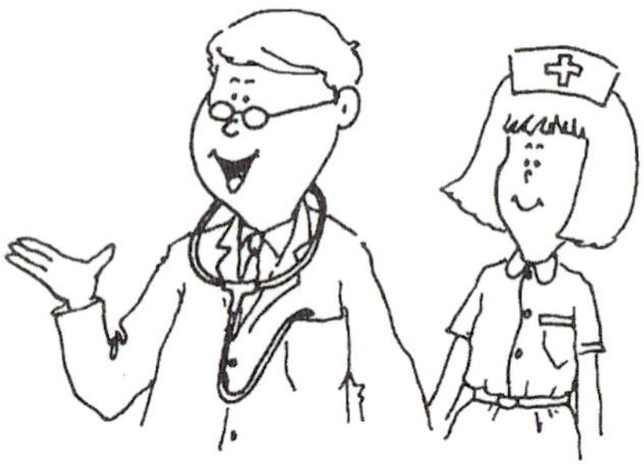

Our service includes surgery procedures and packages such as hotel and travel services, and insurance coverage options.

DEF Agency is one of the original pioneers[16] of medical tourism in Korea.

DEF Agency is the premier medical tourism agency and our aim is to make it as easy as possible for you to organize medical treatments abroad.

DEF Agency is a reliable partner of many leading hospitals in Korea.

---

10) I am responsible for the marketing team.: 마케팅 팀 책임자이다.
I am responsible for developing a new medical tour program for the American market.: 미국 시장을 위한 새로운 의료관광 프로그램 개발에 책임이 있다.

11) I am happy to be able to work with you.: 함께 일하게 되어 기쁘다.
= It is a great pleasure to work with you.
= It is an honor to be able to work with you.

12) 좋은 협력관계 희망: I would like to establish a good partnership with you.
상호 이익 증대 희망: I look forward to mutually beneficial growth.

13) premier: 최고의

14) internationally recognized: 국제적으로 공인된
= internationally authorized

15) outstanding: 두드러진, 뛰어난

16) pioneer: 선구자

DEF Agency offers one-stop services for customers from abroad to take advantage of Korea's world-class medical services at the most reasonable[17] costs in the most convenient way.

DEF Agency can arrange your medical appointments and treatment bookings, as well as your accommodation, transportation and post-treatment retreat in a prompt and well-organized way.

② 외국인환자 유치의료기관의 소개

ABC Hospital is well known for the extraordinary[18] healthcare.

ABC Hospital is famous for its low ratios[19] of staffs to patients, highly educated physicians and clinical staffs, and the latest[20] in medical technology.

ABC Hospital is proud of its quality and highly advanced medical and nursing care service to patients.[21]

ABC Hospital is well known for its high quality services in cardiology[22] and cardiac surgery.

4.2.1.3.5 주의

Please read carefully the following information.

Please be sure to bring necessary documents with you to the hospital on your scheduled day.

Please take note that the following information is subject to change at any given time.

---

17) reasonable: 합리적인
at a resonable price: 합리적인 가격으로

18) extraordinary: 대단한, 특별한
receive the warm and extraordinary hospitality from --: --로부터 따뜻하고 특별한 환대를 받다.

19) ratio: 비율

20) the latest: 최신의 것
the latest medical technology: 최신 의료기술
ABC Hospital invested heavily in new buildings and the latest medical technology.: ABC 병원에서 새로운 병원 건물과 최신 의료기술에 투자를 많이 했다.

21) ABC Hospital is proud of its quality and highly advanced medical and nursing care service to patients.: ABC병원은 최고의 의료와 간호 서비스를 제공합니다.
= ABC Hospital is proud of its clinical excellence and patient service.
= ABC Hospital is proud of its outstanding nursing care and patient-centered facilities.

22) cardiology: 심장병

4.2.1.3.6 협력

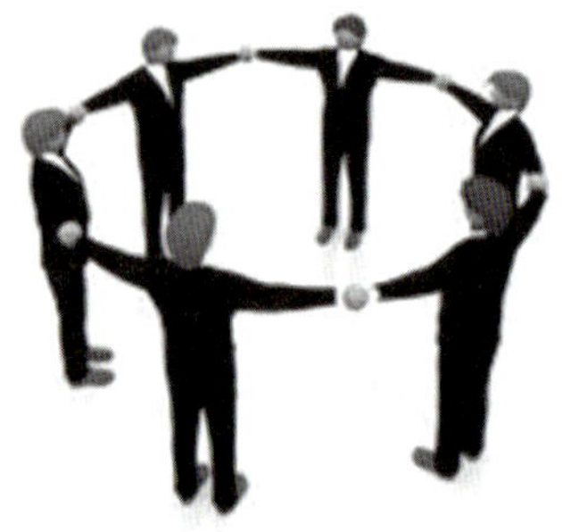

We are looking to open a new business with you.

I would be very happy to be a part of the next business.

I hope the next meeting will foster[23)] our mutual cooperation.

4.2.1.3.7 이해

I understand that your company is planning to diversify[24)] the product portfolio of medical tourism.

I hope we all fully understand how important the mutual[25)] cooperation is.

It would be much appreciated if you would understand our situation.

4.2.1.3.8 제공하는 서비스 범위

We are happy to provide you with transportation service between the airport and the hospital.[26)]

ABC Hospital will provide an international standard of healthcare for the patients.

ABC Hospital will offer the most sophisticated[27)] technical capabilities so that every single patient will receive the best available care.

Please be aware that airport pick up service is not included within the fee.

Additional charges will be applied if prescription[28)] is required.

4.2.1.3.9 병원 시설 안내

ABC Hospital will offer the most advanced medical technology administered by highly trained staffs.

---

23) foster: 촉진하다.
24) diversify: 다양화하다.
25) mutual: 상호간의
26) We are happy to provide with transportation service between the airport and the hospital.: 저희는 공항과 병원간의 이동교통 서비스를 제공합니다.
= We will arrange ground transportation between the airport and the hospital.
27) sophisticated: 정교한, 복잡한, 수준 높은
28) prescription: 처방

ABC Hospital is operating VIP ward[29] for international patients to provide the best medical services to the patients.

Hospital facilities for the international patients and their guardians include patient's bedrooms, meeting rooms, sitting room, guardian's bedroom.

ABC Hospital is the largest and most complex health care organization in Korea.

For the past 20 years, ABC Hospital has persistently[30] invested to introduce the state-of-the-art[31] instruments and new technique to Korea.

4.2.1.3.10 의사 소개

Dr. Lee is a national board-certified plastic surgeon who has performed breast augmentation[32] in Korea for over 20 years.

We have excellent doctors, nurses, specialists and support staff, and we are all here to take care of the people who need us.

We have well-trained surgeons who perform general elective[33] and emergency surgical procedures.

ABC Clinic is fortunate to have well-trained[34] surgeons performing complex

29) ward: 병실
30) persistently: 지속적으로
31) state-of-the-art: 최첨단 기술을 이용한, 최신식의
32) breast augmentation: 가슴 확대

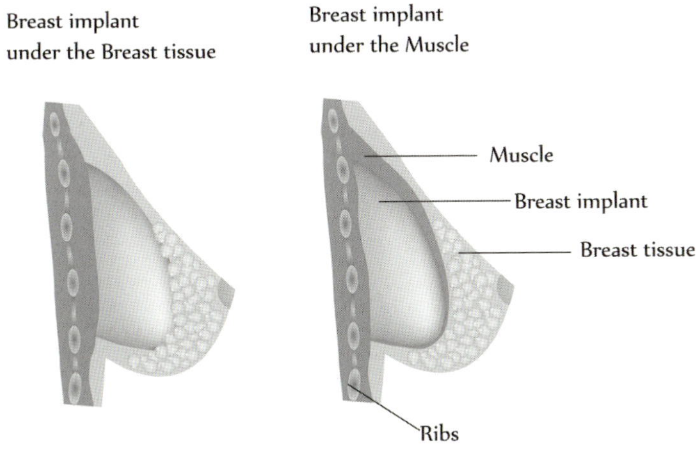

33) elective: 임의의, 긴급을 요하지 않는
elective surgery: 임의 수술, 대기 수술
34) well-trained: 숙련된

cancer surgery.

4.2.1.3.11 수술 방법

An experienced plastic surgeon can help you choose the appropriate size of breast implant, taking into consideration individual factors as well as personal preferences.

Kidney[35] transplant surgery will be performed while you are asleep under general anesthesia[36].

Local anesthesia will be administered(injected) for the removal of wisdom teeth[37].

---

35) kidney: 콩팥

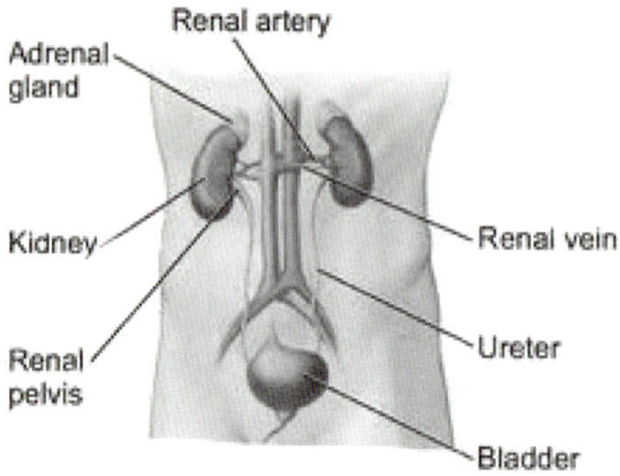

renal artery: 신장 동맥
adrenal gland: 부신
renal pelvis: 신우
bladder: 방광
ureter: 요관
renal vein: 콩팥 정맥

36) general anesthesia: 전신 마취

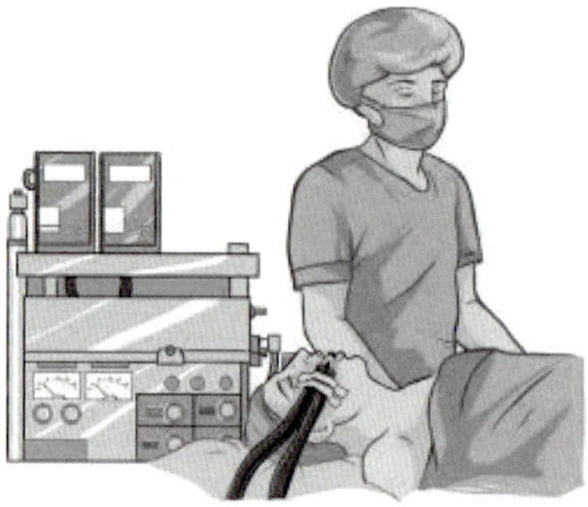

local anesthesia: 국소 마취

37) wisdom teeth: 사랑니
impacted tooth: 매복치

4.2.1.3.12 증상 및 치료 문의

① 기간

How long have you had the symptoms?

Have you had the symptoms before? If so, what was done about it last time?

How long does the pain last after tooth extraction[38]?

② 정도

How bad is the symptom?

Does it come and go or is it constant?

Does it affect your feelings, home life or work life? If so, to what degree are these parameters affected?

③ 위치

Where exactly do you feel pain?

What part(s) of the body does the symptom affect and does that change over time?

Exactly where in the stomach do you experience burning?

Location of tumors[39] can limit therapeutic[40] options.

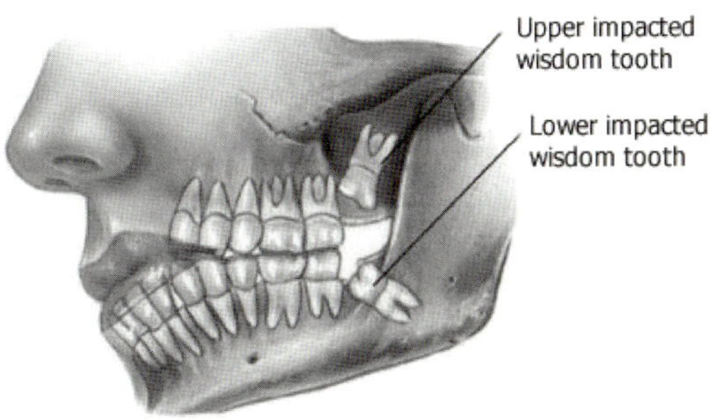

38) tooth extraction: 발치

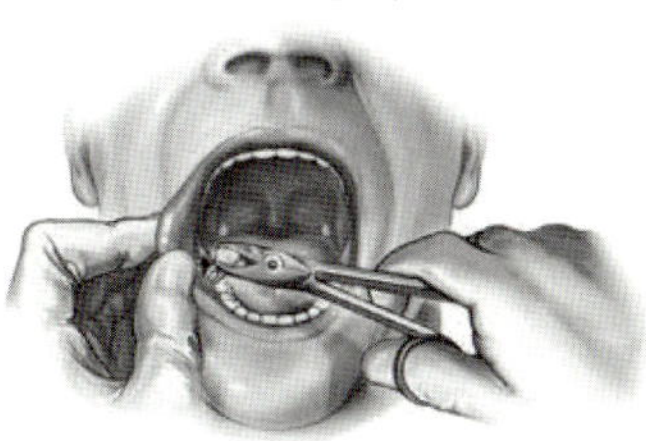

39) tumor: 종양
brain tumor: 뇌종양

④ 원인

Do you have any idea what may trigger[41] your symptom?

Do you have any idea what may make your symptom better or worse?

What causes this type of problem?

Will there be any long-term[42] effects of this problem?

Can I give this illness to someone else, and if so, how and for how long?

Are there any activities or foods I should avoid until I'm better?

When can I return to work?

How can I prevent this from happening again?

Have you noticed any other symptoms?

What is the cause of pneumonia[43]?

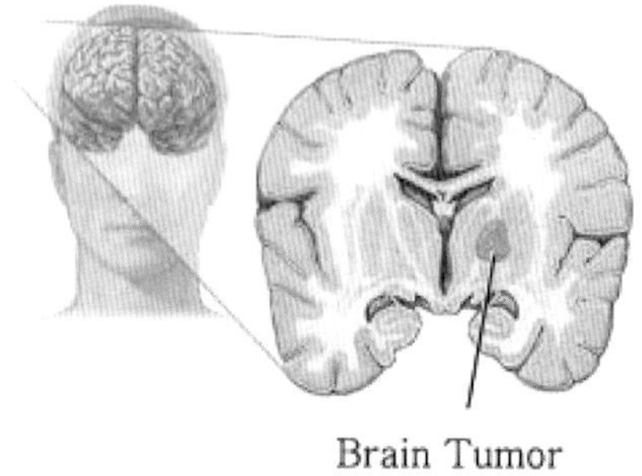

40) therapeutic: 치료의
41) trigger: 유발하다.
42) long-term: 장기간의
43) pneumonia: 폐렴

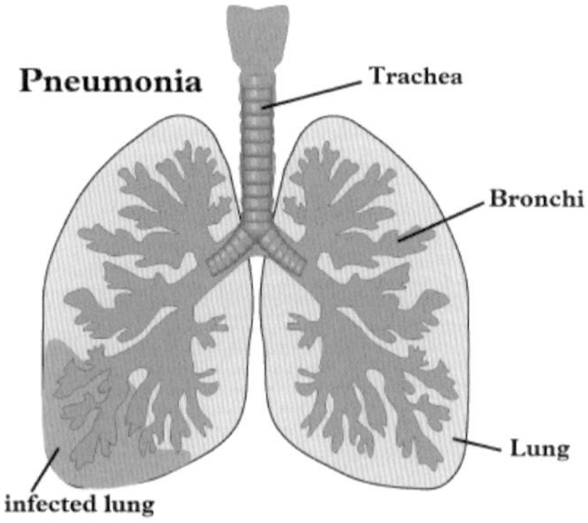

lung: 폐
trachea: 기도
bronchi: 기관지

Because of thrombus[44] formation, you have an increased risk for stroke.

You suffer from lumbago[45] because of the unbalance between well developed upper body and weak lower body.

If you feel heartburn on a regular basis, you might suffer from gastroesophageal reflux[46] disease.

⑤ 주기

If the symptom has been occurring for some time the doctor may want to know what made you decide to seek a doctor's opinion.

Did the symptom change in some way or did someone say something to make you change their perception of the importance of your symptom.

How often do you feel pain?

How often do you feel down or depressed?

If your menstrual cycles[47] are irregular, you may have trouble pinpointing your

44) thrombus: 혈전
embolus: 색전

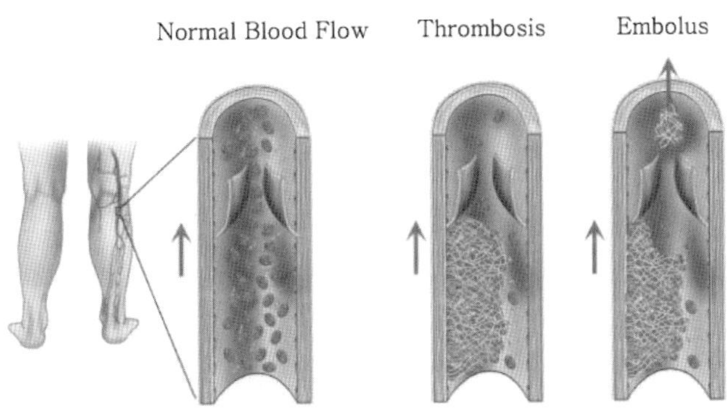

45) lumbago: 요통

46) gastroesophageal reflux: 위식도역류

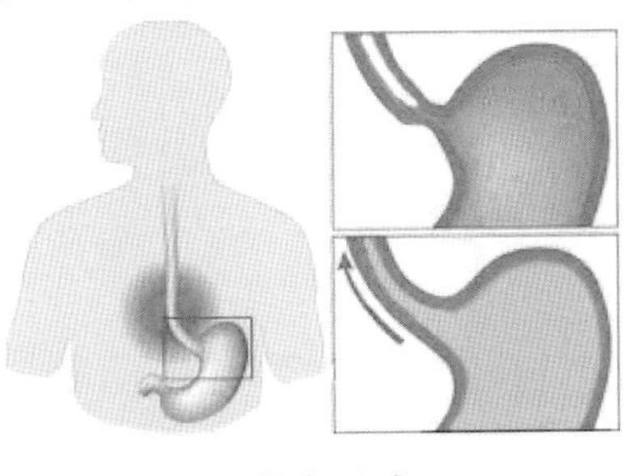

47) menstrual cycle: 월경 주기

day of ovulation based on this calendar alone.

⑥ 검사

Why is the test needed?

How soon must I get the test?

What will happen if I don't get the test done(performed)?

Are there any risks involved?

Will it hurt? If so, is there anything we can do to lessen the pain?

How should I prepare for the test or treatment?

What side effects or changes should I report to you?

⑦ 과거 병력

Do you have any current medical problems?

Have you ever received medical care and if so, what for? Have you ever been hospitalized? Have you ever had a test such as an X-ray[48] or CT scan[49]?

Have you ever been operated on and if so, when? Were there any complications?

⑧ 수술

You need to have a surgery done(performed).

Depending on the type of surgery you need, you may have inpatient surgery or outpatient surgery.

Can you explain what's done during the surgery and could you draw or show a picture of it?

Is there an alternative to the surgery that I could try first? What are the

48) X-ray

PA View: 후전면

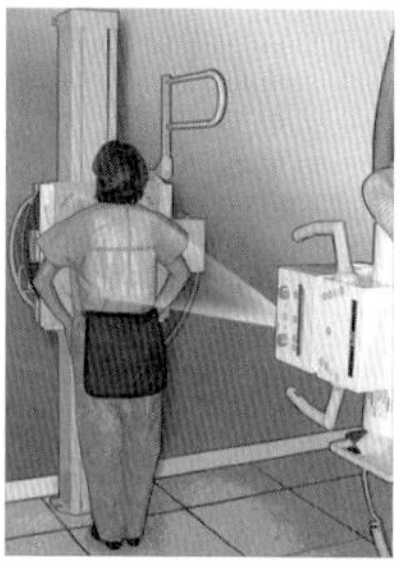

AP View: 전후면

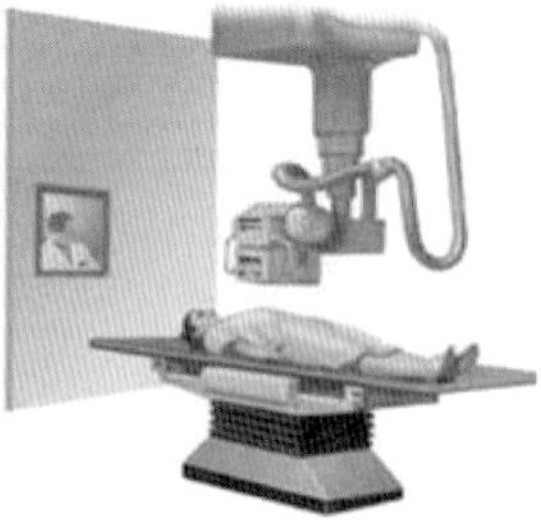

Lateral View: 측면

Oblique View: 사면

49) CT Scan: Computerized Tomography

advantages and disadvantages of each?

What are the possible complications[50] at my age?

What will happen if I wait or don't have this surgery done?

How long will my recovery be and what can I expect during that time?

Do you have any suggestions for me to get a second opinion?

⑨ 처방

Do you take any medication[51], supplements or herbal remedies[52]? If so, what dose, how often and what is it meant to be treating?

What will happen if I don't take the medication?

Should I stop the medicine if I feel back to normal?

What are the side effects of the medication?

How long should I take the medication?

What if I accidentally miss a dose[53]?

If I don't notice any improvement, how long should I wait before calling you?

⑩ 알레르기 및 부작용

Have you ever had an allergic or adverse reaction[54] to any medication?

Do you have any allergies?

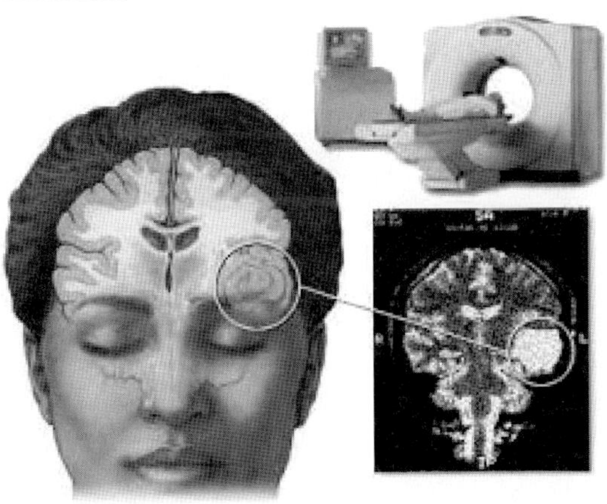

50) complications: 합병증
sequela: 후유증
51) medication: 처방약
52) herbal remedy: 약초 치료
Korean traditional medicine: 한약
53) dose: 복용
54) adverse reaction: 부작용 = adverse effect, side effect

Are you allergic to any food?

You need to have an allergy test[55] done(performed).

⑪ 생활 습관

Have you ever, or do you currently smoke?

How often and how much alcohol do you drink?

Do you or have you ever taken any recreational drugs[56]?

Do you exercise at least 3 times a week?

4.2.1.3.13 감사

Thank you for your interest in the medical service (that) ABC Hospital provides.

Thank you for having chosen our clinic for your medical care.

I would like to express my appreciation for your support and cooperation.

4.2.1.3.14 사과

I am sorry I did not reply to your e-mail sooner.

Please accept my apologies for the late response.[57]

Please accept my apologies for the confusion[58].

There must have been a misunderstanding.[59]

4.2.1.3.15 일정 확인

Could you tell me when Dr. Lee is available?

---

55) allergy test: 알레르기 검사

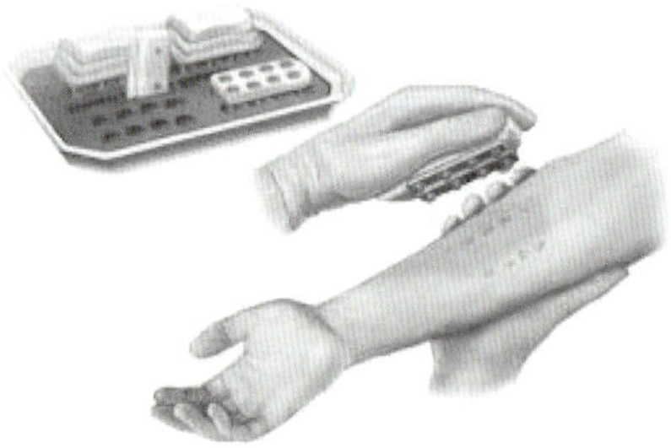

56) recreational drug: 마약

57) Please accept my apologies for the late response.
= I apologize for having not answered your e-mail much earlier.

58) confusion: 혼란, 혼잡

59) There must have been a misunderstanding.: 오해가 있었습니다.
= There seems to have been a misunderstanding.

What times are available on Wednesday?

I'd like to make an appointment with Dr. Kim, please.

Could I make an appointment with Dr. Lee for Wednesday at 3:00 pm, please?

When can you know the results of the genetic[60] test?

Would you like to tell us the best possible date for you?[61]

4.2.1.3.16 일정 변경

If you would like to change the schedule, please let us know.

Can I postpone the appointment with Dr. Lee?

4.2.1.3.17 비용 지불

Eighty percent of the participation fees should be paid (for) in advance.

Please make an advance payment[62] of USD 1500 for the medical service.

You are required to pay in advance of one night's accommodation.

4.2.1.3.18 입금 확인

We have just checked your completion of payment.[63]

---

60) genetic: 유전적인

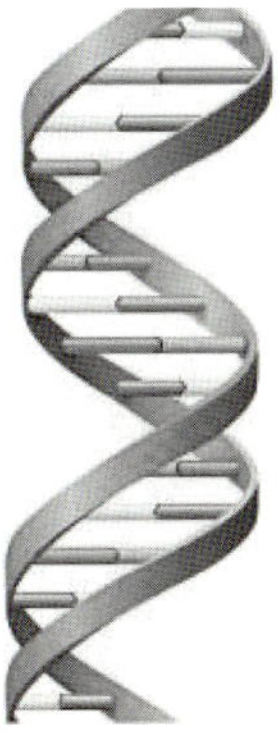

Genetic Test

61) Would you like to tell us the best possible date for you?: 가장 가능성이 높은 날짜를 말씀해 주시기 바랍니다.
= Would you like to tell us the most appropriate date for you?

62) advance payment: 선불
The USD 200 advance payment is required.: 200달러의 선불이 필요하다.

63) We have just checked your completion of payment.: 방금 입금 완료 확인했습니다.
= We have checked that your payment has been completed.
= I would like to inform you that your payment was made successfully.
= I would like to inform you that your payment was received in full.

I am happy to confirm your payment is completed.

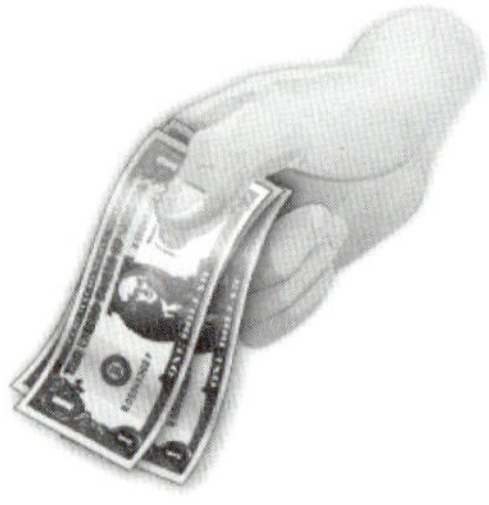

4.2.1.3.19 치료 방법

① 환자 표현

What do you think is causing my problem?

Is there more than one condition(disease) that could be causing my problem?

What tests will you do to diagnose[64] the problem and which of the conditions is present?

How good are the tests for diagnosing the problem and the conditions?

What is the likely course of this condition?

What will happen if I don't have any treatment?

What is the long-term outlook[65] with and without treatment?

What are my treatment options?

Are there other ways to treat my condition?

How effective is each treatment option?

How effective is this treatment?

What are the benefits versus risks of each treatment option?

If my symptoms worsen, what should I do on my own? When should I contact you?

Are you aware of each of the medications that I am taking? Can they adversely interact with the medications you are prescribing for me?

Are there any side effects or risks?

How long will I need treatment for?

② 병원 표현

Could you send us the detailed information about the medical tour program to Seoul(Busan, Daegu, Daejeon, Jeju)?

Would it be possible to talk about the medical tour program through window messenger?

64) diagnose: 진단하다.
for the accurate diagnosis of thyroid cancer: 갑상선 암의 정확한 진단을 위해서

65) outlook: 견해
long-term outlook: 장기적인 견해

Please let me know your thoughts by the end of this month?

What days are most convenient for you to discuss the expected date of arrival in Seoul(Busan, Daegu, Daejeon, Jeju)?

4.2.1.3.20 도착 시간

Please advise us of your expected date of arrival.[66)]

Please let us know when you would arrive in Seoul(Busan, Daegu, Daejeon, Jeju).

Please let us know your expected time and date of arrival at Korea.

Please get to the clinic on time. If you are late and miss your appointment, you may have a long wait before the can see you.

Please arrive at the clinic at least 15 minutes before the appointed time.

Please arrive at the clinic at least 10 to 15 minutes before your appointment to fill out necessary paperwork.

4.2.1.3.21 교통편의

① 공항 영접

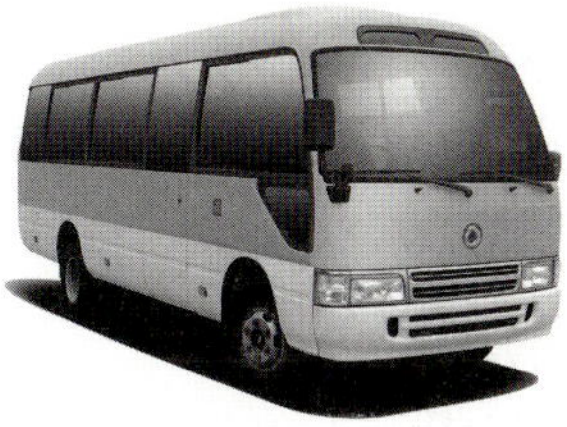

The pick-up service at the airport will be provided.

The pick-up service to and from the airport is not available.

ABC Clinic offers a pick-up service to(from) the airport.

ABC Clinic provides a pick-up service to(from) the airport for USD 50.

② 병원과 숙박시설

A mini-bus will be provided between the clinic and the hotel[67)].

66) Please advise us of your expected date of arrival.: 입국(도착) 날짜를 알려주시기 바랍니다.
= I would like to be informed of your scheduled arrival date and time beforehand.
= Please let me know your arrival date and time in advance.
= I would greatly appreciate it if you could let us know your expected date of arrival in advance.

67) 호텔업의 종류
① 관광호텔업: 관광객의 숙박에 적합한 시설을 갖추어 관광객에게 이용하게 하고 숙박에 딸린 음식·운동·오락·휴양·공연 또는 연수에 적합한 시설 등(이하 "부대시설"이라 한다)을 함께 갖추어 관광객에게 이용하게 하는 업(業)
② 수상관광호텔업: 수상에 구조물 또는 선박을 고정하거나 매어 놓고 관광객의 숙박에 적합한 시설을 갖추거나 부대시설을 함께 갖추어 관광객에게 이용하게 하는 업

The pick-up service is available only for patients and their accompanying persons.

Please note that individual pick-up service is not available.

The widest and most comfortable accommodations are available within walking distance of the clinic.

The pick-up service is available at an additional cost[68].

The private pick-up service will be charged at USD 80 per way[69].

4.2.1.3.22 숙박

We would be happy to make a reservation for you to stay at the ultramodern[70] hotel in Seoul(Busan, Daegu, Daejeon, Jeju)

We can make arrangements for you to stay at a hotel.

Please make your reservations at least 20 days prior to your arrival to Korea.

You are required to make payment in advance in order to confirm reservation.

4.2.1.3.23 첨부

Please find attached the specifications[71].

Enclosed please find the two documents that you requested.

We are sending herewith the results of your medical check-up.

Please read the enclosed documents carefully.

---

③ 한국전통호텔업: 한국전통의 건축물에 관광객의 숙박에 적합한 시설을 갖추거나 부대시설을 함께 갖추어 관광객에게 이용하게 하는 업

④ 가족호텔업: 가족단위 관광객의 숙박에 적합한 시설 및 취사도구를 갖추어 관광객에게 이용하게 하거나 숙박에 딸린 음식·운동·휴양 또는 연수에 적합한 시설을 함께 갖추어 관광객에게 이용하게 하는 업

⑤ 호스텔업: 배낭여행객 등 개별 관광객의 숙박에 적합한 시설로서 샤워장, 취사장 등의 편의시설과 외국인 및 내국인 관광객을 위한 문화·정보 교류시설 등을 함께 갖추어 이용하게 하는 업

68) additional cost: 추가 비용

69) per way: 탑승할 때마다
per night: 일 박당
per person: 한 사람당
per meal: 한 끼당

70) ultramodern: 현대적인

71) specifications: 상세한 내용
Please find attached the specifications.: 상세한 내용은 첨부로 보내드립니다.
= Please find enclosed the specifications.

4.2.1.4 서한 문의 및 응답 사례

4.2.1.4.1 해외 의료관광 에이전시와의 협력

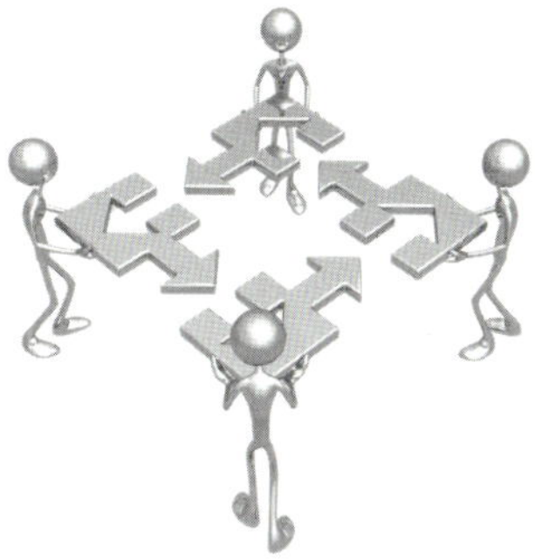

국내 에이전시(외국인환자 유치업체)와 병·의원(외국인환자유치 의료기관)은 해외 의료기관과 해외 에이전시, 해외 보험회사와 어떻게 협력할까?

① 국제 의료관광 전시회, 국제회의에 참석해서 새로운 관계 형성
② 해외 에이전시, 해외 보험회사에 직접 연락해서 한국 에이전시와 한국 병·의원을 스스로 소개
③ Fam Tour에 초청해서 새로운 관계 형성
④ 나눔의료에 의한 Publicy(보도자료) 및 언로보도에 따른 새로운 관계 형성
⑤ 해외 의료진 교육을 통한 새로운 관계 형성

〈Case〉 해외 의료관광 에이전시와의 의료관광상품 협력

DEF Medical Tour Agency
(Letter Head)

} 2줄
Mr. Thomas Kennedy
4001 W.Garden Grove Blvd.
Orange, California
92868
U.S.A.
} 1-2줄
SUBJECT: MEDICAL TOUR PROGRAM
} 1-2줄
It was so nice to talk with you last week and discuss your proposal to handle the medical tour program in Seoul(Busan, Daegu, Daejeon, Jeju).

I have talked this over with the board members and am delighted to tell you that we have decided to appoint your company as our official agency in the United States of America.

We are all very excited about our second meeting in Seoul(Busan, Daegu, Daejeon, Jeju).

I look forward to getting together and discuss the program in detail.

} 2줄

Sincerely yours,

} 2줄

(Signature)

Gil Dong Hong

President

ABC Medical Tour Agency

Address

E-mail: fatherofsusie@hanmail.net

Tel.: +82-2-345-6789

Fax: +82-2-345-8910

Facebook:

〈Case〉 해외 의료관광 에이전시와의 협력 문의

DEF Medical Tour Agency

(Letter Head)

} 2줄

Mr. Thomas Kennedy

4001 W.Garden Grove Blvd.

Orange, California

92868

U.S.A.

} 1-2줄

Dear Mr. Thomas Kennedy:

} 1-2줄

As you mention at your E-mail of January 22nd, I provide you with the information about the medical tour program in Seoul(Busan, Daegu, Daejeon, Jeju).

Enclosed please find a copy of the brochure[72], which is designed to provide guests with the medical tour program in Seoul(Busan, Daegu, Daejeon, Jeju).

I am hopeful that you will find this information to be of value.

72) 브로셔, 리플렛, 팜플렛의 차이점

If you have any question or need further information, please feel free to contact me.

} 2줄

Yours sincerely,

} 2줄

(Signature)

Gil Dong Hong

Director of Global Healthcare Department

ABC Medical Tour Agency

Address

E-mail: fatherofsusie@hanmail.net

Tel.: +82-2-345-6789

Fax: +82-2-345-8910

Facebook:

〈Case〉 의료관광상품 안내 브로셔 발송

DEF Medical Tour Agency

(Letter Head)

} 2줄

Mr. Thomas Kennedy

4001 W.Garden Grove Blvd.

Orange, California

92868

구분	내용
브로셔 (Brochure)	소책자 형태
리플렛 (Leaflet)	펼쳐지는 형태 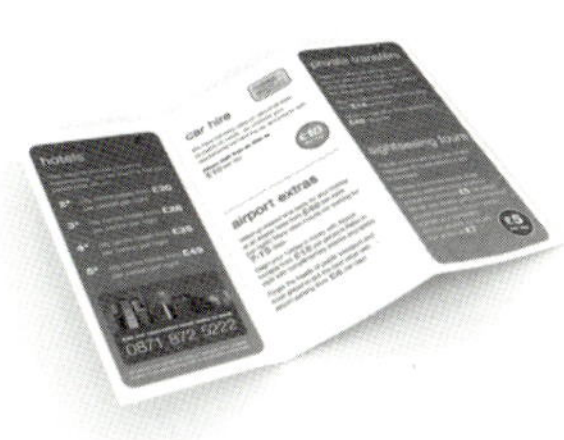
팜플렛 (Pamphlet)	소책자 형태
DM (Direct Mail)	특정 고객에게 우편으로 보내는 편지 형태 광고물

U.S.A.

} 1-2줄

Dear Mr. Kennedy:

} 1-2줄

SUBJECT: BROCHURE FOR THE MEDICAL TOUR PROGRAM

} 1-2줄

I am very pleased to hear that you are interested in the medical tour program.

We are herewith sending you the brochure for your medical care in Korea.

We are pleased to inform you that ABC Hospital is proud of its quality and highly advanced medical and nursing care service to patients.[73)]
The GHI Hotel will provide you with rooms at the discounted rate and suitable menus during your stay.

Please let us know as soon as you decide to participate in the medical tour program.

Let us know of any other special requirements.

} 2줄

Sincerely yours,

} 2줄

(Signature)
Gil Dong Hong
Manager of International Healthcare Department
ABC Medical Tour Agency
Address
E-mail: fatherofsusie@hanmail.net
Tel.: +82-2-345-6789
Fax: +82-2-345-8910
Facebook:

} 2줄

Enclosure: As stated

---

73) ABC Hospital is proud of its quality and highly advanced medical and nursing care service to patients.
= ABC Hospial is proud of its clinical excellence and patient service.
= ABC Hospital is proud of its outstanding nursing care and patient-centered facilities.

4.2.1.4.2 한국 의료관광 Fam Tour 초청서한

〈Case〉 한국의료관광 Fam Tour 초청서한

DEF Medical Tour Agency
(Letter Head)

} 2줄

Mr. Thomas Kennedy
4001 W.Garden Grove Blvd.
Orange, California
92868
U.S.A.

} 1-2줄

Dear Mr. Thomas Kennedy:

} 1-2줄

SUBJECT: INVITATION TO KOREA(BUSAN, SEOUL, DAEGU, DAEJEON, JEJU)

} 1-2줄

As the organizer of the medical tour program[74], I am very pleased to invite you to Seoul(Busan, Daegu, Daejeon, Jeju).

It is my great pleasure to inform you that the we have been efficiently carrying out[75] all the preparations as scheduled for the successful accomplishment of the purpose of your visit to Korea.

One of our supreme[76] concerns has been[77] to ensure that you would have a great

74) As the medical tour program organizer
= As the medical tour coordinator
= As the organizer of the medical tour program
= On behalf of DEF Medical Tour Agency
75) carry out: 실행하다.
These orders must be carried out at once. 이 명령은 곧 실행되어야 한다.
76) supreme: 가장 중요한
supreme happiness: 더없는 행복
77) One of our supreme concern is to -: 우리의 주된 관심사는 - 이다.
= Our main goal is to -
= Our main concern is to -

opportunity to experience the most international standard hospitals as well as internationally and nationally experienced and skillful doctors.

ABC Hospital is famous for its international standard doctors and nurses.

My cordial[78] appreciation also goes to those who showed their great interest in our preparation for this familiarization tour. I am confident[79] this will greatly contribute[80] to the most useful and interesting experience in Seoul(Busan, Daegu, Daejeon, Jeju).

We are herewith sending you a tentative[81] schedule about the familiarization tour program.

If you need further information, please feel free to contact us at fatherofsusie@hanmail.net

} 2줄

Yours sincerely,

} 2줄

(Signature)
Gil Dong Hong
Director of International Healthcare Department
ABC Medical Tour Agency
Address
E-mail: fatherofsusie@hanmail.net
Tel.: +82-2-345-6789
Fax: +82-2-345-8910
Facebook:

} 2줄

Enclosure: As stated

---

78) cordial: 따뜻한, 친절한, 기운을 돋우는
a cordial reception: 진심에서 우러나온 환대
a cordial food: 강장식
79) confident: 확신하는
I am confident of his success.: 그의 성공을 확신하고 있다.
I feel confident that our team will win.: 우리 팀이 이길 것을 확신하고 있다.
a confident speaker: 자신 만만하게 말하는 사람
80) contribute to: 기여하다.
contribute money to relieving the poor: 빈민 구제를 위해 돈을 기부하다.
contribute an article to a magazine: 잡지에 논문을 기고하다.
81) tentative: 임시의

4.2.1.4.3 의료관광 문의 답변

본 서에서 기본적으로 서한과 팩스, E-mail의 작성 요령을 골고루 소개하지만, 의료관광객과의 커뮤니케이션이 대부분 E-mail로 이루어지기 때문에 본 서에서는 의료관광 문의, 답변이 E-mail 중심으로 작성되어 있다.

〈Case〉 의료관광 문의

SURGERY

}1~2줄
My face looks like a square.
How much does it cost to have a two jaw surgery done(performed).
Can I go to Korea with my family members?
} 2줄
Susie Maria Hans
} 2줄
4001 W.Garden Grove Blvd.
Orange, California
92868
United States of America

■ 답변

DEF Medical Tour Agency
(Letter Head)

} 2줄
Susie Maria Hans
4001 W.Garden Grove Blvd.
Orange, California
92868
U.S.A.
} 1-2줄
Dear Susie Maria Hans,
} 1-2줄
RE: SURGERY
} 1-2줄
I am very happy to know that you are interested in the plastic surgery.

In connection with your visit to Seoul(Busan, Daegu, Daejeon, Jeju), there are a few points we need you to clarify as soon as possible.

I am herewith sending you the details of the expected total price[82] including medical service, airfare, and accommodations.

I know that you plan to have a plastic surgery done(performed). Please advice us of which days and the times you will require the surgery.
Also please let us know the approximate number of guardians(accompanying persons).

Looking forward to seeing you in Seoul(Busan, Daegu, Daejeon, Jeju).
} 2줄
Sincerely yours,
} 2줄
(Signature)
Gil Dong Hong
Director of Global Healthcare Department
ABC Medical Tour Agency
Address
E-mail: fatherofsusie@hanmail.net
Tel.: +82-2-345-6789
Fax: +82-2-345-8910
Facebook:
} 2줄
Encl.: As stated

82) 의료법 제45조에 의거 해외 의료관광객에게 의료 수가 공개 의무
의료법 제45조 (비급여 진료비용 등의 고지)
① 의료기관 개설자는 「국민건강보험법」 제41조 제3항에 따라 요양급여의 대상에서 제외되는 사항 또는 「의료급여법」 제7조 제3항에 따라 의료급여의 대상에서 제외되는 사항의 비용(이하 "비급여 진료비용"이라 한다)을 환자 또는 환자의 보호자가 쉽게 알 수 있도록 보건복지부령으로 정하는 바에 따라 고지하여야 한다.
② 의료기관 개설자는 보건복지부령으로 정하는 바에 따라 의료기관이 환자로부터 징수하는 제증명수수료의 비용을 게시하여야 한다.
③ 의료기관 개설자는 제1항 및 제2항에서 고지·게시한 금액을 초과하여 징수할 수 없다.

ESTIMATED CHARGE FOR AN OPERATION		
Patient ID:		
Name:		
Length of Stay:		
Title of Operation	Division	Estimated Cost
	Medical Treatment and Operation[83]: Test: Material: Anesthesia[84]: Room (Single Room per day):	USD
	Total Amount	
Notice: The duration of hospitalization and charges will be changed depending upon the condition of the patient and recommendation of doctor. ABC Hospital		

〈Case〉 잠재 의료관광객에게 발송하는 DM

DEF Medical Tour Agency

(Letter Head)

} 2줄

Dear Guests:

} 1-2줄

SUBJECT: INVITATION TO KOREA(SEOUL, BUSAN, DAEGU, DAEJEON, JEJU)

} 1-2줄

On behalf of DEF Medical Tour Agency,[85] I am very pleased to invite all the members from all over the world to Seoul(Busan, Daegu, Daejeon, Jeju).

83) operation: 수술

84) anesthesia: 마취

85) As the medical tour program organizer
 = As the medical tour coordinator
 = As the organizer of the medical tour program
 = On behalf of DEF Medical Tour Agency

It is my great pleasure to inform you that the we have been efficiently carrying out[86] all the preparations as scheduled for the successful accomplishment of the purpose of your visit to Korea.

One of our main[87] concerns is to ensure that you would be taken care of by the most international standard doctors. ABC Hospital is proud of its quality and highly advanced medical and nursing care service to patients.[88]

I would like to take this opportunity to express my heartfelt thanks to all the clients(guests) for their sincere and positive responses to our invitation to Seoul(Busan, Daegu, Daejeon, Jeju).

We have reserved a room for your stay in Seoul(Busan, Daegu, Daejeon, Jeju) at GHI Hotel. It takes about 15 minutes by car between GHI Hotel and ABC Hospital.

We are herewith sending you a brochure about the medical tour program as well as a map of Seoul(Busan, Daegu, Daejeon, Jeju).

If you need additional information, please feel free to contact us at fatherofsusie@hanmail.net
} 2줄
Yours sincerely,
} 2줄
(Signature)
Gil Dong Hong
Director of Global Healthcare Department
ABC Medical Tour Agency
Address
E-mail: fatherofsusie@hanmail.net
Tel.: +82-2-345-6789

---

86) carry out: 실행하다.
These orders must be carried out at once. 이 명령은 곧 실행되어야 한다.

87) supreme: 가장 중요한
supreme happiness: 더없는 행복

88) ABC Hospital is proud of its quality and highly advanced medical and nursing care service to patients.
= DEF Hospial is proud of its clinical excellence and patient service.
= ABC Hospital is proud of its outstanding nursing care and patient-centered facilities.

Fax: +82-2-345-8910

Facebook:

} 2줄

Enclosures: As stated

4.2.2 팩스

4.2.2.1 팩스 구성

■ 팩스를 작성할 때, 어떻게 구성하면 좋을까?

① 받는 팩스 번호

② 보내는 팩스 번호

③ 팩스 전체 페이지 수 표시

④ 제목

⑤ 내용

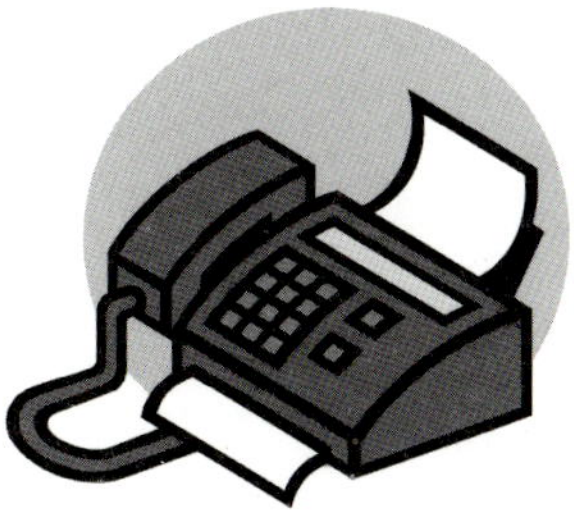

<table>
<tr><th colspan="2">FAX
ABC Hospital
Address: Tel.:</th></tr>
<tr><td>Sender:
Gil Dong Hong
International Healthcare Center
Fax: 82-2-123-5678</td><td>Receiver:
Mr. Thomas Kennedy
Fax: 상대방 팩스 번호</td></tr>
<tr><td>Title: 팩스 제목</td><td>Total number of pages[89]:</td></tr>
</table>

팩스 내용

} 1

----

89) Total number of pages = Pages:
팩스의 경우 전달되는 과정에서 누락되는 페이지가 있을 수 있기 때문에 첫 페이지에 팩스 전체 페이지 수를 표시해야 된다.

} 2줄

Sincerely yours,

} 2줄

Signature

Name[90]:

Position:

International Healthcare Center

ABC Hospital

Address

E-mail: fatherofsusie@hanmail.net

Tel.: +82-2-345-6789

Fax: +82-2-345-8910

Cellular phone number:

Facebook:

4.2.2.2 팩스 문의 및 응답 사례

팩스는 문서의 형태이며 서한과 구성에서 약간 차이가 있고, 서한이 우편으로 전달되고 팩스는 전화선으로 전달된다는 점에서 구성과 전달 방법에서만 다를 뿐, 내용은 매우 유사한 형태이므로 문의 및 응답 사례는 서한을 참고한다.

4.2.2.2.1 예약

〈Case〉 팩스로 예약하는 경우

<table>
<tr><th colspan="2">FAX
ABC Hospital
Address: Tel.:</th></tr>
<tr><td>Sender's fax number:
82-2-345-8910</td><td>Receiver's fax number:
1-714-750-4256</td></tr>
<tr><td>Gil Dong Hong
Manager
DEF Medical Tour Agency</td><td>Total Page: 1</td></tr>
<tr><td>SUBJECT</td><td>CONFIRMATION OF RESERVATION</td></tr>
</table>

90) 팩스 작성자 이름

Dear Mr. Thomas:

} 1-2줄

We have received your reservation request for four days and three nights at DEF Hotel in Seoul(Busan, Daegu, Daejeon, Jeju).

We are pleased to confirm that your payment has been received by us by the wire transfer.

Your reservation is completed.91)

If we can assist you with the ground transportation arrangements between the airport and the hotel, please let us know.92)

} 2줄

Sincerely yours,

} 2줄

(Signature)
Gil Dong Hong
Manager
DEF Medical Tour Agency
Address
E-mail: fatherofsusie@hanmail.net
Tel.: +82-2-345-6789
Fax: +82-2-345-8910
Cellular Phone Number:
Facebook:

91) reservation is being processed.: 예약이 진행 중입니다.
reservation is completed.: 예약이 되었습니다.
= reservation is confirmed

92) If we can assist you with the ground transportation arrangements from the airport to the hotel, please let us know.
= If you want me(us) to help you with the ground transportation arrangements from the airport to the hotel, please let us know.
= If you want me(us) to arrange the ground transportation service from the airport to the hotel, please let us know.

4.2.2.2.2 예약 취소

〈Case〉 예약 취소

FAX ABC Hospital Address: Tel.:		
SENDER		RECEIVER
1-714-750-4256		82-2-345-6789
Total Page	1	
SUBJECT	CANCELLATION OF RESERVATION	

Dear Mr. Hong:

} 1-2줄

In reference to my letter of July 29th[93], please cancel the accommodations which you kindly confirmed in your letter of August 5th.

My travel plan has since been changed, and I will not be able to visit your city this time.

Thank you all the same for your kind attention.

} 2줄

Sincerely yours,

} 2줄

Thomas Kennedy

4001 W.Garden Grove Blvd.

Orange, California

92868

United States of America

93) Thank you very much for your E-mail message concerning: -에 관한 전자메일을 잘 받았습니다.
= Thank you very much for your fax about
= Thank you very much for your fax dated June 21st about: 몇월 몇일자 --에 관한 팩스
= Thank you very much for your fax of June 21st about
= Thank you very much for your e-mail regarding
= I received your fax about: --에 관한 팩스를 받았습니다.
= I have just received your fax about
= In connection with your fax dated June 21st regarding: 몇월 몇일자 팩스와 관련해서
= With reference to your fax dated June 21st regarding: 몇월 몇일자 팩스와 관련해서
= In reference to your fax dated June 21st regarding

4.2.3 E-mail

4.2.3.1 E-mail 구성

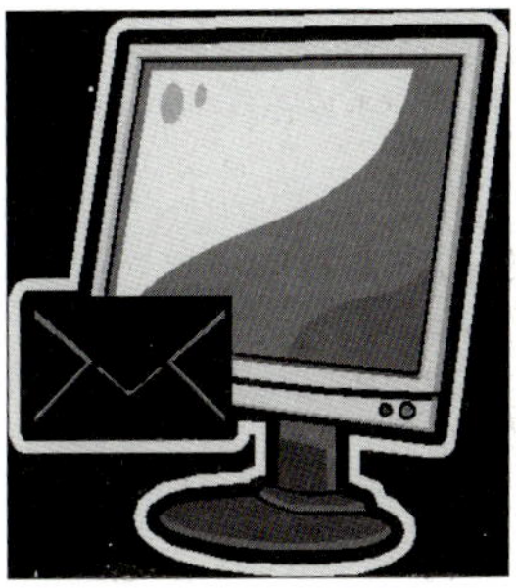

• E-mail로 의사소통을 할 때 무엇을 주의해야 할까?

① E-mail을 통해서 나쁜 소식이나 감정적인 내용을 전달하지 않는다.

② E-mail을 통해서 어느 정도 기간 후에 회신을 할 것인지에 대한 약속을 지켜야 한다.

③ E-mail 회신 시기에 일정한 규칙성이 있어야 한다.

④ 처음 E-mail을 보냈을 때, 고객에게 재대로 전달되지 않고 스팸으로 처리될 수 있으므로 미리 전화를 하고 발송한다.

• E-mail을 작성할 때, 어떻게 구성하면 좋을까?

E-mail 주소	E-mail을 받는 이
참조	E-mail을 함께 받는 이
제목	제목은 대문자로 간결하게 작성

E-mail 내용

} 1줄

} 2줄

Sincerely yours,

} 2줄

Name[94]:

Position:

Organization:

E-mail:

Telephone number:

Cellular phone number:

Facebook:

94) E-mail 작성자 이름

서한에서의 Letter Head부분을 E-mail에서는 하단에 입력한다. 그런데 일일이 입력할 필요가 없이 서명 추가 기능을 사용해서 E-mail을 보낼 때마다 E-mail 하단에 자동으로 서명이 추가, 생성되도록 설정할 수 있다.

4.2.3.2 E-mail 서명 추가 방법

의료관광객에게 E-mail을 발송할 때, 어떤 조직의 누가 E-mail을 보내는지 의료관광객이 추가로 궁금한 점이 있을 때 어디로 연락을 해야 하는지 등을 명확하게 알리기 위해서 서명을 추가하는 것이 바람직하다.

본서에서는 다음 메일 계정을 기준으로 서명 추가 방법을 설명한다. 다른 메일 계정에도 모두 서명 추가 기능이 있다.

다음(Daum) 메일 계정 접속 → 환경 설정 → 서명관리 선택 → 서명 추가하기에 서명을 입력

■ E-mail서명에는 어떤 내용을 입력해야 할까?

① 이름 ② 직책
③ 핸드폰 번호 ④ 전자메일주소
⑤ 회사명 ⑥ 주소
⑦ Facebook, Twitter 등

입력한 서명은 미리 보기로 상대방에게 보여지는 서명의 내용을 미리 확인할 수 있다.

서명사용에 체크하고, 첫 번째 서명이므로 서명 1에 체크한다. → 이름표 사용 체크 → 저장하기 → 서명이 정상적으로 저장되었습니다. → E-mail을 작성한다. → E-mail 본문 맨 하단의 서명 사용안함을 "서명1"로 변경한다. → E-mail 본문에 서명이 나타난다. → 상대방에게 E-mail을 보내면 E-mail 맨 하단에 서명이 달려서 발송된다.

Daum의 E-mail에서 서명을 5개까지 만들 수 있다. Naver, Nate 모두 서명 추가 기능이 있다.

4.2.3.3 E-mail 문의 및 응답 사례

의료관광객과의 의사소통은 서한이나 Fax 보다는 E-mail, 홈페이지 Q&A가 대부분을 차지하고 있다. 홈페이지 Q&A에서의 문의 및 응답 요령은 E-mail 샘플들을 참고해서 응용하기 바란다.

■ 의료관광과 관련한 E-mail 내용 구성을 어떻게 하면 좋을까?

① 문의에 대한 감사

② 병원에 대한 간단한 소개 (생략 가능)
③ 문의 답변
④ 추가로 궁금한 점 여부 확인
⑤ 연락처 (서명)

4.2.3.3.1 의료관광 문의

〈Case〉 의료서비스를 받기 위해 필요한 정보

APPOINTMENT
I want to have a plastic surgery performed(done) in Korea.
What kind of information should I provide for the medical appointment with the doctors in Korea.
} 2줄
Best regards,
} 2줄
Susie Maria Hans
4001 W.Garden Grove Blvd.
Orange, California
92868
United States of America

■ 답변

RE[95]: APPOINTMENT
Dear Susie Maria Hans,
} 1~2줄
I would like to appreciate for your interest in the medical service in ABC Hospital in Korea.

You need to provide ABC Hospital with your personal information such as name, resident registration number, address, phone number, and mobile number[96] along

95) E-mail로 받은 제목을 그대로 적용할 경우 'RE:'를 사용하지만, 만약 제목을 새롭게 바꾸고자 한다면 'RE:'를 삭제하고 새로운 제목을 입력한다.
RE는 regarding의 약자이다. E-mail에서 회신을 선택하면 자동으로 생성된다.
(예) INFORMATION NEEDED FOR APPOINTMENT

with the insurance policy number of the insured[97] including name and resident registration number.[98]

If you need further information, please feel free to contact me at fatherosusie@hanmail.net

} 2줄

Yours sincerely,

} 2줄

Mr. John Han
Manager of Medical Tourism Marketing
DEF Medical Tour Agency
Address
E-mail: fatherofsusie@hanmail.net
Tel.: +82-2-345-6789
Fax: +82-2-345-8910
Facebook:

〈Case〉 건강검진 문의

MEDICAL CHECK-UP

} 1-2줄

I am 54 years old. I make it a rule to have a medical screening once a year. I am interested in the medical check-up[99] in Korea. What(kind of) information do I need to provide for the appointment?

} 2줄

Best regards,

} 2줄

Susie Maria Hans

---

96) mobile number
= mobile phone number
= cellular phone number

97) insured: 피보험자, 보험계약자 = assured
uninsured: 보험에 가입하지 않은 자
underinsured: 일부만 보험에 가입한 자, 저보험층, 낮은 보험혜택에 가입한 자

98) You need to provide the hospital with your personal information such as A, B, and C.
= You are kindly requested to provide us with your personal information such A, B, and C.
= Please send us your personal information such as A, B, and C.

99) 건강검진 전 주의사항

■ 답변

NECESSARY DOCUMENTS FOR THE MEDICAL CHECK-UP

Dear Susie Maria Hans,

} 1~2줄

I would like to express my appreciation for your interest in the medical service at ABC Hospital in Korea.

ABC Hospital is famous for its international standard medical service as it has a lot of well-trained doctors, surgeons, and nurses.

You need to provide the hospital with your personal information such as name, resident registration number, address, phone number, and mobile number along with your insurance number

} 2줄

Faithfully yours,

구분	종류	내용
검진 전	음식	건강검진 2~3일 전부터 육류, 음주, 과고를 피한다.
	채변	건강검진 하루 전 또는 당일에 채취한다.
	금식	건강검진 전날 오후 7시 이전에 저녁 식사를 가볍게 하고 10시 이후부터 금식한다.(물, 껌, 담배는 절대 금한다.)
	복용약	• 아스피린, 항응고제를 복용하는 경우 적어도 1주일 전에는 복용여부를 주치의와 상의한다. • 심장질환, 간질환 등이 있거나 현재 복용하는 약이 있으면 주치의와 상의한다.
	수면 위내시경 수면 대장내시경	자가운전을 금한다.
	가임여성	• 생리 3~4일 전 또는 생리 3~4일 후에 종합 건강검진을 받는다. • 임신 가능성이 있는 고객은 검진을 받을 수 없다.(태아에게 심각한 영향을 줄 수 있다.)
검진 당일	금식	아침 식사, 물, 담배, 껌을 금한다.
	복용약	• 혈압약, 심장약, 천식약, 갑상선약, 항경련제약은 오전 6시경에 최소량의 물로 복용한다. • 당뇨약을 복용하는 고객은 건강검진 당일 아침 인슐린 주사나 당뇨약 복용을 금한다.
	수면 내시경	• 의식이 회복되는 시간이 개인차가 있을 수 있으므로 가능한 보호자를 동반한다. • 건강검진 당일 오후에는 휴식이 바람직하다. • 검사 당일은 자가운전 및 기계조작을 피한다.

} 2줄
Mr. Gil Dong Hong

〈Case〉 늦은 응답

RESPONSE
I wrote an e-mail to ABC Clinic with my information to make an appointment[100) for consultation, but I never get any response back.

Can I get the face to face consulting for the eye and double chin? Is the 21st of June possible? Do you accept the walk-in or by reserved appointment only?
} 2줄
Best regards,
} 2줄
Susie Maria Hans

■ 답변

RE: RESPONSE
Dear Susie Maria Hans,
} 1-2줄
Please accept my apologies for not answering sooner[101).

If you email me with a contact number and convenient time to call, I will give you a call at the earliest opportunity.

The 21st of June is fine for your appointment.
Is 2:00 pm OK with you?
If so, you are required to pay the fee at least two weeks before the surgery.

---

100) make an appointment for consultation: 진료 예약을 하다.
= book an appointment for consultation
= schedule an appointment for consultation

101) Please accept my apologies for not having answered sooner. : 답변을 좀 빨리 드리지 못한 점에 사과드립니다.
= Please accept my apologies for not having responded sooner.
= I am sorry not to have answered earlier.
= I am sorry not to have answered sooner.
= I am sorry not to have answered your e-mail sooner.
Please accept my apologies for the late response. : 늦게 답변을 드리게 되어 사과드립니다.

} 2줄

Best regards,

} 2줄

Mr. Gil Dong Hong

4.2.3.3.2 공항 영접 서비스

〈Case〉 공항의 미팅 서비스 안내

의료관광객에게 공항영접 요원의 대기장소, 특징 등을 미리 알려준다.

■ 국제선 주요 도시 코드

TYO: 도쿄
SIN: 싱가포르
NYC: 뉴욕
NGO: 나고야
SHA: 상하이
SEL: 서울
OSA: 오오사카
LAX: 로스앤젤레스
HKG: 홍콩
BJS: 베이징
TPE: 타이페이
PUS: 부산

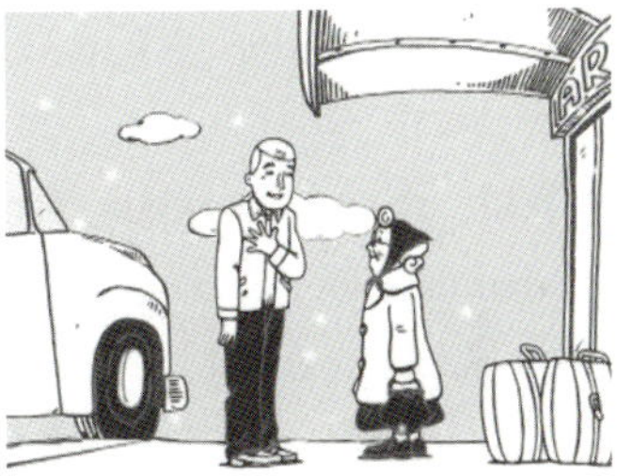

■ 국제선 주요 항공사 코드

AA: 어메리칸 항공
AF: 에어 프랑스
CX: 케세이퍼시픽항공
JD: 일본 에어 시스템
KE: 대한항공
LH: 루프트한자항공
SQ: 싱가포르항공
AC: 에어 캐나다
BA: 영국항공
DL: 델타항공
JL: 일본항공
OZ: 아시아나항공
NW: 노스웨스트항공
TG: 타이항공

〈Case〉 공항 픽업 서비스

PICK-UP SERVICE AT THE AIRPORT

Do you provide the pick-up service from the airport to the hotel?

How much does the pick-up service cost?

My flight number is OZ 007.

I am scheduled to arrive at 6:20 pm on the 9th of September.

} 2줄

Best regards,

} 2줄

Susie Maria Hans

4001 W.Garden Grove Blvd.

Orange, California

92868

United States of America

■ 답변

RE: PICK-UP SERVICE AT THE AIRPORT

Dear Susie Maria Hans,

} 1-2줄

With regard to your forthcoming visit, one of staffs from ABC Hospital(DEF Medical Tour Agency) will be meeting you at Incheon(Gimhae) International Airport on September 9th to assist you.

The pick-up service is not covered by the consultation fee. USD 100 will be charged additionally for the airport pick-up service.

Your schedule indicates you will be flying on Asiana Airlines 007 scheduled to arrive at 6:20 pm in Seoul. To ensure quick identification, the medical tour coordinator will be carrying a paging board with your name on and a small American flag.

Please proceed to the three o'clock direction when you get out of the exit to the main lobby of the airport terminal building. You can easily recognize the medical tour coordinator among the crowds in the lobby.

Please be sure to inform us by E-mail should you change schedule in the meantime.[102)]

We look forward to seeing you soon.

} 2줄

Yours faithfully,

} 2줄

Mr. Gil Dong Hong

---

102) Please be sure to inform us by E-mail should you change schedule in the meantime.

= Please be sure to inform us by E-mail if you should change schedule in the meantime.

Director
Global Healthcare Department
ABC Korea Medical Tour Agency
Address
Tel.: 82-51-345-6789
Fax: 82-51-345-5678
E-mail: fatherofsusie@hanmail.net
Facebook:

〈Case〉 안과 라식 수술 비용 및 공항 영접 비용 문의

PICK-UP SERVICE
I have worn glasses for the past 20 years. Am I a good candidate[103] to have a Lasik surgery done(performed) to correct my vision?
How much does the Lasik surgery cost?
Is there an extra(additional) charge for airport pick up services?
} 2줄
Best regards,
} 2줄
Susie Maria Hans

■ 답변

RE: PICK-UP SERVICE
Dear Susie Maria Hans,
} 1-2줄
Thanks for your interest in the Lasik surgery at ABC Clinic.

We believe that all patients deserve quality medical care. ABC Clinic is proud to offer quality medical treatment at a reasonable price.[104]

The cost of Lasik[105] surgery is 1,100,000 Korean Won, equal to USD 1000. As of today, one dollar is worth about 1100 Korean Won, based on the currency rate of USD to Korean Won.

---

103) candidate: 지원자, 후보자
a candidate for the surgery: 수술 희망자
104) at a reasonable price: 합리적인 가격, 저렴한 가격
105) Lasik

If you need additional information, please feel free to contact me[106].

} 2줄

Sincerely yours,

} 2줄

Mr. Gil Dong Hong

4.2.3.3.3 의료관광 가격 안내

〈Case〉 의료관광 상품가격 적정성

PRICE

I would like to ask you a question.

I have a flat nose[107] and I don't like it very much. I am considering a rhinoplasty.[108]

How much is the price for the plastic surgery for my nose in Korea?

} 2줄

Honestly yours,

} 2줄

Susie Maria Hans

4001 W.Garden Grove Blvd.

Orange, California

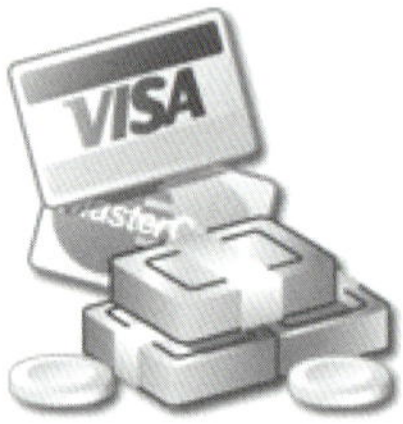

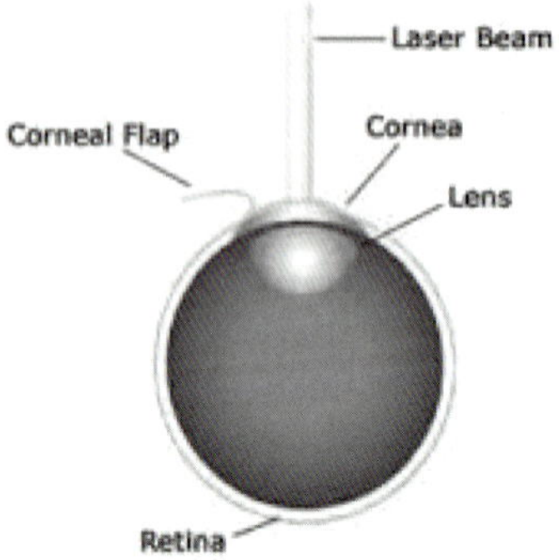

corneal flap: 각막 절편

cornea: 각막

retina: 망막

have a Lasik surgery done(performed): 라식 수술을 하다.

106) If you need additional information, please feel free to contact me.

= If you need further information about the Lasik surgery, please free to contact me.

107) flat nose: 납작 코

108) rhinoplasty: 코 성형수술

92868
United States lof Americs

■ 답변

RE[109]: PRICE
Dear Susie Maria Hans,
} 1~2줄
Thank you for your interest in the medical tour program in Seoul(Busan, Daegu, Daejeon, Jeju).[110]

We are committed[111] to offer quality medical treatment to our patients with personalized attention.

The cost of surgery depends[112] on many(several) factors such as the type of surgery, surgeon's fee, anaesthetist's fee, and so on. The price of medicine in Korea is quite reasonable, so are the hospital expenses for medical and surgical treatments.

The quality of medical service is world class which is indicated from the fact that many patients visit Korea to take heart surgery and kidney transplant.
} 2줄
Yours sincerely,
} 2줄
Mr.(Dr., Nurse) Gil Dong Hong
Director
International Healthcare Service

---

109) RE: E-mail에서 동일한 제목으로 회신할 때 "RE:"가 자동 생성된다.
따라서 제목을 수정할 경우 "RE"를 삭제한다.
(예) 상대방 E-mail 제목: APPOINTMENT
새로운 제목: CONFIRMED APPOINTMENT
제목 그대로 회신할 경우: RE: APPOINTMENT

110) Thank you for your interest in the medical tour program in Seoul.
= I would like to express my appreciation for your interest in the medical tour program in Seoul.

111) commit: 전념하다. 헌신하다.
be committed to offer: 제공하다.
= be dedicated to offer

112) depend on many factors: 여러 가지 요소에 따라 다르다.
= depend on several factors
= depend on various factors

DEF Medical Tour Agency
Address
E-mail: fatherofsusie@hanmail.net
Tel.: +82-2-345-6789
Fax: +82-2-345-8910
Facebook:

〈Case〉 의료관광 비용에 포함 사항

FEE
I understand that the fee for the medical service is USD 1500. However, I am not sure if this fee include accommodations and airfare.

Thank you in advance for your earliest reply.
} 2줄
Very truly yours,
} 2줄
Susie Maria Hans

■ 답변

RE: FEE
Dear Susie Maria Hans,
} 1~2줄
Thank you very much for your e-mail message dated of June 21st.[113] I must apologize for not answering your question immediately, but the difference of hours[114] between your country and ours makes it quite difficult for us to get in touch with you.

As regards[115] your question about the fee, I am pleased to inform you that medical service, accommodations, airfares are all included within US$ 1500.

---

113) dated of: 일자의 E-mail message dated of June 21st: 6월 21일자 E-mail 메시지 letter dated of June 21st: 6월 21일자 서한
114) the difference of hours: 시간차
115) As regards: -와 관련하여
= in connection with
as regards our previous discussions: 예전에 토론했던 것과 관련해서

Please do not hesitate to contact me if you have any additional questions.

} 2줄

Sincerely yours,

} 2줄

Mr. Gil Dong Hong

4.2.3.3.4 관광 지원 서비스

〈Case〉 숙박 지원 문의

ACCOMMODATIONS
After I finish the medical check-up, I want to take a tour of Seoul(Busan, Daegu, Daejeon, Jeju).
Do you know any hotels near by the hospital?

} 2줄

Best regards,

} 2줄

Susie Maria Hans
4001 W.Garden Grove Blvd.
Orange, California
92868
United States of America

■ 답변

RE[116]: ACCOMMODATIONS
Dear Susie Maria Hans,

} 1-2줄

Thanks for your interest in the plastic surgery at ABC Clinic.

You should be able to expect quality services from the following hotels.
Please make a reservation by yourself in reference to the following hotel list.

Hotel A

116) E-mail로 받은 제목을 그대로 적용할 경우 'RE:'를 사용하지만, 만약 제목을 새롭게 바꾸고자 한다면 'RE:'를 삭제하고 새로운 제목을 입력한다.
RE는 regarding의 약자이다. E-mail에서 회신을 선택하면 자동으로 생성된다.
(예) LIST OF HOTELS

Five star hotel[117)]
Tel.: +82-2-123-2345
www.hotela.com

Hotel B
Four star hotel
Tel.: +82-2-123-3456
www.hotelb.com

Hotel C
Three star hotel
Tel.: +82-2-123-4567
www.hotelc.com

If you are not satisfied with the hotel service, you can naturally[118)] bring this to our attention. We are ready to listen to your complaints and suggestions.

If you need other special arrangements, please feel free to contact me.

Yours sincerely,
} 2줄
Mr. Gil Dong Hong
Medical Tour Coordinator
ABC Clinic
Address

117) 각국 호텔 등급 표시 비교

국적	호텔 등급 구분	종류
한국	무궁화	특1급: 금색 무궁화 5개 특2급: 은색 무궁화 5개 1급: 무궁화 4개 2급: 무궁화 3개 3급: 무궁화 2개
미국	다이아몬드	
세계	별	

118) naturally: 당연히, 자연스럽게

E-mail: fatherofsusie@hanmail.net
Tel.: +82-2-345-6789
Fax: +82-2-345-8910
Facebook:

〈Case〉 객실확보 의뢰

RESERVATION
I am scheduled to visit Korea to have a plastic surgery performed(done) for my nose.

My husband and I will be staying in Seoul(Busan, Daegu, Daejeon, Jeju) from October 16th to 22nd.

My name: Mrs. Susie Maria Smith
Names of Accompanying person: Mr. John Smith

Arrival: the 16th of October, 3:00 pm by Northwest Airlines
Departure: the 22nd of October, 4:00 pm by Northwest Airlines

We would appreciate your arranging hotel accommodations for a double room for seven days and six nights[119] with this schedule.

Please confirm by return E-mail.
} 2줄
Best regards,
} 2줄
Susie Maria Hans

■ 답변

RE: RESERVATION
Dear Susie Maria Hans,
} 1~2줄
Your reservation has been made at DEF Hotel within 5 minute[120] walking distance

119) seven days and six nights: 6박 7일=six nights and seven days
120) 5 minutes walking distance (×)
5 minute walking distance: 5분 거리 (○)
3 stories building (×)

of ABC Clinic.

A deposit of one night accommodation must be sent to us no later than 3 week prior to your arrival at Korea in order for the hotel to guarantee the reservation.

If you need additional arrangements, please feel free to contact me.

} 2줄

Sincerely yours,

} 2줄

Mr. Gil Dong Hong

4.2.3.3.5 식음료 지원 서비스

〈Case〉 이슬람 신도의 하랄 음식

SPECIAL MEAL REQUEST

I am a Muslim.

Do patients have a choice of having Halal foods at your hospital? Are there any pork products available to patients?

How can I communicate on Halal food with you, while I am hospitalized?

} 2줄

Best regards,

} 2줄

Susie Maria Hans
4001 W.Garden Grove Blvd.
Orange, California
92868
United States of America

---

3 story building: 3층 (○)
2 hour drive (×)
2 hour drive: 2시간 운전 (○)
2 meter table (×)
2 meter table: 2미터 테이블 (○)
20 kilograms bags (×)
20 kilogram bags: 20 킬로그램 가방들 (○)

■ 답변

RE[121]: SPECIAL MEAL REQUEST

Dear Susie Maria Hans,

} 1-2줄

Thanks for your inquiry regarding Halal foods[122].

Patients do have a choice whether patients have Halal foods or not. Menus for patients are provided at each bedside and the housekeepers on each ward also have menus available which gives all options for meals to patients.

We have to request catering service for Halal foods, so that you have to inform us of your choice at least one day before your order.

All the costs for the catering service will be at your own expenses.

I hope that this information is helpful. If you need any other questions, please feel free to contact me at fatherofsusie@hanmail.net.

} 2줄

Yours sincerely

} 2줄

Mr. Gil Dong Hong

Director

Department of Healthcare Service

DEF Medical Tour Agency

Address

E-mail: fatherofsusie@hanmail.net

Tel.: +82-2-345-6789

Fax: +82-2-345-8910

Facebook:

121) E-mail로 받은 제목을 그대로 적용할 경우 'RE:'를 사용하지만, 만약 제목을 새롭게 바꾸고자 한다면 'RE:'를 삭제하고 새로운 제목을 입력한다.
RE는 regarding의 약자이다. E-mail에서 회신을 선택하면 자동으로 생성된다.
(예) SPECIAL MEAL FOR MUSLIMS

122) 하랄 음식: 이슬람에게 허용된 음식
하람 음식: 이슬람에게 금지된 음식(자연사한 고기, 알라의 이름으로 도살되지 않은 고기, 개, 토끼, 코끼리, 원숭이, 독수리, 박쥐, 뱀, 거북이 고기를 먹지 않는다. 생선은 하랄을 하지 않고 먹을 수 있다.)

4.2.3.3.6 의료관광 등록비 수령 확인

〈Case〉 의료관광 등록비 수령 확인

FEE FOR THE MEDICAL SERVICE
I have wire-transferred the amount of USD 1500 to your bank account.
Please confirm my reservation.

The detail of my reservation is as follows;

Name:
Nationality:
Language:
Phone number:
Consultation date: Month/Day/Year

Thank you for your answer in advance.
} 2줄
Best regards,
} 2줄
Susie Maria Hans
4001 W.Garden Grove Blvd.
Orange, California
92868
United States of America

■ 답변

RE: FEE FOR THE MEDICAL SERVICE
Dear Susie Maria Hans,
} 1-2줄
I am pleased to confirm that we have received your fee of US$ 1500 for the medical service.

Please let me know your expected date of arrival as well as flight number.

I will pick you up at the airport[123]. I will hold a paging board with your name on

123) I will pick you up at the airport.: 제가 공항에 마중 나가겠습니다.

it at the exit gate.

Thank you once again.

Please let me know if you have any questions in the meantime.
} 2줄
Yours sincerely,
} 2줄
Mr. Gil Dong Hong
Director
Department of Healthcare Service
DEF Medical Tour Agency
Address
E-mail: fatherofsusie@hanmail.net
Tel.: +82-2-345-6789
Fax: +82-2-345-8910
Facebook:

4.2.3.3.7 환불

■ 환불 규정

의료계약은 구두 및 서면 여부를 불문하고 의사와 환자간의 고도의 신뢰관계를 바탕으로 한 위임계약으로 각 당사자가 언제든지 해지할 수 있다. 계약시 수술예약서에 "계약금 환불 불가"라고 규정하는 것은 약관의 규제에 관한 법률 제 9조(계약의 해제, 해지) 3호에[124] 따라 무효로 볼 수 있다. 원칙적으로 병원측이 손해를 보는 시기(수술

I will send someone to pick you up at the airport.: 공항에 마중 나갈 사람을 보내겠습니다.

124) 제9조(계약의 해제・해지) 계약의 해제・해지에 관하여 정하고 있는 약관의 내용 중 다음 각 호의 어느 하나에 해당되는 내용을 정하고 있는 조항은 무효로 한다.

1. 법률에 따른 고객의 해제권 또는 해지권을 배제하거나 그 행사를 제한하는 조항
2. 사업자에게 법률에서 규정하고 있지 아니하는 해제권 또는 해지권을 부여하여 고객에게 부당하게 불이익을 줄 우려가 있는 조항
3. 법률에 따른 사업자의 해제권 또는 해지권의 행사 요건을 완화하여 고객에게 부당하게 불이익을 줄 우려가 있는 조항
4. 계약의 해제 또는 해지로 인한 원상회복의무를 상당한 이유 없이 고객에게 과중하게 부담시키거나 고객의 원상회복 청구권을 부당하게 포기하도록 하는 조항
5. 계약의 해제 또는 해지로 인한 사업자의 원상회복의무나 손해배상의무를 부당하게 경감하는 조항
6. 계속적인 채권관계의 발생을 목적으로 하는 계약에서 그 존속기간을 부당하게 단기 또는 장기

준비 완료 등)에 의료계약을 해지하는 경우가 아니라면 과다한 계약금은 반환 청구가 가능하다.

Type of Dispute	Regulations on Consumer Dispute Resolution
Contract cancelled due to a customer's fault	Cancellation until three days before the schedule operation date: Refund 90% of the deposit cancellation until two days before scheduled operation date: Refund 20% of the deposit Cancellation on the operation date or after: No refund

따라서 상담료를 제외하고 환급을 요구할 수 있다. 만약 병원, 의원에서 환불을 해 주지 않을 경우, 소비자보호원에 상담 후 소비자 피해구제 신청서를 제출한다.

소비자 보호원: kca.go.kr

소비자 상담센터: 1372

외국인 의료관광객을 위해서 소비자 보호원 영문 사이트도 개설되어 있다. 외국인들은 국내 및 해외에서 Cross-Border Consumer Dispute Inquiry를 통해서 신고할 수 있다.

〈Case〉 환불 요청

CANCELLATION
I think I might be able to cancel my plan to visit to Korea.
Can I get a refund if I cancel my reservation?
How much refund will I get back?
} 2줄
Best regards,
} 2줄
Susie Maria Hans
4001 W.Garden Grove Blvd.
Orange, California
92868
United States of America

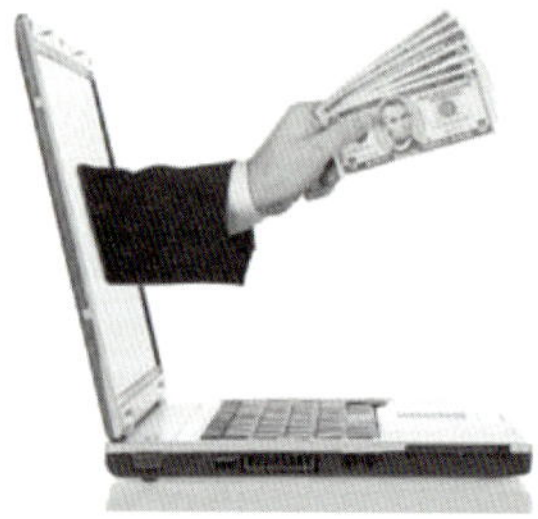

로 하거나 묵시적인 기간의 연장 또는 갱신이 가능하도록 정하여 고객에게 부당하게 불이익을 줄 우려가 있는 조항

■ 답변

RE[125]: CANCELLATION

Dear Susie Maria Hans,

} 1~2줄

We received your e-mail dated of June 21st concerning[126] cancellation request.

As regards the cancelation policy, we would charge you USD 100 as a cancellation fee and the rest of the money will be refunded[127].
Could you please let me know the following information in your return e-mail;

Your account number:

Name of the bank:

Routing number[128] of the bank:

Address of the bank:

Telephone number of the bank:

Please do not hesitate to contact me should you require any further information.[129]

We look forward the opportunity of being of service to you in the future[130].

} 2줄

Sincerely yours,

---

125) E-mail로 받은 제목을 그대로 적용할 경우 'RE:'를 사용하지만, 만약 제목을 새롭게 바꾸고자 한다면 'RE:'를 삭제하고 새로운 제목을 입력한다.
RE는 regarding의 약자이다. E-mail에서 회신을 선택하면 자동으로 생성된다.
(예) INFORMATION NEEDED TO REFUND

126) Thank you very much for your e-mail message concerning: -에 관한 전자메일을 잘 받았습니다.
= Thank you very much for your fax about
= Thank you very much for your fax dated June 21st about: 몇월 몇일자 --에 관한 팩스
= Thank you very much for your fax of June 21st about
= Thank you very much for your e-mail regarding
= I received your fax about: --에 관한 팩스를 받았습니다.
= I have just received your fax about
= In connection with your fax dated June 21st regarding: 몇월 몇일자 팩스와 관련해서
= With reference to your fax dated June 21st regarding: 몇월 몇일자 팩스와 관련해서
= In reference to your fax dated June 21st regarding

127) All refunds will be made except USD 100 as a cancellation fee.: 환불 수수로 100달러를 제외하고 환불된다.
All refunds will be made except the cancellation fee of USD 100.
We will charge you USD 100 as a cancellation fee.

128) routing number: 은행 고유번호

} 2줄
Mr. Gil Dong Hong
Director
International Healthcare Service
DEF Medical Tour Agency
Address
E-mail: fatherofsusie@hanmail.net
Tel.: +82-2-345-6789
Fax: +82-2-345-8910
Facebook:

〈Case〉 환불 요청

CANCELLATION
I am afraid that I have no choice but to cancel my visit to Korea.
Since my travel plan has been changed and I will not be able to visit Korea this time.
} 2줄
Honestly yours,

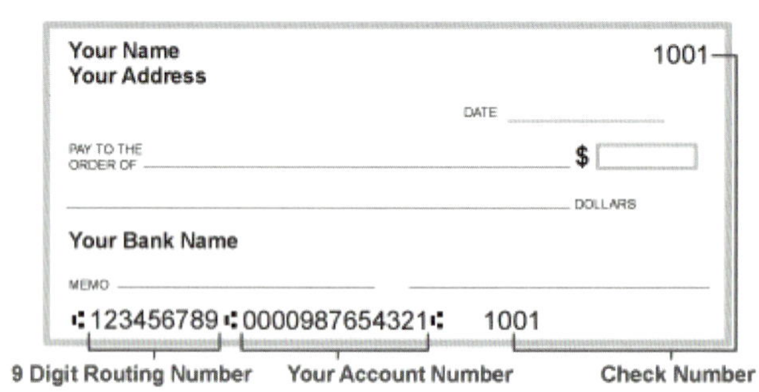

---

129) Please do not hesitate to contact me should you require any further information.: 보다 자세한 정보가 궁금하면 연락주시기 바랍니다.
= Please do not hesitate to contact me if you should require any further information.
= Please feel free to contact me should you require any further information.

130) We look forward the opportunity of being of service to you in the future.: 나중에 모실 수 있는 기회가 있기를 바랍니다.
We look forward the opportunity of serving you in the nearest future.: 가까운 시일 내에 모시기를 바랍니다.
= We hope that we will have the pleasure of being of service to you in the nearest future.
= We hope that we may have the pleasure to serve you in the nearest future.
= We look forward to serve you in the nearest future.
= We look forward the opportunity to serve you in the nearest future.

} 2줄

Susie Maria Hans

■ 답변

RE: CANCELLATION

Dear Susie Maria Hans,

} 1~2줄

According to the cancelation policy, a full refund will be made except USD 100 as a cancellation charge.

Please inform us of the following information by e-mail;

Your account number:
Name of the bank:
Routing number of the bank:
Address of the bank:
Telephone number of the bank:

A refund will be transferred within 7 business days from the time we receive the above-mentioned information.

We look forward the opportunity of serving you in the nearest future.

} 2줄

Sincerely yours,

} 2줄

Mr. Gil Dong Hong

4.2.3.3.8 건강검진 문의

〈Case〉 건강검진 소요 기간 문의

MEDICAL CHECK-UP

To whom it may concern:

} 1-2줄

Is it possible to get the result of the medical check-up within one day because I will stay in Korea only for 8 days?

} 2줄

Best regards,

} 2줄

Susie Maria Hans

4001 W.Garden Grove Blvd.

Orange, California

92868

United States of America

■ 답변

RE: MEDICAL CHECK-UP

Dear Susie Maria Hans,

} 1-2줄

Thanks for your contacting ABC Clinic regarding the medical check-up.

Doctors will discuss the results of the medical check-up with you.
Staffs will backup[131) all the data onto CD's or DVD's and you can take them before your departure date.

If you need any more information about the medical check-up, please free to contact me at fatherofsusie@hanmail.net.

} 2줄

Faithfully yours,

} 2줄

Mr.(Dr., Nurse) Gil Dong Hong[132)

Medical Tour Coordinator(Doctor, Nurse)

ABC Clinic

Address

E-mail: fatherofsusie@hanmail.net

Tel.: +82-2-345-6789

131) backup the data onto CD's or DVD's: CD나 DVD에 자료를 담다.
= copy the data onto CD's or DVD's
= record the data onto CD's or DVD's
= burn the data onto CD's or DVD's

132) 여성의 경우, 이름만으로 외국인이 성별을 구분할 수 없으므로 영문 Nick Name을 갖고 있으면 매우 유용하다.
(예) Sunny HyunSun Oh
영어 Nick Name은 www.babynames.com에서 이름의 어원 등을 고려해서 정한다.

Cellular Phone Number:
Facebook:

〈Case〉 의료관광 절차 문의

MEDICAL CHECK-UP
To whom it may concern:
} 1~2줄
What are the procedures for medical check-up?
What does the medical screening include?
} 2줄
Best regards,
} 2줄
Susie Maria Hans

■ 답변

RE: MEDICAL CHECK-UP
Dear Susie Maria Hans,
} 1-2줄
Thanks for your contacting ABC Clinic regarding the medical check-up.
Once the appointment is scheduled at the selected clinic, you will be asked to fill out a questionnaire about your occupational and medical history.

A physician will review the questionnaires and conduct a physical examination.

Each participant will also be offered a chest x-ray, vision test, hearing test, pulmonary[133) function test, blood test, and urine test.

If you need any more information about the medical check-up, please free to contact me at fatherofsusie@hanmail.net.
} 2줄
Faithfully yours,
} 2줄
Mr. Gil Dong Hong[134)

133) pulmonary: 폐의
134) 여성의 경우, 이름만으로 외국인이 성별을 구분할 수 없으므로 영문 Nick Name을 갖고 있으면 매우 유용하다.

4.2.3.3.9 건강검진 결과 안내

〈Case〉 건강검진 결과

RESULT OF THE MEDICAL CHECK-UP

To whom it may concern,

I plan to stay in Korea for 4 nights and 5 days.

I have a question about the medical check-up in ABC Hospital in Korea.

When can I receive the results of the medical check-up?[135)]

Is it possible to know the result before I leave Korea?

} 2줄

Best regards,

} 2줄

Susie Maria Hans

4001 W.Garden Grove Blvd.

Orange, California

92868

United States of America

■ 답변

RE: RESULT OF THE MEDICAL CHECK-UP

Dear Susie Maria Hans,

} 1~2줄

First of all, we would like to thank you for having chosen[136)] our clinic for your medical care.

Approximately 80% of the results can be provided on the day of the examination.

Final results will be available in a week.[137)] and you will be informed of the final

---

(예) Sunny HyunSun Oh

영어 Nick Name은 www.babynames.com에서 이름의 어원 등을 고려해서 정한다.

135) When can I receive the results of the medical check-up?
= When can I get the results of the medical check-up?

136) thank you for having chosen our clinic: 저희 병원을 선택해 주셔서 감사합니다.
thank you for contacting our clinic: 저희 병원에 연락을 주셔서 감사합니다.

137) Approximately 80% of the results can be provided on the day of the examination. Final results will be available in a week.: 약 80%는 당일 검사 결과를 받을 수 있다. 최종 결과는 약 1주일이 소요된다.

result by the postal mail.

If you need more information about the medical check-up, please feel free to contact me.

} 2줄

Yours sincerely,

} 2줄

Mr. Gil Dong Hong
Manager of Global Healthcare Center
ABC Hospital
Address
E-mail: fatherofsusie@hanmail.net
Tel.: +82-2-345-6789
Fax: +82-2-345-8910
Facebook:

〈Case〉 건강검진 결과

RESULT OF THE MEDICAL CHECK-UP

To whom it may concern,

}1~2줄

I am scheduled to stay in Korea from the 29th of June to the 2nd of July.

Is it possible for me to receive the results of the medical check-up before I leave Korea?

} 2줄

Best regards,

} 2줄

Susie Maria Hans

■ 답변

RE: RESULT OF THE MEDICAL CHECK-UP

Dear Susie Maria Hans,

} 1~2줄

First of all, we would like to thank you for having chosen[138] our clinic for your

= As usual, approximately 80% of the results can be provided on the day of the examination. Final results will be available in a week.

= On the very day of the examination, you will receive 80% of the results of the examination. The rest will be provided in no more than a week.

medical care.

Our computerized environment speeds up the waiting time of most standard testing by our phlebotomy and pathology lab. This also helps protect the environment by eliminating the need for a paper report.
The great volume of these reports coming into the clinic on a daily basis makes it impossible to report test results to every patient.

Your medical records are confidential and no part of your medical history will be given to your employer, friends or relatives without your written permission, except as required by law.

You will be asked to sign a consent form for procedures performed at the hospital. We honor your privacy and comply with the law to protect your medical privacy.

If you need more information about the medical check-up, please feel free to contact me.
} 2줄
Yours sincerely,
} 2줄
Mr. Gil Dong Hong

138) thank you for having chosen our clinic: 저희 병원을 선택해 주셔서 감사합니다.
thank you for contacting our clinic: 저희 병원에 연락을 주셔서 감사합니다.

Chapter 5

의료서비스 문의와 응답 사례

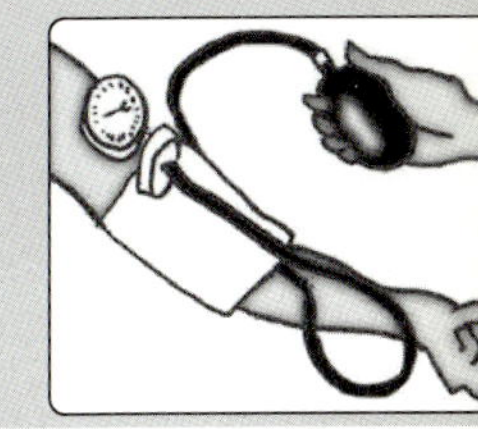

5-1 일정 예약

〈Case〉 수술 일정

RESERVATION

I am flying to Korea on the 8th of November afternoon.

Can I make a reservation for a consultation on that day? How long would the consultation take?

I would like zygoma[1)] reduction, mandible[2)] reduction, and either sliding genioplasty[3)]

1) zygoma: 광대뼈

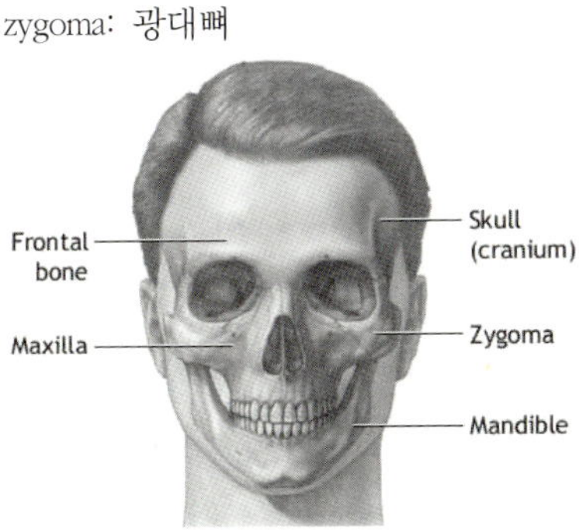

mandible: 하악골
maxilla: 위턱
cranium: 두개골
frontal bone: 전두골

2) mandible: 하악골

to move my chin forward or use the bone from my mandible to augment my chin.

} 2줄

Sincerely yours,

} 2줄

Susie Maria Hans

4001 W.Garden Grove Blvd.

Orange, California

92868

United States of America

■ 답변

RE: RESERVATION

Dear Susie Maria Hans,

} 1-2줄

Thanks for your interest in the plastic surgery at ABC Clinic.

ABC Clinic is one of the best-known and most-respected healthcare providers in Korea. When you need to see a doctor, many are found throughout the world, but none is better than ABC Clinic.

I can reserve for you on the 8th of November, 2:00 pm.

Most consultation with the doctor take 20-30 minutes. The consultation time depends on what needs to be discussed.

In order to book a surgery date you would have to send us a non-refundable deposit of USD 1000.[4]

3) sliding genioplasty: 턱끝 전진술, 하악 수평전진 절골술

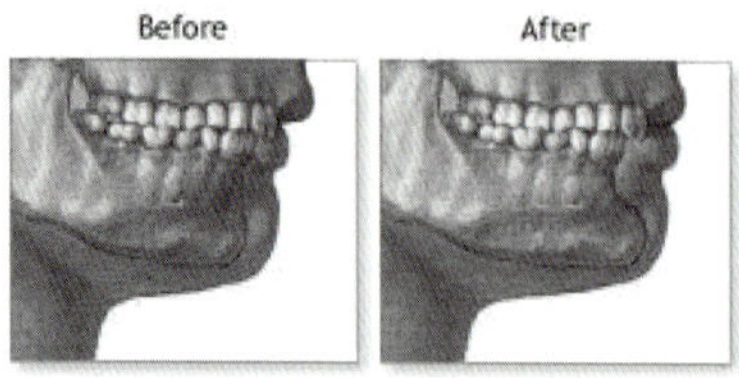

4) non-refundable: 환불 불가능한

In order to book a surgery date, you would have to send us a non-refundable deposit of USD 500.: 수술 예약을 하기 위해서 환불이 불가능한 미화 500달러를 예약금으로 보내주셔야 합니다. (이와 같

Please notify us as soon as possible if you are unable to keep the appointment or need one changed so that we can accommodate[5] another patient.
Failure to cancel 7 days prior to the appointment time may incur a fee charged directly to you.

If you want to book a consultation, please provide us with the following details.[6]

Full name:
Contact number:
Date of birth: Month/Day/Year
Nationality:
Available language:
Type of surgery:
Date of consultation(Desired date and time):
Date of surgery (Desired date): Month/Day/Year
Arrival in Korea(Expected date and time):
Departure from Korea(Expected date and time):
Major medical history:
Allergies (Medical/Daily):
Previous surgeries:

Please the above details to me at fatherofsusie@hanmail.net.
} 2줄
Yours sincerely,
} 2줄
Mr.(Dr., Nurse) Gil Dong Hong
Medical Tour Coordinator(Doctor, Nurse)
ABC Clinic
Address

이 환불 불가능한 예약금을 요구하는 것은 구두, 문서에 관계없이 법적 효력이 없다.)
In order to book a surgery date, a 25% deposit is required to secure a date on our schedule.: 수술 날짜를 예약하시려면 저희 일정에 귀하의 수술날짜를 확인하기 위해서 25%의 예약금을 보내주셔야 합니다.

5) accommodate: 수용하다.

6) If you want to book a consultation, please provide us with the following details.: 상담을 예약하기 위해서 다음 정보를 보내주시기 바랍니다.
= In order to book a consultation, the following information must be provided.

E-mail: fatherofsusie@hanmail.net
Tel.: +82-2-345-6789
Fax: +82-2-345-8910
Facebook:

〈Case〉 성형수술 일정

SURGERY SCHEDULE

I live in Canada(America). I am scheduled to participate in a conference to be held from the 21st to the 23rd of June at Seoul(Busan, Daegu, Daejeon, Jeju) in Korea. After the conference, I will stay a couple of extra days.

I am considering lateral canthoplasty[7] and medial epicanthoplasty[8].

I am wondering when is the soonest date I can have the surgery done(performed)?

} 2줄

Best regards,

} 2줄

Susie Maria Hans
4001 W.Garden Grove Blvd.
Orange, California
92868
United States of America

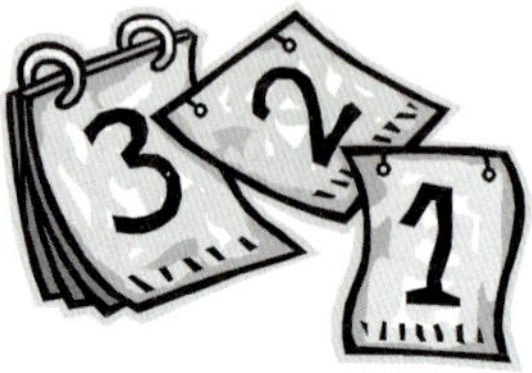

■ 답변

RE: SURGERY SCHEDULE

Dear Susie Maria Hans,

} 1-2줄

Thanks for your interest in the plastic surgery at ABC Clinic.

7) lateral canthoplasty: 뒤트임

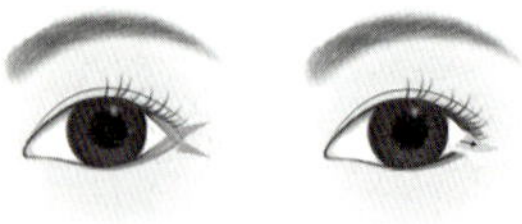

8) medial epicanthoplasty

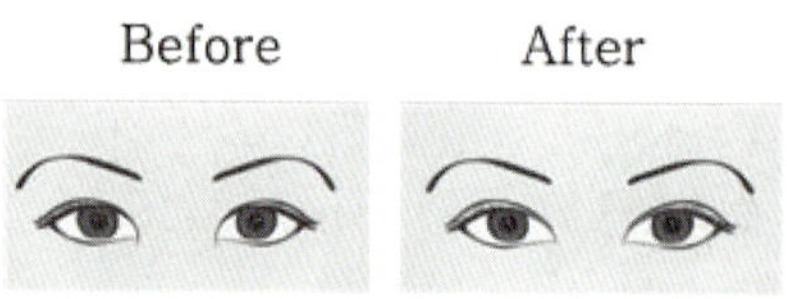

ABC Clinic is proud of its top-of-the-line[9)] treatments that ensure patient's comfort, welfare and best outcome.

You can get the surgery done(performed) on the 19th of July, 3:00 pm.
A 10%(80%) deposit is required for confirmed reservation.[10)]

The following information is ABC Clinic's bank account.

Account number: 123456-12-789012
Name of bank account holder: Gil Dong Hong
Address of bank account holder: 305-1003 Samsung Dong, Gwanak Gu, Seoul
Name of the bank: KOOKMIN BANK
Routing number of the bank: 123456789
Address of the bank: 123-456 Samsung Dong, Gwanak Gu, Seoul

CANCELLATION
You must notify the office at least two(2) weeks before in the event of cancellation. At that time, ninety percent(90%) of the surgery fee will be refunded within a month.

If there is not a timely cancellation of the scheduled surgery, the office will not refund any part of the surgery fee.

In the case of a doctor-initiated[11)] mutual agreement to cancel one of the procedures on the day of surgery, the patient will now be charged the original fee for the procedures done.

---

9) top-of-the-line: 최고품의, 최신식의
top-of-the-line hospital: 최고 수준의 병원
top-of-the-line camera: 최고 품질의 카메라
People come from all over the world to Korea to receive health care because we not only have top of the line technology, but we have top of the line doctors.: 최고 수준의 시설뿐만 아니라 최고 수준의 의사가 있기 때문에 사람들이 건강관리를 받기 위해서 한국을 찾는다.

10) A 10% deposit is required for confirmed reservation.: 예약을 확실히 하려면 10%의 예치금을 내야 한다.
= In order for us to confirm your reservation, a 10% deposit is required.
= In order for us to confirm your reservation, a 10% deposit must be paid in advance.
USD 500 deposit is required for confirmed reservation.

11) doctor-initiated: 의사가 제안한

DISCOUNT

If the patient schedules multiple surgical procedures on the same day, the doctor's original fee will be reduced by 10 to 20 percent discount.

REFUND

The patient will get a refund of whatever excess is left over after the costs of the doctor's original fee has been paid off.

Please send an e-mail to us after paying in our account[12].

We will make the book for your consultation and operation and operation date.

If you need further information about the plastic surgery, please free to contact me.

} 2줄

Kindest regards,

} 2줄

Mr.(Dr., Nurse) Gil Dong Hong

Medical Tour Coordinator(Doctor, Nurse)

ABC Clinic

Address

E-mail: fatherofsusie@hanmail.net

Tel.: +82-2-345-6789

Fax: +82-2-345-8910

Facebook:

〈Case〉 의사 면담 일정

RESERVATION FOR CONSULTATION

I am interested in a rhinoplasty.[13]

How can I make a reservation with the doctor?

} 2줄

Best regards,

} 2줄

Susie Maria Hans

4001 W.Garden Grove Blvd.

12) after paying in our account.: 계좌로 입금 후에
= after paying in the above mentioned account
= after sending money to our account

13) rhinoplasty: 코 성형 수술

Orange, California
92868
United States of America

■ 답변

RE: RESERVATION FOR CONSULTATION
Dear Susie Maria Hans,
} 1-2줄
Thanks for contacting ABC Clinic.

ABC clinic is open for appointments 9:30 am to 5:30 pm weekdays. Availability of specific practitioners does vary due to surgery scheduling. If you are unable to keep an appointment, please let us know so we will be able to see someone else who may need our help.

We do our best to see patients on time[14]. However, emergencies, surgical delays, patients requiring extra time, and other unforeseen[15] circumstances can often make waiting unavoidable[16].

In order to make your reservation as convenient as possible, we request that you provide us with the following information:

Patient Demographics

Name and date of birth
Home phone number with the best time to call:
Cellular phone number with the best time to call:
Insurance information and referral authorization number if required by their insurance carrier

Medical information

14) on time: 제 시간에
15) unforeseen: 예측하지 못한
16) unavoidable: 피할 수 없는
make waiting unavoidable: 어쩔 수 없이 기다리다.

Referring Diagnosis and type of exam/procedure being requested
Previous Films and Reports: Please bring any recent relevant ultrasounds, X-rays, CT's, MRI's and PET-CT scans with you for your visit
Current Medications including dose and frequency
Current Herbals and Vitamins including dose and frequency
Insurance Card and referral if required

New patients and patients who have not been seen in over a year should arrive at ABC Clinic 15 minutes before their scheduled examination, unless otherwise noted.

To make an appointment, please dial +822-345-6789 and select option 4. If you require medical attention, please call ahead rather than coming into the clinic without an appointment.

All calls are initially answered by our automated directory; for the reception desk, select option 4. Our medical receptionists are here to meet your scheduling needs and all reception calls are answered by a live voice, not a recording, unless all of our lines are busy. If the medical receptionists are busy with other callers, our phone system will receive incoming calls on a first call basis[17]. You can help us by having available all pertinent information that will be requested:

Your name
Your regular doctor
The nature of your problem
When you would be available for an appointment
Changes in registration such as phone number, address, or insurance.

This information will enable our medical receptionists to handle your calls more effectively[18]. Our receptionists are trained and experienced and will answer in coming calls in the most polite way.
All information will be kept strictly confidential[19]. Please share our trust in their

17) receive incoming calls on a first call basis: 선착순으로 걸려오는 전화를 받다.
18) effectively: 효과적으로
19) confidential: 비밀의
keep all information about the patient confidential: 환자관련 모든 정보를 비밀로 하다.

abilities by allowing them to handle your needs.

We also encourage you to make a return appointment before leaving the office. If you require an appointment with a specialist, our receptionists would be more than happy to book that for you while you are at the clinic.

Should you need medical attention after office hours, our doctors are always available on hours by phone. After hours our medical answering service will take your call; our on call provider will be notified and will return your call first in the morning.

If you have any other questions and concerns, please free to let me know.
} 2줄
Honestly yours,
} 2줄
Mr.(Dr., Nurse) Gil Dong Hong
Medical Tour Coordinator(Doctor, Nurse)
ABC Clinic
Address
E-mail: fatherofsusie@hanmail.net
Tel.: +82-2-345-6789
Fax: +82-2-345-8910
Facebook:

〈Case〉 의사 면담 일정

RESERVATION FOR CONSULTATION
I would like to make a reservation for consultation for nose surgery on Saturday on the 22nd of June.
Is there an available time at 10:00 am or after 2:00 pm?
} 2줄
Best regards,
} 2줄
Susie Maria Hans
4001 W.Garden Grove Blvd.
Orange, California

92868
United States of America

■ 답변

RE: RESERVATION FOR CONSULTATION
Dear Susie Maria Hans,
} 1-2줄
Thanks for your inquiry regarding the nose surgery at ABC Clinic.

We will do everything we can to provide you with the highest quality of care. Our physicians(doctors) and nurses, together with all of our staffs, are dedicated to satisfy your medical needs.
If you wish to book a consultation, please provide us with the following details.

Full name:
Contact number:
Date of birth: Month/Day/Year
Nationality:
Available language:
Type of surgery:
Date of consultation(Desired date and time):
Date of surgery (Desired date):
Arrival in Korea(Expected date and time):
Departure from Korea(Expected date and time):
Major medical history:
Allergies (Medical/Daily):
Previous surgeries:

If you have any other questions and concerns, please free to let me know.
} 2줄
Honestly yours,
} 2줄
Mr.(Dr., Nurse) Gil Dong Hong
Medical Tour Coordinator(Doctor, Nurse)
ABC Clinic

Address
E-mail: fatherofsusie@hanmail.net
Tel.: +82-2-345-6789
Fax: +82-2-345-8910
Facebook:

〈Case〉 성형수술 일정 협의

SURGERY SCHEDULE
I would like to visit Korea in October for tummy tuck[20] liposuction[21].
I would like to see a doctor in the morning on the 3rd of October and have a surgery performed(done) the next day.
As far as I know the 3rd of October is a national holiday. Will you still be open on that day?
} 2줄
Best regards,
} 2줄
Susie Maria Hans
4001 W.Garden Grove Blvd.
Orange, California
92868
United States of America

■ 답변

RE: SURGERY SCHEDULE
Dear Susie Maria Hans,

20) tummy tuck: 복벽
21) liposuction: 지방 흡입술
tummy tuck liposuction: 복부 지방흡입술

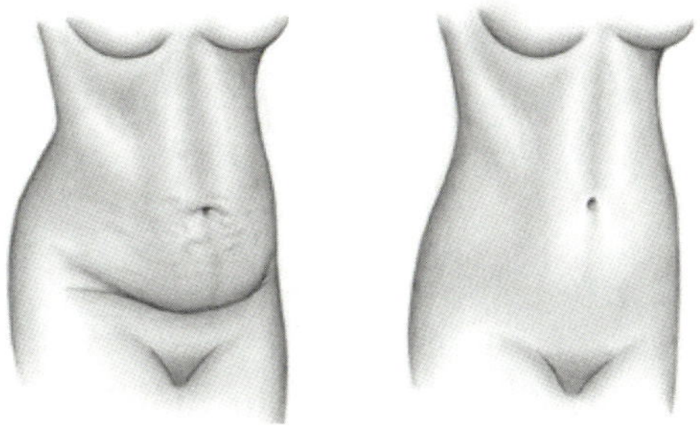

} 1-2줄

Thanks for your inquiry regarding the tummy tuck liposuction at ABC Clinic.

We will do everything we can to provide you with the highest quality of care. Our physicians(doctors) and nurses, together with all of our staffs, are dedicated to satisfy your medical needs.

I am afraid that we close on the national holidays. Do you want to make a reservation on the 4th of October?

Please let me know in your return e-mail when you have made your decision.

} 2줄

Honestly yours,

} 2줄

Mr.(Dr., Nurse) Gil Dong Hong
Medical Tour Coordinator(Doctor, Nurse)
ABC Clinic
Address
E-mail: fatherofsusie@hanmail.net
Tel.: +82-2-345-6789
Fax: +82-2-345-8910
Facebook:

〈Case〉 수술 일정 협의

SURGERY SCHEDULE
My name is Susie Maria Hans.
I consulted with you last month.
At that time the doctor suggest to have part of a disc[22] removed to take pressure off the spinal cord[23] and spinal nerves[24].
Is it possible to have a consult with the doctor next Wednesday, July 18th.
If possible, I want to have the disc removed from the low back on that day.

} 2줄

Best regards,

} 2줄

22) disc: 디스크

Susie Maria Hans
4001 W.Garden Grove Blvd.
Orange, California
92868
United States of America

■ 답변

RE: SURGERY SCHEDULE
Dear Susie Maria Hans,
} 1-2줄
I am very sorry but it is impossible to perform surgery next Wednesday because of the prearranged[25] operation schedule.

ABC Clinic has a long history of commitment to providing advanced medical technology.

2:00 pm on the 21st of July would be OK with you?

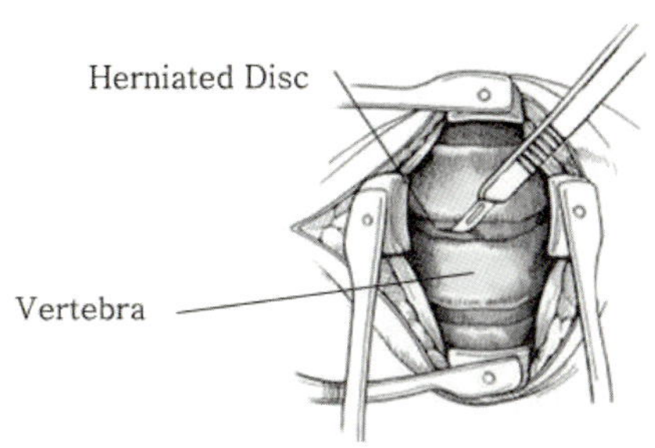

vertebra: 척추
herniated disc: 추간판 탈출증, 허리 디스크
23) spinal cord: 척수

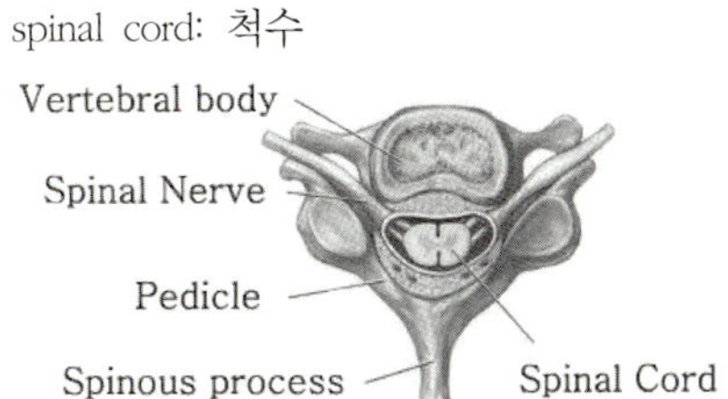

pedicle: 척추경
vertebral body: 척추체
24) spinal nerve: 척수 신경
25) prearranged: 예정된, 미리 정해진
prearranged surgery: 예정된 수술

If you need any more information about the plastic surgery, please free to contact me at fatherofsusie@hanmail.net. No question is ever too minor to ask, if there is anything you wish to know.

} 2줄

Faithfully yours,

} 2줄

Mr.(Dr., Nurse) Gil Dong Hong
Medical Tour Coordinator(Doctor, Nurse)
ABC Clinic
Address
E-mail: fatherofsusie@hanmail.net
Tel.: +82-2-345-6789
Fax: +82-2-345-8910
Facebook:

5-2 가격 문의 및 지불

〈Case〉 무릎 MRI 가격 문의

COST FOR MRI
I have pain in the both knees.
How much does it cost to have a MRI scan of the knee.

} 2줄

Best regards,

} 2줄

Susie Maria Hans

■ 답변

RE: COST FOR MRI
Dear Susie Maria Hans,

} 1-2줄

Thank you for contacting ABC Clinic.

Regarding your inquiry about an MRI scan of the knee, please be informed as the following;

An MRI scan of the Knee costs around 800,000 Korean Won as an outpatient basis. As of today, 1100 Korean Won is equal to USD 1 based on the currency exchange rate.

Please take note that since there are many kinds of knee scans, in order to get the appropriate orders according to your condition, we would like to ask you to see our specialist in person for an initial consultation.

An initial consultation doctor fee[26] is around 100,000 Korean Won. This price excludes fees of any medicine prescribed, medical supplies (if used), outpatient department facility charges and any tests.

These prices are for planning purposes only, in order to assist the patient in understanding the possible range of costs. Actual estimates for care cannot be accurately provided until the patient has been examined by the physician.

The cost ranges provided are based upon our best understanding of patient's condition at the time of contact, and do not represent a minimum or maximum potential cost.

Please take note that the above mentioned price is subject to change without notice.

Further information such as required lab test, examination, length of stay in Korea, ect, will be provided during your initial visit as it may vary based on the patient's condition.

In the case of a medical accident, procedures according to the Korean medical law will carried out If you have any other questions or concerns, please do not hesitate to contact us.

} 2줄

Sincerely yours,

} 2줄

Mr.(Dr., Nurse) Gil Dong Hong
Medical Tour Coordinator(Doctor, Nurse)
ABC Clinic
Address

26) initial consultation: 초진
initial consultation doctor fee: 초진비
follow-up consultation: 재진
follow-up consultation fee: 재진비

E-mail: fatherofsusie@hanmail.net

Tel.: +82-2-345-6789

Fax: +82-2-345-8910

Facebook:

〈Case〉 지방 흡입술 가격 문의

SURGERY PRICE

I live in California, USA.

How much does the face liposuction[27)]cost?

I want to know the price in case of jowl[28)] liposuction and neck liposuction separately and in case of together?

If I want to do mandible[29)] reduction and liposuction separately, which is better to do first if i have a fat face?

27) liposuction: 지방 흡입술

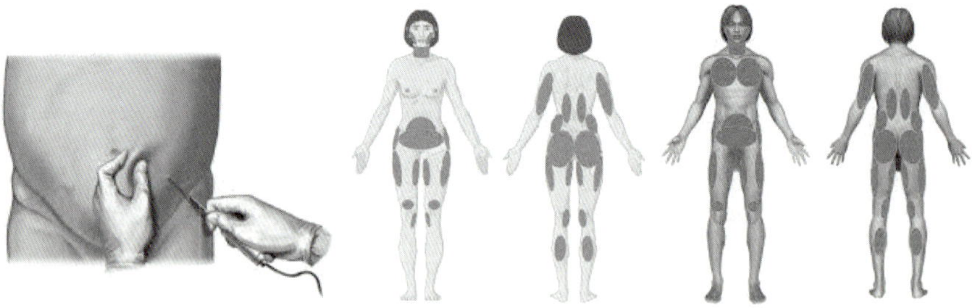

28) jowl: 턱밑살

jowl liposuction: 턱밑살 지방 흡입술

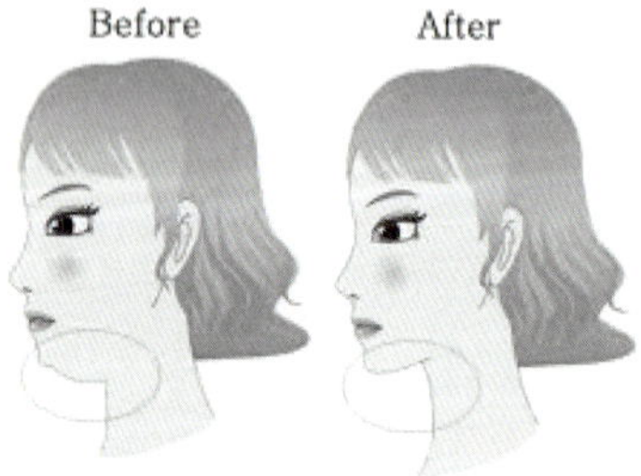

29) mandible: 하악골

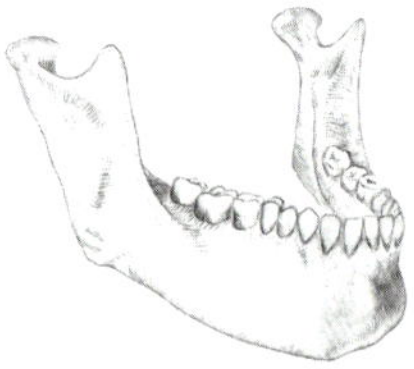

} 2줄

Sincerely yours,

} 2줄

Susie Maria Hans
4001 W.Garden Grove Blvd.
Orange, California
92868
United States of America

■ 답변

RE[30]: SURGERY PRICE

Dear Susie Maria Hans,

} 1-2줄

Thanks for your inquiry regarding the mandible reduction as well as the liposuction. We will do everything we can to provide you with the highest quality of care. Our surgeons and nurses, together with all of our staffs, are dedicated to satisfy your medical needs.

The cost of the liposuction is 1,500,000 Korean won, equal to about USD 1370 based on the currency rate of USD to Korean Won. As of today, one dollar is worth about 1100 Korean Won.
The cost of the mandible reduction is 2,200,000 Korean won, equal to about USD 2000.

If you have a fat face, liposuction is much better to be done first.

If you have any other questions and concerns, I can be reached at +82-10-3456-7890. The best time to call me is from 5:00 pm to 2:00 am in accordance with California time[31].

} 2줄

---

30) E-mail로 받은 제목을 그대로 적용할 경우 'RE:'를 사용하지만, 만약 제목을 새롭게 바꾸고자 한다면 'RE:'를 삭제하고 새로운 제목을 입력한다.
RE는 regarding의 약자이다. E-mail에서 회신을 선택하면 자동으로 생성된다.
(예) COST FOR MANDIBLE REDUCTION AND LIPOSUCTION

31) 한국 기준으로 오전 9시에서 오후 6시까지가 미국 캘리포니아 기준으로 오후 5시부터 새벽 2시까지에 해당된다.
각 국가별 시간 확인은 다음과 네이버에서 세계 시간으로 검색해도 되며, http://www.worldtimezone.com 등의 사이트를 통해서도 확인이 가능하다.

Kindest regards,

} 2줄

Mr.(Dr., Nurse) Gil Dong Hong
Medical Tour Coordinator(Doctor, Nurse)
ABC Clinic
Address
E-mail: fatherofsusie@hanmail.net
Tel.: +82-2-345-6789
Fax: +82-2-345-8910
Facebook:

〈Case〉 턱 아랫살 지방흡입술 범위 및 가격 문의

JOWL LIPOSUCTION COST

How much does jowl liposuction cost?

If I want to do mandible reduction, is it include jowl liposuction as well or price will be charge separately?

How long does it take for a 40 year old woman to recovery from the mandible reduction and jaw liposuction surgery?

} 2줄

Best regards,

} 2줄

Susie Maria Hans
4001 W.Garden Grove Blvd.
Orange, California
92868
United States of America

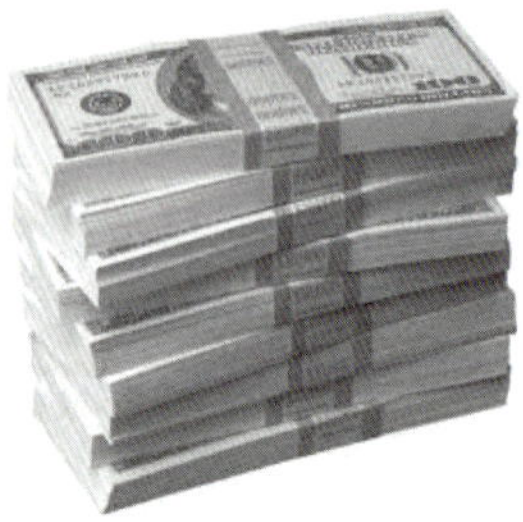

■ 답변

RE: JOWL LIPOSUCTION COST

Dear Susie Maria Hans,

} 1-2줄

Thanks for your inquiry regarding the jowl liposuction at ABC Clinic.

The cost of jowl liposuction is 1,500,000 Korean won, equal to about USD 1364 based on the currency rate of USD to Korean Won. As of today, one dollar is worth about 1100 Korean Won.

The cost of mandible reduction surgery is 5,000,000 Korean won, equal to about USD 4545.

The two surgery will be charged separately(individually).

The swelling and edema[32] will be subsided 70-80% within 2 weeks.

Then, after 2-3 months, remaining swelling will be subsided[33].

If you need further information about the liposuction, please free to contact me.

} 2줄

Yours sincerely,

} 2줄

Mr.(Dr., Nurse) Gil Dong Hong
Medical Tour Coordinator(Doctor, Nurse)
ABC Clinic
Address
E-mail: fatherofsusie@hanmail.net
Tel.: +82-2-345-6789
Fax: +82-2-345-8910
Facebook:

---

32) edema: 부종
- edema(부종): 국소적인 원인에 의해서라기보다는 어떠한 병리적인 원인이 있을 때 사용하는 용어이다. 예를 들어 신장이 안좋아서 생기는 전신적인 부종 혹은 유방암 수술로 인해 림프절이 제거되면서 생기는 임파부종 등이 여기에 속한다.
- swelling(종창): 국소적인 원인에 의해서 국소적으로, 일시적으로 생기는 붓기를 말한다. 예를 들어 타박으로 인한 붓기 혹은 오래 서있을 때 다리에서 발생되는 붓기 등이 여기에 속한다. 그러나 심한 타박이나 충격으로 인해서 조직 손상이 심하여 생기는 붓기의 경우 그 범위가 클 때는 edema라는 용어를 보편적으로 사용하고 있다.
- effusion(삼출): 일정 공간 안에 붓기가 있을 때 사용하는 용어이다. 예를 들어 무릎 관절에 붓기가 심하여 물이 찰 경우 이를 knee effusion이라고 한다. 혹은 늑막 안에 붓기가 심할 경우는 pleural effusion이라고 한다.

33) subside: 가라앉다.
remaining swelling: 남은 붓기
remaining swelling will be subsided.: 남아있는 붓기는 가라앉을 것이다.
= remaining swelling will be gone.
= remaining swelling will be reduced.
= remaining swelling will disappear.

〈Case〉 수술 일정 및 의료비 지불 방법

SCHEDULE AND PAYMENT METHOD
I would like to make a reservation for nose reshaping surgery.
I am not happy with the way my nose looks. My nose looks like a hawk's beak[34].
What date is avail in this September?

How long I should stay in Korea before going back by airplane?
I will book an air ticket according to your information.
How much is the accommodation that you provide?
I am a bit worried about the scar that might occur(remain).

What method of payment do you accept?
Do you accept credit card?
} 2줄
Best regards,
} 2줄
Susie Maria Hans
4001 W.Garden Grove Blvd.
Orange, California
92868
United States of America
Susie Maria Hans

■ 답변

RE: SCHEDULE AND PAYMENT METHOD
Dear Susie Maria Hans,
} 1-2줄

34) beak: 부리
hawk nose: 매부리코

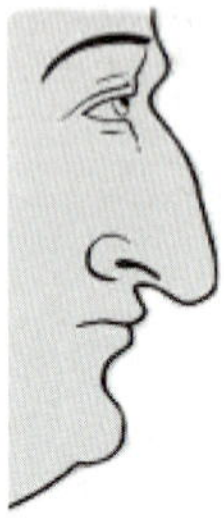

Thanks for your inquiry regarding the plastic surgery at ABC Clinic.

Please tell me when you want to have nose reshaping surgery performed(done).
Then, I can check the schedule.
I recommend that you stay in Korea at least 1 week.

I can recommend comfortable accommodations to you. The room rate is 110.000 Korean Won, equal to USD[35] 100 based on the currency rate of USD to Korean Won. As of today, one dollar is worth about 1100 Korean Won.
The price includes one night with breakfast. The hotel check-in time is 2:00 pm.

You do not need worry about the scar after surgery. It will disappear[36] within 6 months after surgery.
I can accept credit card for payment[37].

If you need further information about the plastic surgery, please free to contact me at fatherofsusie@hanmail.net.
} 2줄
Sincerely yours,
} 2줄
Mr.(Dr., Nurse) Gil Dong Hong
Medical Tour Coordinator(Doctor, Nurse)
ABC Clinic
Address
E-mail: fatherofsusie@hanmail.net
Tel.: +82-2-345-6789
Fax: +82-2-345-8910
Facebook:

35) USD 100 = 100 American dollars
36) scar will disappear: 상처가 사라질 것이다.
= scar will fade
37) I can accept credit card for payment.: 신용카드를 받는다.
= Payment by credit card is acceptable.
= You can pay the fee by credit card.

〈Case〉 분할 납부 문의

SURGERY PAY

I am 24 years old and my breasts are too small. I wear a pushup bra to make my breasts look bigger.

I want to have a breast augmentation surgery[38].

Can I pay in installments[39] after the surgery?

} 2줄

Best regards,

} 2줄

Susie Maria Hans

4001 W.Garden Grove Blvd.

Orange, California

92868

United States of America

■ 답변

RE: SURGERY PAY

Dear Susie Maria Hans,

} 1-2줄

Thanks for your inquiry regarding the plastic surgery at ABC Clinic.

ABC is proud of its highly skilled and well-experienced doctors who always do the

38) breast augmentation surgery: 가슴 확대 수술

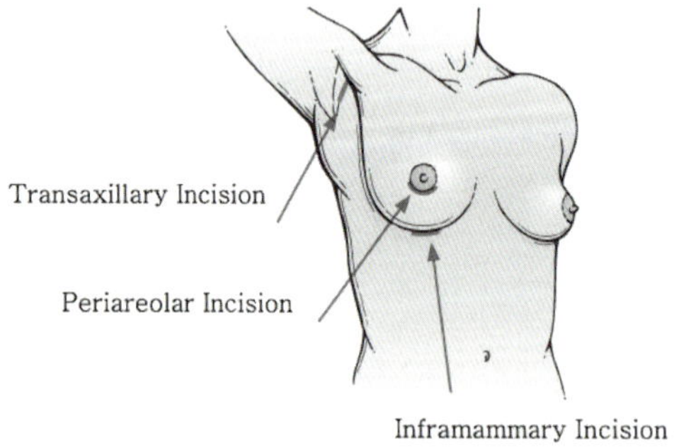

transaxillary incision: 겨드랑이 절개

periareolar incision: 유륜주위 절개

inframammary incision: 유방하(밑) 주름 절개

39) installments: 분할 상환

pay in installments: 분할해서 납부하다.

best to meet the needs of patients.

Patients are required to make the full payment before the surgery[40].
We do not accept the installments.

If you need further information about the plastic surgery, please free to contact me.
} 2줄
Sincerely yours,
} 2줄
Mr.(Dr., Nurse) Gil Dong Hong
Medical Tour Coordinator(Doctor, Nurse)
ABC Clinic
Address
E-mail: fatherofsusie@hanmail.net
Tel.: +82-2-345-6789
Fax: +82-2-345-8910
Facebook:

〈Case〉

SURGERY COST
I have had a herniated disc[41] problem for a long time, at least 2 and a half years.

It is very painful. I am aware there is a surgery that can fix the problem, but what I am wondering is how much it would cost.

40) Patients are required to make the full payment before the surgery.: 수술 이전에 완납하셔 합니다.
= Patients are required to complete the full payment before the surgery.
= Patients need to pay in advance before the surgery.
= Patients are required to pay in full in advance before the surgery.
= Full payments must be made prior to the surgery.

41) herniated disc: 추간판 탈출증

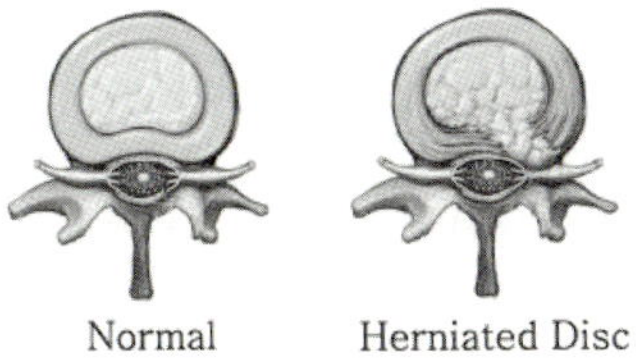

A herniated disc can cause low back pain, leg pain, and weakness in the lower part of the body.: 추간판 탈출증은 하반신 약화, 다리 통증, 등 아래 부분 통증의 원인이 된다.

} 2줄

Best regards,

} 2줄

Susie Maria Hans

4001 W.Garden Grove Blvd.

Orange, California

92868

United States of America

■ 답변

RE: SURGERY COST

Dear Susie Maria Hans,

} 1-2줄

Thanks for your inquiry regarding the herniated disc surgery at ABC Clinic.

The surgery price depends on various factors such as the condition of the patient as well as the procedure to be used,

The exact amount of cost can be determined[42] only after the consultation with the doctor.

ABC Clinic is one of the most respected and trusted clinic that performs the herniated disc surgery at a reasonable price.

If you need further information about the plastic surgery, please free to contact me at fatherofsusie@hanmail.net.

} 2줄

Sincerely yours,

} 2줄

Mr.(Dr., Nurse) Gil Dong Hong

Medical Tour Coordinator(Doctor, Nurse)

ABC Clinic

42) the exact costs can be determined: 정확한 비용이 결정되다.
= the exact costs can be calculated
= the exact costs can be decided
= the exact costs can be assessed

Address
E-mail: fatherofsusie@hanmail.net
Tel.: +82-2-345-6789
Fax: +82-2-345-8910
Facebook:

5-3 수술 방법

〈Case〉 턱 수술

MANDIBLE REDUCTION SURGERY
I do not think I have strong square jaw line, just excess[43] fat and enlarged masseter muscle[44].
If I am happy with the results of botox injection in narrowing my lower face.
Would masseter muscle reduction via surgery produce the same results? Or should I consider mandible reduction?

Is masseter muscle reduction a simple surgery?
Is the recovery much quicker than mandible reduction?

How much does it cost? What's the expected recovery period?
Can it be done with liposuction at the same time?
I need liposuction on cheeks and jawline[45].

43) excess: 초과한
Your excess baggage will be subject to a surcharge.: 초과된 수하물은 추가 비용이 발생된다.
44) masseter muscle: 교근

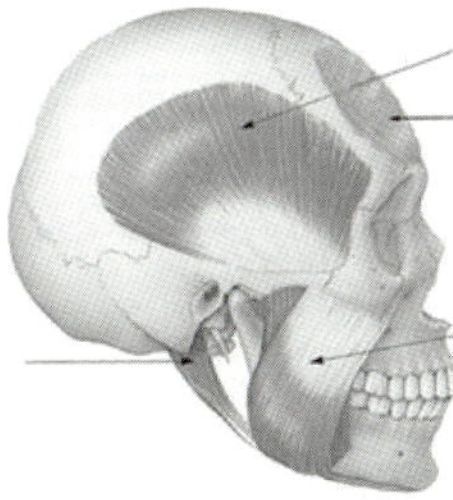

diagastric muscle: 악이복근
temporalis muscle: 측두근
frontalis muscle: 전두근
45) jawline: 아래턱의 윤곽

} 2줄

Best regards,

} 2줄

Susie Maria Hans

4001 W.Garden Grove Blvd.

Orange, California

92868

United States of America

■ 답변

RE: MANDIBLE REDUCTION SURGERY

Dear Susie Maria Hans,

} 1-2줄

Thanks for your interest in the plastic surgery at ABC Clinic.

If you satisfy the result after botox injection, you can satisfy the result after masseter muscle reduction surgery.

You can expect almost the same result.

I do(perform) masseter muscle reduction surgery via oral incision[46].

It is simple surgery. 70 to 80% of swelling[47] will subside within 2 weeks.

Liposuction can be done with masseter reduction surgery.

If you need further information about the plastic surgery, please free to contact me.

No question is ever too minor to ask, if there is anything you wish to know.

---

46) incision: 절개

oral incision: 구강 절개

47) swelling(종창): 국소적인 원인에 의해서 국소적으로, 일시적으로 생기는 붓기를 말한다. 예를 들어 타박으로 인한 붓기 혹은 오래 서있을 때 다리에서 발생되는 붓기 등이 여기에 속한다. 그러나 심한 타박이나 충격으로 인해서 조직 손상이 심하여 생기는 붓기의 경우 그 범위가 클 때는 edema라는 용어를 보편적으로 사용하고 있다.

- edema(부종): 국소적인 원인에 의해서 라기 보다는 어떠한 병리적인 원인이 있을 때 사용하는 용어이다. 예를 들어 신장이 나빠서 생기는 전신적인 부종 혹은 유방암 수술로 인해 림프절이 제거되면서 생기는 임파부종 등이 여기에 속한다.
- effusion(삼출): 일정 공간 안에 붓기가 있을 때 사용하는 용어이다. 예를 들어 무릎 관절에 붓기가 심하여 물이 찰 경우 이를 knee effusion이라고 한다. 혹은 늑막 안에 붓기가 심할 경우는 pleural effusion이라고 한다.

} 2줄

Yours sincerely,

} 2줄

Mr.(Dr., Nurse) Gil Dong Hong
Medical Tour Coordinator(Doctor, Nurse)
ABC Clinic
Address
E-mail: fatherofsusie@hanmail.net
Tel.: +82-2-345-6789
Fax: +82-2-345-8910
Facebook:

〈Case〉 턱 수술과 지방흡입술 수술

MANDIBLE REDUCTION SURGERY AND LIPOSUCTION

I have a lot of fat[48] on my face, even when I was normal weight. Now I am overweight so my face looks even fatter.

I want to have(get) a mandible reduction surgery done(performed), but due to the swelling, I wonder if you can do mandible reduction and liposuction together.

If it is not possible, which one should I do first?

After I have a liposuction done, then I have to wait 2 to 3 months for mandible reduction, or after I have a mandible reduction performed, then I have to wait 2 to 3 months for liposuction?

Also, where on the face for liposuction will be done?

Is the incision near the back of the ear? or Is the incision under the chin for neck liposuction?

} 2줄

Best regards,

} 2줄

Susie Maria Hans
4001 W.Garden Grove Blvd.
Orange, California

48) fat: 지방
remove fat: 지방을 제거하다.

92868
United States of America

■ 답변

RE: MANDIBLE REDUCTION SURGERY AND LIPOSUCTION
Dear Susie Maria Hans,
} 1-2줄
I would like to appreciate your choice of ABC Clinic regarding the surgery at ABC Clinic.

ABC Clinic provides the most advanced and comprehensive care for patients.

You can get a mandible reduction surgery and a liposuction performed(done) together.
For liposuction of jowl[49] area, between neck and chin, I incise[50] the back of the ear.

If you need further information about the liposuction, please don't hesitate to contact me at fatherofsusie@hanmail.net.
} 2줄
Honestly yours,
} 2줄
Mr.(Dr., Nurse) Gil Dong Hong
Medical Tour Coordinator(Doctor, Nurse)
ABC Clinic
Address
E-mail: fatherofsusie@hanmail.net
Tel.: +82-2-345-6789
Fax: +82-2-345-8910
Facebook:

49) jowl: 아래턱
50) incise: 절개하다.
After a gastroscopic test, the doctors decided to incise the malignant tumor. 내시경 검사 후에 의사들은 악성 종양을 제거하기로 결정했다.

〈Case〉 턱뼈의 재활용 여부

USE OF BONES
My chin looks too short. I want to have my chin augmented.
Can bones from cutting the mandible[51] be used to augment[52] the chin?
Do you need screws to fix the bones if you do(perform) chin augmentation surgery?
} 2줄
Best regards,
} 2줄
Susie Maria Hans
4001 W.Garden Grove Blvd.
Orange, California
92868
United States of America

■ 답변

RE: USE OF BONES
Dear Susie Maria Hans,
} 1-2줄
Thanks for your inquiry regarding the chin augmentation surgery at ABC Clinic.

We will do everything we can to provide you with the highest quality of care. Our highly qualified and well-trained surgeons and nurses, together with all of our hospital staffs, are dedicated to satisfy your medical needs.

In regards to your questions, fragments cut from the mandible can be used.
I use suture[53] material for fixation[54].

51) mandible: 하악골, 턱뼈
52) augment: 늘리다.
chin augment: 턱 확대

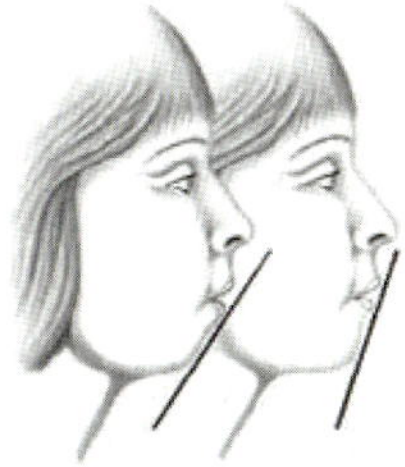

53) suture: 봉합

If you need further information about the chin augmentation, please don't hesitate to contact me.

} 2줄

Honestly yours,

} 2줄

Mr.(Dr., Nurse) Gil Dong Hong
Medical Tour Coordinator(Doctor, Nurse)
ABC Clinic
Address
E-mail: fatherofsusie@hanmail.net
Tel.: +82-2-345-6789
Fax: +82-2-345-8910
Facebook:

〈Case〉 사진을 보고 성형 수술 추천 문의

PHOTOS

I am from Singapore(Thailand) and I would love to have a surgery done(performed) by ABC Clinic when I am in Korea.

Please advise, from the attached pictures, what kind of surgery and the cost should I require to reshape my face.

I had been quite unhappy with it since it shows how wide my face is and I am kind of worried of a sagging face.

Thank you and awaiting for your response.

} 2줄

Susie Maria Hans
4001 W.Garden Grove Blvd.
Orange, California
92868
United States of America

It is important to keep the suture line as clean as possible.

54) fixation: 고정

■ 답변

RE: PHOTOS

First of all, we thank you for contacting ABC Clinic.

I recommend you V-line surgery and facial liposuction.

The costs for facial contouring surgeries are as the followings:

- Cheek bone reduction: 5,500,000 to 6,000,000 Korean Won
- Mandible reduction (Lower jaw angle reduction): 5,500,000 to 6,000,000 Korean Won
- V-line surgery (Lower jaw angle reduction plus Chin surgery): 8,500,000-9,000,000 Korean Won
- Chin surgery: 4,500,000 to 5,000,000 Korean Won
- Facial liposuction: 1,500,000 to 2,000,000 Korean Won each area

As of today, USD 1 is equal to 1,100 Korean Won.

All costs include charges for the surgery, pre-operative examinations, one night hospitalization, and post-operative swelling care programs.

If you are planning to have 2 or more surgeries done(performed) at once, some discounts may be possible but the exact costs will be determined[55] after the face-to-face consultation.

After the surgery, we recommend you to stay in Korea for at least 10-14 days. The oral stitches can be removed within 2 weeks after the surgery and most of the swelling and bruising will be reduced also within 2 weeks.

If this is too long for you, you may return to your home after a week and remove the stitches at a hospital nearby your home.

55) the exact costs will be determined: 정확한 비용이 결정되다.
= the exact costs will be calculated
= the exact costs will be decided
= the exact costs will be assessed

If you are planning to visit Korea, let me know the expected time arrival and I will make a reservation for your consultation and surgery.

} 2줄

Sincerely yours,

} 2줄

Mr.(Dr., Nurse) Gil Dong Hong
Medical Tour Coordinator(Doctor, Nurse)
ABC Clinic
Address
E-mail: fatherofsusie@hanmail.net
Tel.: +82-2-345-6789
Fax: +82-2-345-8910
Facebook:

〈Case〉 눈 수술

EYE SURGERY

I wanted my eye look bigger.

What is the price?

Do big eye operations include ptosis surgery, medial epicanthoplasty, lateral canthoplasty?

} 2줄

Best regards,

} 2줄

Susie Maria Hans
4001 W.Garden Grove Blvd.
Orange, California
92868
United States of America

■ 답변

RE: EYE SURGERY

Dear Susie Maria Hans,

} 1-2줄

Thanks for your inquiry regarding the cosmetic surgery at ABC Clinic.

The patient's comfort and safety is our highest priority.

Ptosis[56] surgery can make you open your eyes more.
The cost of ptosis surgery, medial epicanthoplasty[57], lateral canthoplasty[58] are 1,500,000, 1,000,000, 1,000,000 Korean Won respectively. As of today, one dollar is worth about 1100 Korean Won, based on the currency rate of USD to Korean Won.

If you have any other questions about the cosmetic surgery, please free to contact me at fatherofsusie@hanmail.net. No question is ever too minor to ask, if there is anything you wish to know.

} 2줄

Yours sincerely,

} 2줄

Mr.(Dr., Nurse) Gil Dong Hong
Medical Tour Coordinator(Doctor, Nurse)
ABC Clinic
Address
E-mail: fatherofsusie@hanmail.net
Tel.: +82-2-345-6789
Fax: +82-2-345-8910
Facebook:

〈Case〉 눈 수술

EYE SURGERY
I will be arriving at Seoul(Busan, Daegu, Daejeon, Jeju) on the 21st of June, (Year) and would like to visit your clinic.

What is the cost of hospital stay, just in case I need to stay after the surgery. I want to know how long I have to stay at the hospital to recover.

---

56) ptosis: 안검 하수증, 눈꺼풀 처짐

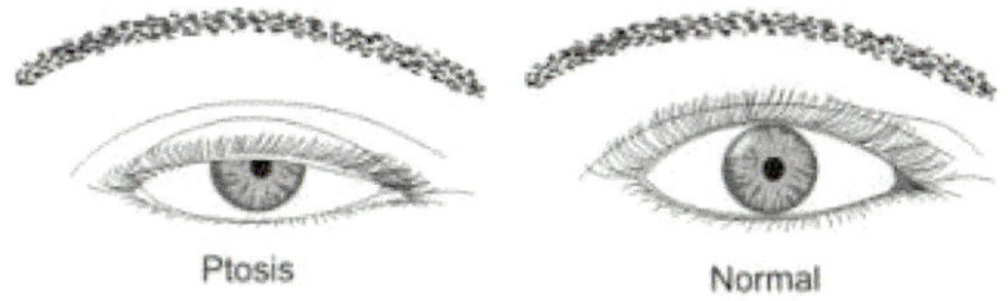

57) medial epicanthoplasty: 앞트임
58) lateral canthoplasty: 외안각 성형술, 뒤트임

I want to enhance double eyelid and barbie eye[59] lateral canthoplasty. I want to open my eyes bigger. Right now my double eyelid is covered by the meat of my eyelid. I always look swollen.

I have lots of baby fats[60] for my fat, very high cheek bones which I hope to make them smaller.

What about liposuction on the face as well as on the tummy? Will they sag after I do it? I have very saggy tummy due to child birth.

I have attached my photos. Do you think I can modify myself to look like (할리우드 배우 이름)? Since you have seen my picture, what are the surgery I need to do to achieve the look?

} 2줄

Best Regards,

} 2줄

Susie Maria Hans
4001 W.Garden Grove Blvd.
Orange, California
92868
United States of America

■ 답변

Dear Susie Maria Hans,

} 1-2줄

First of all, we thank you for contacting ABC Clinic.

The patient's comfort and safety is always our first concern.

---

59) barbie eye

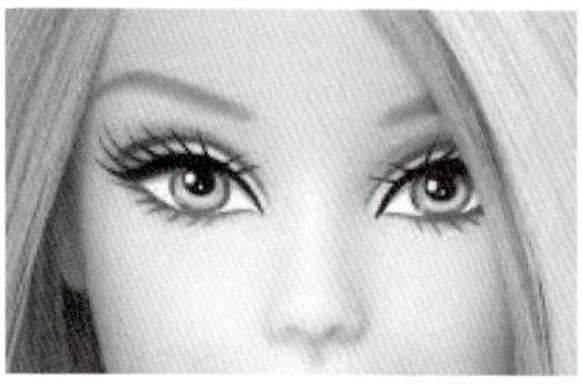

60) baby fat: 젖살

Regarding rhinoplasty and eye surgeries, you seem to need facial bone contouring, such as zygoma reduction and V-line surgery.

The costs for facial contouring surgeries are as the followings:
- Cheek bone reduction: 5,500,000-6,000,000 Korean Won
- V-line surgery (Lower jaw angle reduction plus Chin surgery): 8,500,000-9,000,000 Korean Won

As of today, USD 1 is equal to 1,100 Korean Won.

All costs include charges for the surgery and pre-operative examinations.
One night stay at the clinic, and post-operative swelling care programs.
The exact costs will be determined after you meet the doctor.

The costs for rhinoplasty is 3,500,000-5,000,000 Korean Won.
Eyelid surgery costs 1,500,000-3,000,000 Korean Won.
Laser assisted liposuction on the entire face is about 3,000,000 Korean Won.
Liposuction on the body is about 4,000,000 Korean Won for each area.

If you are considering to have 2 or more surgeries done(performed) at once, 10 to 20 percent discounts will be applied[61] but the exact costs will be determined after the face-to-face consultation.

After the surgery, we recommend you to stay in Korea for at least 10 to 14 days. The oral stitches can be removed within 2 weeks after the surgery and most of the swelling and bruising will be reduced also within 2 weeks.

If you are planning to visit Korea, let me know the expected time of arrival and I will make reservations for your consultation and surgery.

} 2줄

61) 10 to 20 percent discounts will be applied
= 10 to 20 percent discounts will be offered
= 10 to 20 percent discounts will be available
= 10 to 20 percent discounts will be granted
= 10 to 20 percent discounts will be deducted
= 10 to 20 percent discounts will be considered

Sincerely yours,

} 2줄

Mr.(Dr., Nurse) Gil Dong Hong

Medical Tour Coordinator(Doctor, Nurse)

ABC Clinic

Address

E-mail: fatherofsusie@hanmail.net

Tel.: +82-2-345-6789

Fax: +82-2-345-8910

Facebook:

〈Case〉 눈 수술 및 주름 제거

EYELID SURGERY

My name is Susie Maria from Malaysia, I have booked the air ticket to Korea from March 16th to March 21st.

I wanted to have eyelid surgery to make my eye looks bigger and no more wrinkles.[62)] I want to have a consultation[63)] when I arrive at Korea. Do I have sufficient time, if I only stay in Korea for approximately 4 days?

} 2줄

Best regards,

} 2줄

Susie Maria Hans

4001 W.Garden Grove Blvd.

Orange, California

92868

United States of America

Susie Maria Hans

■ 답변

RE: EYELID SURGERY

Dear Susie Maria Hans,

} 1-2줄

62) wrinkle: 주름
remove wrinkles: 주름을 제거하다.

63) consultation: 상담
have a consultation with a doctor: 의사와 상담하다.

Thanks for your interest in the plastic surgery at ABC Clinic.

Over the years, ABC Clinic has received many honors including recognition[64)] by Korea Global Healthcare Committee.
You can get the surgery performed(done) at the time you want.
Let me know at least one months before you leave your country.
I recommend you to stay in Korea for between 6 and 7 days.

If you need further information about the plastic surgery, please free to contact me.
No question is ever too minor to ask, if there is anything you wish to know.
} 2줄
Yours sincerely,
} 2줄
Mr.(Dr., Nurse) Gil Dong Hong
Medical Tour Coordinator(Doctor, Nurse)
ABC Clinic
Address
E-mail: fatherofsusie@hanmail.net
Tel.: +82-2-345-6789
Fax: +82-2-345-8910
Facebook:

〈Case〉 치아 스케일링

DENTAL SCALING
I had a dental scaling[65)] done(performed) last year.

64) recognition: 승인
65) dental scaling: 치아 스케일링 = teeth scaling

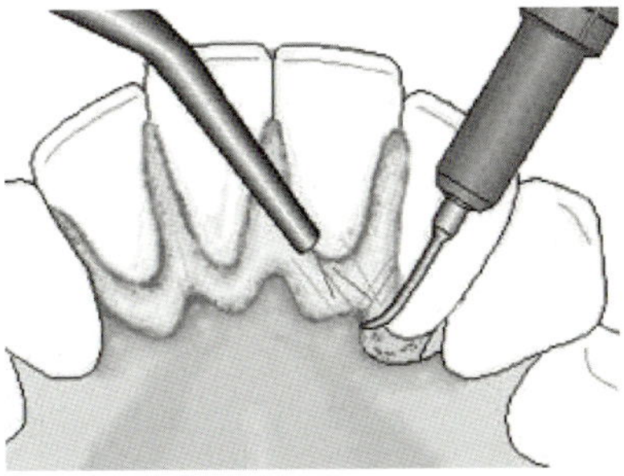

have a dental scaling done
= have my teeth scaled

How often should I have my teeth scaled?

} 2줄

Best regards,

} 2줄

Susie Maria Hans
4001 W.Garden Grove Blvd.
Orange, California
92868
United States of America

■ 답변

RE: DENTAL SCALING

Thank you very much for your interest in the teeth scaling ABC Clinic.

ABC Clinic has received many thank-you letters and cards cards over the years and would like to receive another from you.

Dental scaling is basically cleaning the plaque[66] off your teeth.

You are recommended to get a dental scaling done once every six months.
Even dental scaling done just once a year would be a powerful protective effect.
We will do our best to make you feel comfortable.

} 2줄

Sincerely yours,

} 2줄

Mr.(Dr., Nurse) Gil Dong Hong
Medical Tour Coordinator(Doctor, Nurse)
ABC Clinic

66) plaque: 치석 = dental plaque
have dental plaque removed: 치석을 제거하다.
tartar: 치석

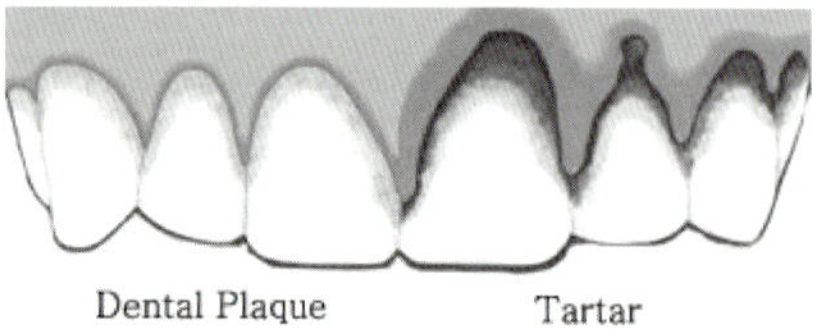

Address
E-mail: fatherofsusie@hanmail.net
Tel.: +82-2-345-6789
Fax: +82-2-345-8910
Facebook:

〈Case〉 돌출 입 교정수술

MOUTH PROTRUSION CORRECTION
I am interested in doing mouth protrusion[67] correction in Korea.
I would like to know the cost of this procedure.
} 2줄
Best regards,
} 2줄
Susie Maria Hans
4001 W.Garden Grove Blvd.
Orange, California
92868
United States of America

■ 답변

RE: MOUTH PROTRUSION CORRECTION
Dear Susie Maria Hans,
} 1-2줄
Thanks for your interest in the mouth protrusion correction at ABC Clinic.

Our highly qualified and experienced doctors always do their best to help you

67) mouth protrusion: 돌출 입 = protruding mouth

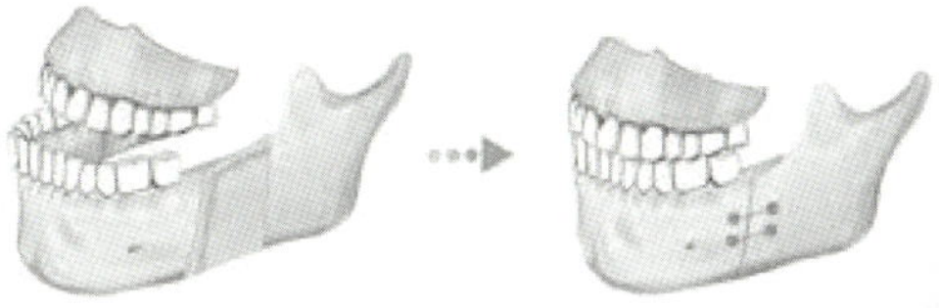

do mouth protrusion correction: 돌출된 입을 교정하다.
= have mouth protrusion correction
= have my protruding mouth corrected
= have mouth protrusion correction surgery performed(done)

achieve your lifestyle goals.

The cost of mouth protrusion surgery is 8,000,000 Korean Won. As of today, one dollar is worth about 1100 Korean Won, based on the currency rate of USD to Korean Won.

After surgery, you need orthodontic[68] treatment.

If you have any other questions regardiing the plastic surgery, please free to contact me at fatherofsusie@hanmail.net. No question is ever too minor to ask, if there is anything you wish to know.

} 2줄

Yours sincerely,

} 2줄

Mr.(Dr., Nurse) Gil Dong Hong
Medical Tour Coordinator(Doctor, Nurse)
ABC Clinic
Address
E-mail: fatherofsusie@hanmail.net
Tel.: +82-2-345-6789
Fax: +82-2-345-8910
Facebook:

〈Case〉 연성 섬유종 제거

REMOVAL OF SKIN TAGS

I have a big skin tag[69]. It bothers me. Some websites say to get rid of the skin tag by tying a thread around it, or using wart freeze[70].

68) orthodontic: 치열 교정의

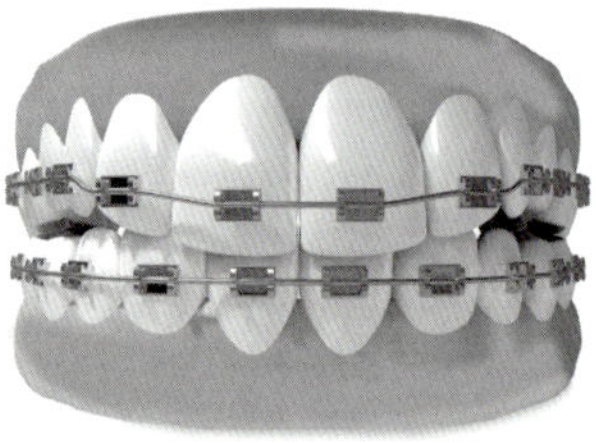

69) skin tag: 연성 섬유종

If you do it, what is involved and will it hurt?

} 2줄

Best regards,

} 2줄

Susie Maria Hans

4001 W.Garden Grove Blvd.

Orange, California

92868

United States of America

■ 답변

RE: REMOVAL OF SKIN TAGS

Dear Susie Maria Hans,

} 1-2줄

Thank you very much for contacting ABC Clinic.

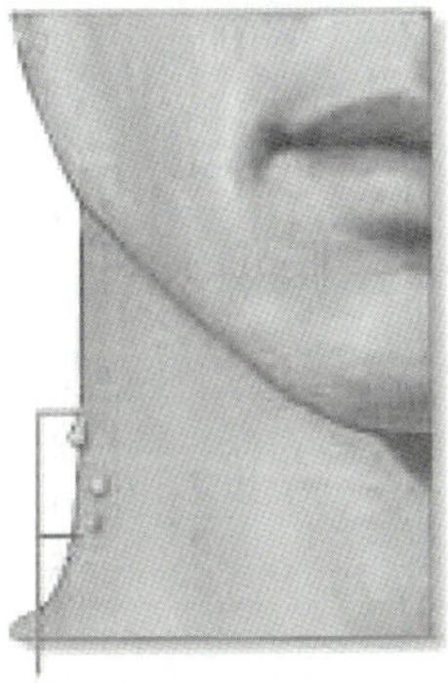

Skin tags

70) wart freeze: 사마귀 제거 제품 중 하나

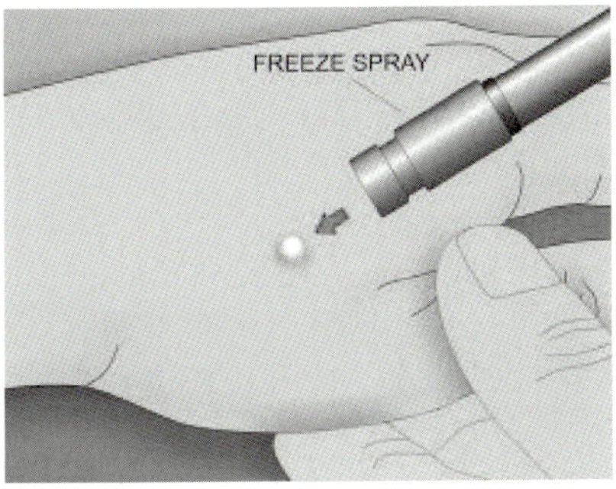

We have qualified and experienced doctors, skilled[71] in all aspects of skin care. Some skin tags have blood vessels so they will bleed and could become infected[72] if you use non-sterile equipment to remove them.

I can remove skin tags quickly and with very little discomfort[73] right in the clinic. I will snip the tag off with sharp, sterile[74] scissors or freeze or burn it with a special solution.

} 2줄

Faithfully yours,

} 2줄

Mr.(Dr., Nurse) Gil Dong Hong
Medical Tour Coordinator(Doctor, Nurse)
ABC Clinic
Address
E-mail: fatherofsusie@hanmail.net
Tel.: +82-2-345-6789
Fax: +82-2-345-8910
Facebook:

〈Case〉 습진 제거

REMOVAL OF ECZEMA

I've had bad eczema[75] for almost 4 years. My arms and hands are now scarred from scratching over the years and they look even worse when they get red and inflamed[76].

It looks really bad and it's embarrassing[77] beyond belief. Is there a safe way to get rid of the scars without causing further irritation[78]?

} 2줄

Best wishes,

---

71) be skilled in all aspects of skin care: 모든 피부관리에 능숙한
be professionally trained in all aspects of skin care: 모든 피부관리에 대한 교육을 받은
specialize in all aspects of skin care: 모든 피부관리에 전문적인
focus on all aspects of skin care: 모든 피부관리에 집중하는

72) infected: 감염된
A baby can also be infected by drinking an infected woman's breast milk.

73) with very little discomfort: 치료 중 불편함을 별로 느끼지 않게

74) sterile: 살균한

75) eczema: 습진

} 2줄

Susie Maria Hans

4001 W.Garden Grove Blvd.

Orange, California

92868

United States of America

■ 답변

RE: REMOVAL OF ECZEMA

You'll probably need a help to treat your scarring properly.

Our international standard doctors do their best to meet the patient's requirements.

I will be able to give you a prescription cream or ointment[79)] you can rub on your skin to help minimize scarring.

If the scarring is severe, I may suggest some other options such as laser resurfacing after examining your eczema. I don't recommend these options for everyone. It all depends on your eczema and the type of scarring.

} 2줄

Faithfully yours,

} 2줄

Mr.(Dr., Nurse) Gil Dong Hong

Medical Tour Coordinator(Doctor, Nurse)

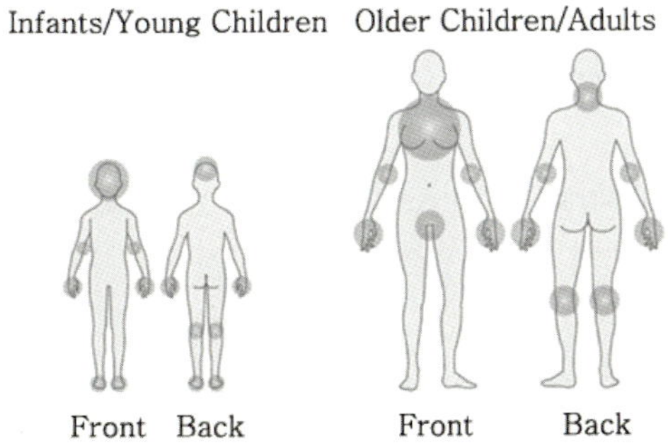

76) inflamed: 빨갛게 부은

77) embarrassing: 당혹스러운

78) irritation: 초조, 안절부절못함

79) ointment: 연고

ABC Clinic
Address
E-mail: fatherofsusie@hanmail.net
Tel.: +82-2-345-6789
Fax: +82-2-345-8910
Facebook:

〈Case〉 잔털 제거

REMOVAL OF HAIRS ON THE UPPER LIP
I have hairs on my upper lip. It is ruining my social life.

Is there a way to get rid of it permanently? I wax my upper lip but it's annoying to have to keep doing it.
} 2줄
Best wishes,
} 2줄
Susie Maria Hans
4001 W.Garden Grove Blvd.
Orange, California
92868
United States of America

■ 답변

RE: REMOVAL OF HAIRS ON THE UPPER LIP
Dear Susie Maria Hans,
} 1~2줄
First of all, we are very thankful for contacting ABC Clinic.

Our international standard doctors and well-trained nurses are ready to give excellent treatment for patients.

The only way to permanently eliminate unwanted hair is a process called electrolysis[80]. Electrolysis is performed by inserting a tiny needle into the hair follicle[81] and using

80) electrolysis: 전기분해 요법
81) hair follicle: 모낭

an electric current to kill the hair root.

Removing upper lip hairs may take a total of 2 to 5 hours over several visits.

In some cases, electrolysis can cause dry skin, scabs, scarring, enlarged pores[82], and swelling.

Hair can be removed semi-permanently[83] with laser hair removal.

} 2줄

Faithfully yours,

} 2줄

Mr.(Dr., Nurse) Gil Dong Hong
Medical Tour Coordinator(Doctor, Nurse)
ABC Clinic
Address
E-mail: fatherofsusie@hanmail.net
Tel.: +82-2-345-6789
Fax: +82-2-345-8910
Facebook:

〈Case〉 성형수술 효과 및 가격 문의

NOSE SURGERY
I have a bulbous[84] nose and I really want to change it.
How do you make a bulbous tip thinner?
How much does it cost?

} 2줄

Best regards,

} 2줄

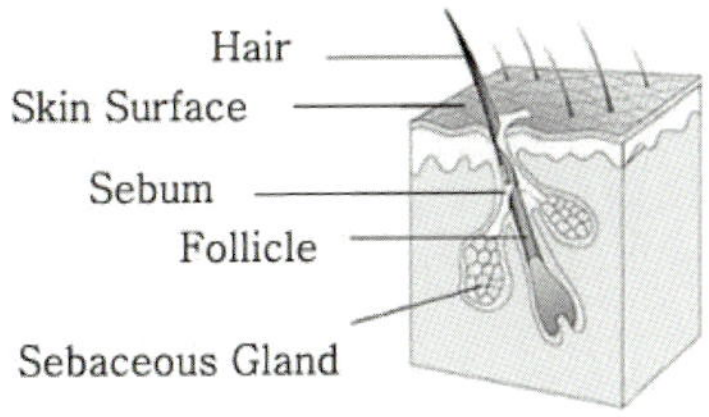

82) pore: 모공
83) semi-permanently: 반영구적으로
84) bulbous nose: 주먹코

Susie Maria Hans
4001 W.Garden Grove Blvd.
Orange, California
92868
United States of America

■ 답변

RE: NOSE SURGERY

Dear Susie Maria Hans,

} 1-2줄

First of all, we are very thankful for contacting ABC Clinic.

ABC Clinic will make every effort to provide reliable medical solution to you.

The cost of(for) rhinoplasty is 3,500,000 to 4,000,000 Korean Won.[85] As of today, one dollar is worth about 1100 Korean Won, based on the currency rate of USD to Korean Won.[86]

If you need further information about the plastic surgery, please free to contact me. Any questions from you are always welcome.

} 2줄

Honestly yours,

} 2줄

Mr.(Dr., Nurse) Gil Dong Hong

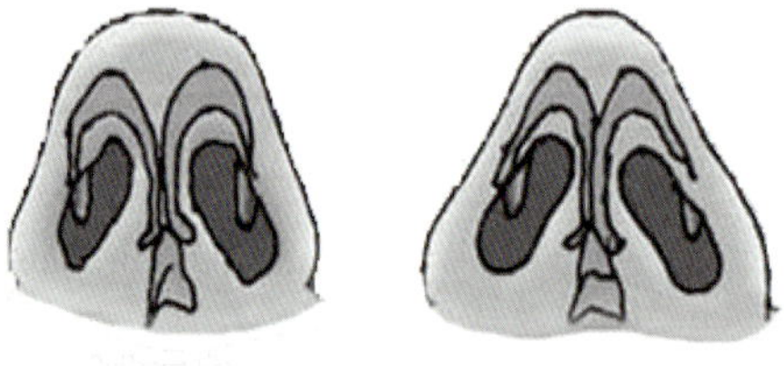

upturned nose: 들창코

85) The cost of(for) rhinoplasty is 3,500,000 to 4,000,000 Korean Won.
= The rhinoplasty costs 3,500,000 to 4,000,000 Korean Won.

86) As of today, one dollar is worth about 1100 Korean Won, based on the currency rate of USD to Korean Won.: 오늘 기준으로 원화와 달러의 환율에 근거해서 1달러는 약 1100원이다.
= As of today, one dollar is equal to about 1100 Korean Won, based on the currency rate of USD to Korean Won.

Medical Tour Coordinator(Doctor, Nurse)
ABC Clinic
Address
E-mail: fatherofsusie@hanmail.net
Tel.: +82-2-345-6789
Fax: +82-2-345-8910
Facebook:

〈Case〉 성형수술 종류 및 가격 문의

FACE LIFTING
I happen to see your website. I must say the before and after photos are really amazing.
I really want to remove face wrinkles.[87] I look older than my actual age.
What is S-lift?
And how much does it cost?

Thank you for your prompt[88] response in advance.
} 2줄
Best regards,
} 2줄
Susie Maria Hans
4001 W.Garden Grove Blvd.
Orange, California
92868
United States of America

■ 답변

RE: FACE LIFTING
Dear Susie Maria Hans,
} 1-2줄
First of all, we are very thankful for contacting ABC Clinic.

87) remove face wrinkles: 얼굴의 주름을 제거하다. =remove wrinkles on the face
88) prompt: 신속한
prompt response: 신속한 답변
expect a prompt response from you: 신속한 답변을 기대하다.

ABC Clinic will do the best to provide quality medical treatment to meet your needs.

S-lift[89] is a face lifting method using by small scalp[90] incision[91]. That is effective to lessen(reduce) sagging cheeks[92].
The cost of S lift is 3,500,000 Korean Won, equal to about USD 3200. As of today, one dollar is worth about 1100 Korean Won, based on the currency rate of USD to Korean Won.

89) S-lift

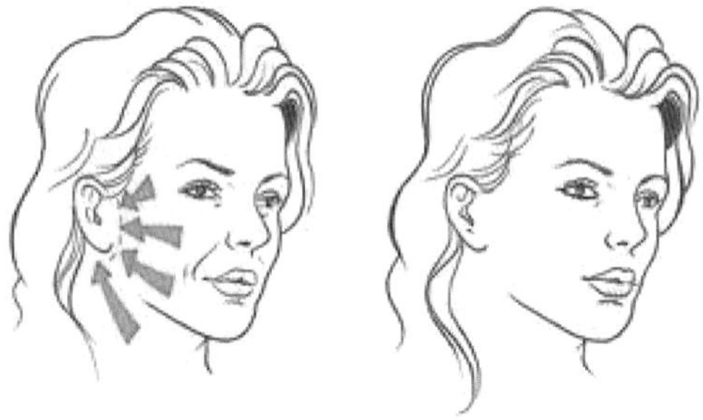

90) scalp: 두피, 머리 가죽
91) incision: 절개
scalp incision: 두피 절개

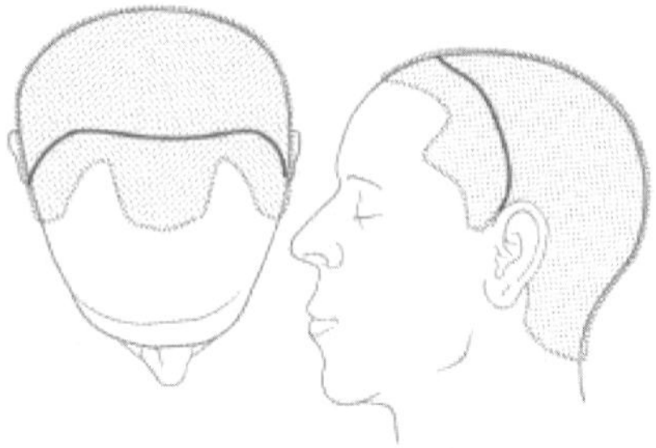

92) sagging cheek: 처진 볼

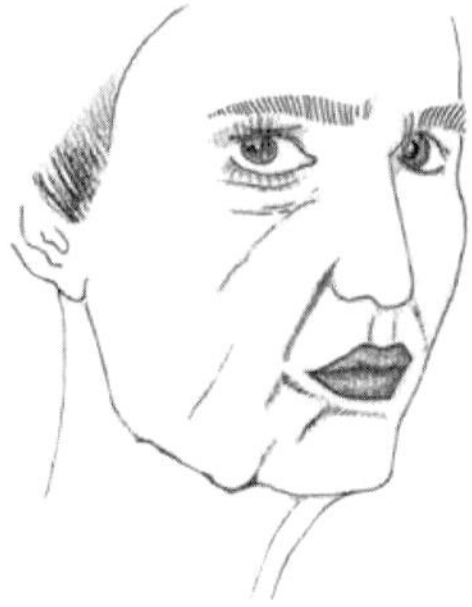

If you have any other questions about the plastic surgery, please free to contact me at fatherofsusie@hanmail.net. Any questions from you are always welcome.

} 2줄

Sincerely yours,

} 2줄

Mr.(Dr., Nurse) Gil Dong Hong
Medical Tour Coordinator(Doctor, Nurse)
ABC Clinic
Address
E-mail: fatherofsusie@hanmail.net
Tel.: +82-2-345-6789
Fax: +82-2-345-8910
Facebook:

〈Case〉 입술 지방 주입

FAT INJECTION ON THE LIP
My lips look unbalanced.
May I please know if you do(perform) fat transfer to the lips[93]?
If yes, can you please tell me the cost of only the upper lip fat injection.

Thank you very much

} 2줄

Best regards,

} 2줄

Susie Maria Hans
4001 W.Garden Grove Blvd.
Orange, California
92868
United States of America

■ 답변

RE: FAT INJECTION ON THE LIP
First of all, I want to express my appreciation to you for contacting ABC Clinic.

93) upper lip: 윗입술 = top lip
lower lip: 아랫입술 = bottom lip

We promise to do the best to meet your expectations.

We can do restylane injection for your lips to look plumper[94]. it costs 800,000 Korean Won per one shot. As of today, one dollar is worth about 1100 Korean Won.

} 2줄

Yours sincerely,

} 2줄

Mr.(Dr., Nurse) Gil Dong Hong
Medical Tour Coordinator(Doctor, Nurse)
ABC Clinic
Address
E-mail: fatherofsusie@hanmail.net
Tel.: +82-2-345-6789
Fax: +82-2-345-8910
Facebook:

〈Case〉 양악 수술 가격 문의

TWO JAW SURGERY
My cheeks are too wide and tend to make my face look like a square.
I would like to know if you do(perform) 2 jaw surgery.
I want to push the upper jaw out by around 5 mms and mandible reduction.
How much does it cost?

} 2줄

Best regards,

} 2줄

Susie Maria Hans
4001 W.Garden Grove Blvd.
Orange, California
92868
United States of America

94) plump: 포동포동한
for your lips to look plumper: 입술이 보다 통통하게 보이도록
for your lips to look bigger: 입술이 보다 크게 보이도록
for your lips to look natural: 입술이 자연스러운 모습으로 보이도록
for your lips to attractive: 입술이 매력적으로 보이도록

■ 답변

RE: TWO JAW SURGERY

Dear Susie Maria Hans,

} 1-2줄

Thanks for your interest in the plastic surgery at ABC Clinic.

Our goal is to surpass your expectations from the surgery.

The cost of two jaw surgery[95] is 13,000,000 Korean Won. As of today, one dollar is worth about 1100 Korean Won, based on the currency rate of USD to Korean Won.

We will do our absolute best to surpass[96] your expectations.

If you need further information about the plastic surgery, please free to contact me.

No question is ever too minor to ask, if there is anything you wish to know.[97]

} 2줄

Honestly yours,

} 2줄

Mr.(Dr., Nurse) Gil Dong Hong

Medical Tour Coordinator(Doctor, Nurse)

ABC Clinic

Address

---

95) 2 jaw surgery: 양악수술

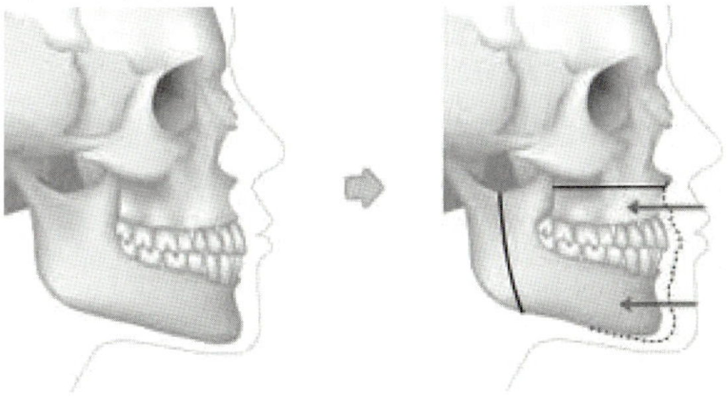

96) surpass: 넘어서다. 초과하다.

surpass your expectations: 기대를 넘다.

surpass your needs: 요구를 넘다.

surpass your needs and expectations: 요구와 기대를 넘다.

We will do our absolute best to surpass(exceed) your expectations.: 귀하가 기대하는 그 이상을 얻기 위해서 우리는 정말 최선을 다할 것입니다.

97) No question is ever too minor to ask, if there is anything you wish to know.: 귀하께서 궁금하시다면 여쭈어 보기에 사소한 질문은 없습니다.

E-mail: fatherofsusie@hanmail.net
Tel.: +82-2-345-6789
Fax: +82-2-345-8910
Facebook:

〈Case〉 사진으로 불충분하고 검사가 필요

2 JAW SURGERY AND V LINE
I am attaching some pictures of my face.
May I know the procedures, the cost of the surgeries, the period of time I need to stay in Korea after the surgery?
} 2줄
Best regards,
} 2줄
Susie Maria Hans
4001 W.Garden Grove Blvd.
Orange, California
92868
United States of America

■ 답변

RE: 2 JAW SURGERY AND V LINE
Dear Susie Maria Hans,
} 1~2줄
Thanks for your inquiries regarding 2 jaw surgery and V line.

Our pride is our doctors doing their best to surpass the patient's needs.

Judging from those pictures you sent to us, we are not sure you need 2 jaw surgery and V line or not.
You need further examination to determine whether you need 2 jaw surgery and V line or not.
Please make a consultation with the doctor first.

We suggest you to have a V Line surgery and zygoma reduction done(performed) to make your face slimmer.
} 2줄

Yours sincerely,
} 2줄
Mr.(Dr., Nurse) Gil Dong Hong
Medical Tour Coordinator(Doctor, Nurse)
ABC Clinic
Address
E-mail: fatherofsusie@hanmail.net
Tel.: +82-2-345-6789
Fax: +82-2-345-8910
Facebook:

〈Case〉 수술 전 · 후 사진

PHOTOS
I am interested in a surgery and I am trying to choose the right clinic.

I have seen the before and after pictures on your website but I would like to see more. Do you have more at the clinic if I come in person for consultation?

Thank you.
} 2줄
Susie Maria Hans
4001 W.Garden Grove Blvd.
Orange, California
92868
United States of America

■ 답변

RE: PHOTOS
Dear Susie Maria Hans,
} 1~2줄
Thanks for contacting ABC Clinic.

We have performed successful surgeries in the last 15(several) years.

If you visit our hospital and have a consultation you can see more before-and-after photos.

} 2줄

Sincerely yours,

} 2줄

Mr.(Dr., Nurse) Gil Dong Hong

Medical Tour Coordinator(Doctor, Nurse)

Address

E-mail: fatherofsusie@hanmail.net

Tel.: +82-2-345-6789

Fax: +82-2-345-8910

Facebook:

〈Case〉 가슴 성형수술 상담을 위한 사진 발송 방법

PHOTOS

I have small breasts.

I want to have a breast augmentation[98] surgery done(performed) in Korea.

What kind of photos[99] should I take?

98) breast augmentation: 가슴 확대
= breast enhancement

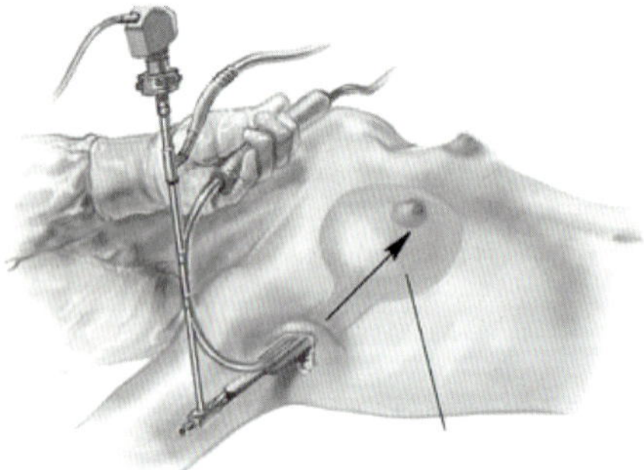

99) 환자의 사진 이용
환자의 시술 전후 사진이 신체 일부만을 노출하고 있고 눈 부분을 가리고 있다 하더라도 경우에 따라서는 특정 개인을 식별할 가능성이 있으므로 개인정보 보호법에 따라 정보 주체(환자)의 동의를 받은 후 게시하여야 한다.
시술 전후 사진이 신체 일부만을 노출하고 있고 눈 부분을 가리고 있다고 해도 경우에 따라서는 특정 개인을 식별할 가능성이 있을 수 있기 때문에 개인정보 보호법의 적용이 될 수 있다. 또한 시술 전후사진으로 전혀 개인이 식별되지 않는다 하더라도, 시술 사진 그 자체로 의료법 제21조에 따른 진료기록 등의 일부를 구성할 수도 있으므로, 정보주체(환자) 본인의 동의를 받아 공개·열람 여부를 결정하는 것은 당연하다.
환자의 시술 전후 사진을 홈페이지에 게시할 때에는 수집·이용에 관한 사항을 고지하고 정보주체의 동의를 받는 등 개인정보 보호법의 제반 조치를 준수해야 한다.

How can I send photos to you to discuss about my expectations from the plastic surgery.

} 2줄

Best regards,

} 2줄

Susie Maria Hans
4001 W.Garden Grove Blvd.
Orange, California
92868
United States of America

■ 답변

RE: PHOTOS

Dear Susie Maria Hans,

} 1-2줄

Thanks for your questions about plastic surgery at ABC Clinic.

All the qualified and experienced doctors in ABC Clinic do their best to meet your expectations and requirements.

It is helpful for you to forward photographs before the appointment. Doctors will be better able to discuss with you what your possible options are for treatment. It may be that in addition to breast enhancement, you may benefit from a breast lift.

You are welcome to send digital photos by e-mail to me at fatherofsusie@hanmail.net.

Please do not send images from camera phones. These are typically difficult to interpret[100] and are of a lower image quality.

의료법 제21조 (기록 열람 등)
① 의료인이나 의료기관 종사자는 환자가 아닌 다른 사람에게 환자에 관한 기록을 열람하게 하거나 그 사본을 내주는 등 내용을 확인할 수 있게 하여서는 아니 된다.
② 제1항에도 불구하고 의료인이나 의료기관 종사자는 다음 각 호의 어느 하나에 해당하면 그 기록을 열람하게 하거나 그 사본을 교부하는 등 그 내용을 확인할 수 있게 하여야 한다. 다만, 의사·치과의사 또는 한의사가 환자의 진료를 위하여 불가피하다고 인정한 경우에는 그러하지 아니하다.

100) interpret: 해석하다. 이해하다.

When your photo is formatted as a .jpeg, the file name will have .jpeg or .jpg at the end of the photo name (example: breastphoto.jpg).

Do not put your name in the file name for your privacy. Compressing[101] or zipping photos is helpful and will allow faster uploading and downloading. It may require that you send images individually in separate e-mails.

What views for breast photos you should take?
We need 4 views:

- from the front with your arms down
- from the front with your arms comfortably behind your head
- from the right side with your arms down
- from the left side with your arms down

Body photos must reflect[102] your muscles in their relaxed state.
Abdominal photos should show area from the mid-breast to pubic bone[103]. Please wear underwear low so existing scars can be seen.
Back photos should show area from the top of the shoulders to the tailbone[104].
Hip and buttock photos should show area from waist to knee.
Upper thigh photos should show area from mid-hip to just below knees.

Privacy Statement
Any photos forwarded to ABC Plastic Surgery Clinic are solely[105] for consultation purposes.

A copy of this consent is contained in the'.pdf' file.

If you have any questions about this process, please do not hesitate to contact our office by phone at 82-2-345-6789 or by e-mail at fatherofsuise@hanmail.net.
} 2줄
Yours sincerely,
} 2줄

101) compress: 압축하다.
102) reflect: 반영하다.
103) pubic bone: 치골
104) tailbone: 미골
105) solely: 오로지, 오직

Mr.(Dr., Nurse) Gil Dong Hong
Medical Tour Coordinator(Doctor, Nurse)
ABC Clinic
Address
E-mail: fatherofsusie@hanmail.net
Tel.: +82-2-345-6789
Fax: +82-2-345-8910
Facebook:

〈Case〉 보톡스 시술

BOTOX
I am almost 37 years old.
I don't like the frown lines between the eyebrows.
Is botox a good option?
I am wondering if botox actually gets rid of lines, or does it simply make the lines less noticeable[106].
} 2줄
Best wishes
} 2줄
Susie Maria Hans
4001 W.Garden Grove Blvd.
Orange, California
92868
United States of America

■ 답변

RE: BOTOX
Dear Susie Maria Hans,
} 1-2줄
Thank you very much for your inquiry regarding botox injection[107].

All the qualified and experienced doctors in ABC Clinic strive their best to meet your expectations and requirements.

106) noticeable: 눈에 띄는, 두드러진
107) botox injection: 보톡스 주사

Botox injection will give you an amazing effect on your face.
Botox effects last between 3 to 6 months and the duration is affected by the dose of botox that was injected.

Our goal is to exceed your expectations throughout your experience in ABC Clinic.[108]
If you need further information about botox injection, please free to contact me.
} 2줄
Honestly yours,
} 2줄
Mr.(Dr., Nurse) Gil Dong Hong
Medical Tour Coordinator(Doctor, Nurse)
ABC Clinic
Address
E-mail: fatherofsusie@hanmail.net
Tel.: +82-2-345-6789
Fax: +82-2-345-8910
Facebook:

〈Case〉 보톡스 시술

BOTOX
I am a 45 years old female. I want to get botox injected as a preventive treatment for wrinkles on my forehead and in between my eyebrow.
On average how many units would that be?

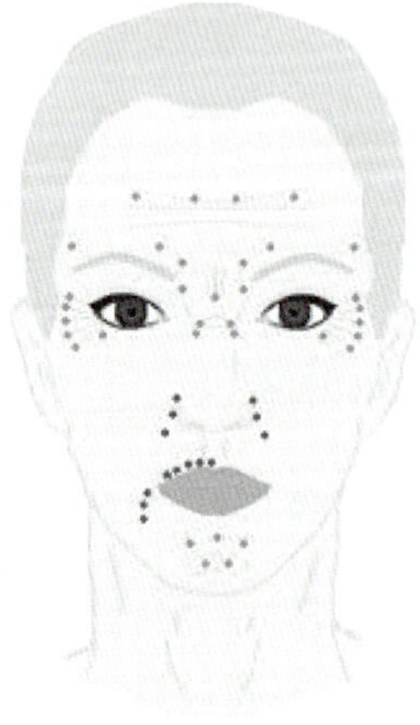

108) Our goal is to exceed your expectations throughout your experience in ABC Clinic.: 우리의 목표는 귀가께서 저희 ABC병원에서의 수술 경험을 통해 기대하는 그 이상을 뛰어넘는 것입니다.

} 2줄

Best wishes

} 2줄

Susie Maria Hans
4001 W.Garden Grove Blvd.
Orange, California
92868
United States of America

■ 답변

RE: BOTOX

Dear Susie Maria Hans,

} 1-2줄

Thanks for your inquiry regarding the cosmetic surgery at ABC Clinic.

It is really hard to say exactly how many units[109] you will need, because the amount(number) of units depends on how severe the winkles are.
It usually takes 20 to 30 units of botox for the glabella[110](area between your eyebrow) and at least 10 to 20 units for the forehead.

} 2줄

Honestly yours,

} 2줄

Mr.(Dr., Nurse) Gil Dong Hong

---

109) units of Botox: 보톡스 맞는 주사 수 = shots of Botox
110) glabella: 미간 = glabella frown lines

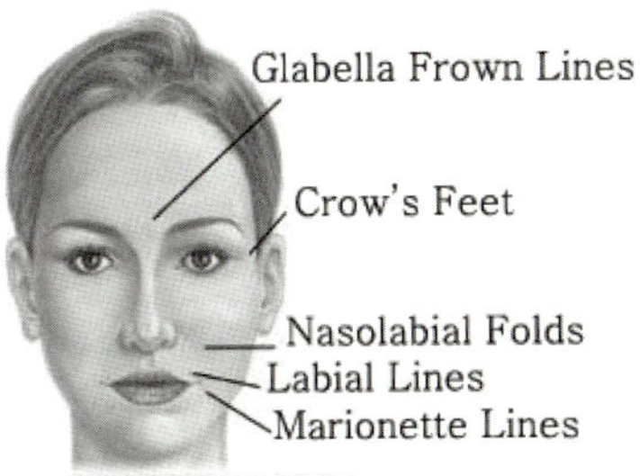

crow's feet: 눈가의 잔주름
nasolabial folds: 팔자주름, 코 옆주름
labial lines: 입술 옆 주름
marionette lines: 처진 입꼬리 주름

Medical Tour Coordinator(Doctor, Nurse)
ABC Clinic
Address
E-mail: fatherofsusie@hanmail.net
Tel.: +82-2-345-6789
Fax: +82-2-345-8910
Facebook:

5-4 수술 전의 걱정

〈Case〉 수술 전에 수술 결과에 대한 걱정

SURGERY RESULT
I want to have a plastic surgery done(performed) in Korea.
What kind of doctors do you have?
I am worried about the unsatisfactory result in the surgery?
} 2줄
Best regards,
} 2줄
Susie Maria Hans
4001 W.Garden Grove Blvd.
Orange, California
92868
United States of America

■ 답변

RE: SURGERY RESULT
} 1~2줄
Thank you for contacting ABC Clinic regarding the plastic surgery.

All the doctors in ABC Clinic are always making theirs best efforts to produce satisfactory surgery results with little to no complications; however, surgeries do not always end with perfect results due to patients' differing lifestyles, genetic and hereditary[111] factors and skin conditions, etc.

When surgery complications[112] arise and corrections are needed, we will not cover any of the costs for these restorative[113] surgeries. We will also not refund any of the initial surgery fees in these situations.

If you have any other questions, please free to contact me.

} 2줄

Sincerely yours,

} 2줄

Mr.(Dr., Nurse) Gil Dong Hong
Medical Tour Coordinator(Doctor, Nurse)
ABC Clinic
Address
E-mail: fatherofsusie@hanmail.net
Tel.: +82-2-345-6789
Fax: +82-2-345-8910
Facebook:

〈Case〉 수술 전에 수술 결과에 대한 걱정

SURGERY RESULT

I am considering to have a plastic surgery done(perform) at ABC Clinic.

About 2 years ago, I had a plastic surgery done(performed) in Thailand; however the result was not so good as I had expected.

I am nervous about the surgery in Korea.

} 2줄

Best regards,

} 2줄

Susie Maria Hans
4001 W.Garden Grove Blvd.
Orange, California
92868
United States of America

111) genetic: 유전의
hereditary: 유전성의
genetic and hereditary factors: 유전적인 요인

112) complications: 합병증

113) restorative: 회복의, 복구의

■ 답변

RE: SURGERY RESULT

} 1~2줄

Thank you very much for your trust on ABC Clinic.

It is natural for you to be worried about the surgery, especially because you had a bad experience with the previous surgery.

All surgeries have a risk. This is the reason why you need the most experienced and trusted doctors in the plastic surgery.

Scars are most noticeable 2 to 3 weeks following[114] the surgery and usually fade[115] substantially over the next 3 to 4 week even without further treatment.

Please stay in Korea at least 2 weeks after the surgery in order for the surgeons to care for you until you completely heal from the surgery.

If you have any other questions, please free to contact me.

} 2줄

Sincerely yours,

} 2줄

Mr.(Dr., Nurse) Gil Dong Hong

Medical Tour Coordinator(Doctor, Nurse)

ABC Clinic

Address

E-mail: fatherofsusie@hanmail.net

Tel.: +82-2-345-6789

Fax: +82-2-345-8910

Facebook:

114) following the surgery: 수술 후에
= after the surgery
prior to the surgery: 수술 전에
= before the surgery

115) fade: 사라지다.

〈Case〉 성형수술 효과

SMALLER FACE

The pictures on your web site before and after are real?

How can you make faces so small and reduce so much of bone?

Is it the same effect on everyone? Or it depends?

} 2줄

Best regards,

} 2줄

Susie Maria Hans

4001 W.Garden Grove Blvd.

Orange, California

92868

United States of America

■ 답변

RE: SMALLER FACE

Dear Susie Maria Hans,

} 1-2줄

Thanks for your interest in the plastic surgery at ABC Clinic.

We emphasize[116] personal attention and personalized treatment to meet the patient's needs.

Those photos on the web site are real and authorized for use online.

I am proud that every client of ABC Clinic can have smaller face after the surgery.

We specialize in advanced surgical methods for the mouth, face and jaws, and make every effort(attempt) to exceed your expectations through exceptional treatment.[117]

---

116) emphasize personal attention and personalized treatment: 개인별 관심과 치료를 강조하다.
focus on personal attention and personalized treatment: 개인별 관심과 치료에 집중하다.
Patients will get the personal attention and personalized treatment.: 환자들은 개인별 관심과 치료를 받을 것입니다.
= Patients will receive the personal attention and personalized treatment.

117) We specialize in advanced surgical methods for the mouth, face and jaws, and make every effort (attempt) to exceed your expectations through exceptional treatment.: 저희는 입, 얼굴, 턱에서 앞선 수술 기법 전문병원입니다. 저희는 뛰어난 치료를 통해서 귀하의 기대를 뛰어넘기 위해 최선을 다할 것입니다.

If you have any other questions regarding the plastic surgery, please free to contact me at fatherofsusie@hanmail.net.

} 2줄

Sincerely yours,

} 2줄

Mr.(Dr., Nurse) Gil Dong Hong
Medical Tour Coordinator(Doctor, Nurse)
ABC Clinic
Address
E-mail: fatherofsusie@hanmail.net
Tel.: +82-2-345-6789
Fax: +82-2-345-8910
Facebook:

5-5 회복

〈Case〉 턱 수술 회복 기간

RECOVERY
I want to make my face look smaller and rounder.
How can I make an appointment for the 2 jaw surgery and would it be OK just to stay 20 days for the recovery?

} 2줄

Best regards,

} 2줄

Susie Maria Hans
4001 W.Garden Grove Blvd.
Orange, California
92868
United States of America

▪ 답변

RE: RECOVERY
Dear Susie Maria Hans,

} 1-2줄

Please let me know the possible date to visit Korea.
From December to February is the high season in Korea.[118)]
In order to confirm your reservation, a full payment is required.

The 2 jaw surgery needs at least 4 weeks in Korea for recovery.
Could you please stay more?

〈Case〉 연령에 따른 턱 수술 회복 기간

RECOVERY TIME FROM SURGERY
I am thinking of getting a jaw reduction surgery done(performed).
I came across your website while I was looking for the most experienced surgeons in the jaw surgery.
How long does jaw reduction surgery take to recover for 20 year old and 40 year old person?
} 2줄
Sincerely yours,
} 2줄
Susie Maria Hans
4001 W.Garden Grove Blvd.
Orange, California
92868
United States of America

■ 답변

RE: RECOVERY TIME FROM SURGERY
Dear Susie Maria Hans,
} 1-2줄
Thanks for your inquiry regarding the recovery time from the cosmetic surgery.

---

118) From December to February is the high season in Korea.: 12월과 2월 사이가 성수기이다.
= From December to February is the busiest season in Korea.
= From December to February is the peak season in Korea.
From December to February is the high season for cosmetic surgery.: 12월과 2월 사이가 성형 수술 성수기이다.
= From December to February is the high season for plastic surgery.

The time to recover for 20 year old and 40 year old persons are 1-2 weeks and 2-3 weeks respectively.[119)]

Our focus on patient safety, pain management, and employing the most well-trained doctors is designed to exceed your expectations.[120)]

If you have any other questions about the jaw reduction surgery, please free to contact me at fatherofsusie@hanmail.net.

} 2줄

Honestly yours,

} 2줄

Mr.(Dr., Nurse) Gil Dong Hong
Medical Tour Coordinator(Doctor, Nurse)
ABC Clinic
Address
E-mail: fatherofsusie@hanmail.net
Tel.: +82-2-345-6789
Fax: +82-2-345-8910
Facebook:

〈Case〉 코 수술 회복 기간

RECOVERY TIME FROM SURGERY

I have heard a lot about your hospital and I would like to have a rhinoplasty[121)] surgery done(performed) at your hospital.

I want to know how long it takes to recover fully from a rhinoplasty.

I am trying to figure out how many days I need to take off.

} 2줄

Yours sincerely,

} 2줄

---

119) The time to recover for 20 year old persons is 1-2 weeks.: 20살 여성은 회복하는 데 1-2 정도 소요된다.
= The expected recovery time for the 20s is about 1 to 2 weeks.

120) Our focus on patient safety, pain management, and employing the most well-trained doctors is designed to exceed your expectations.: 저희 병원에서 숙련된 의사를 고용하고 환자의 안전과 통증관리에 중점을 두는 것은 귀하의 기대 이상을 넘기 위해서입니다.

121) rhinoplasty: 코 수술

Susie Maria Hans
4001 W.Garden Grove Blvd.
Orange, California
92868
United States of America

■ 답변

RE: RECOVERY TIME FROM SURGERY

Dear Susic Maria Hans,

} 1-2줄

Thank you very much for your inquiry regarding the recovery time from the rhinoplasty surgery.

It depends on and differs from person to person. It could be as little as 7 days or as long as a month.

Bruising usually disappears within 7 to 14 days. Your nose might still be visibly swollen for up to a month. Almost 95% of the swelling disappears within the first month to two months.

Our doctors will make every effort to minimize the size of incision[122]. Small wounds mean less pain and less risk of infection[123], more rapid discharge[124] from the hospital. You will recover from the surgery more quickly.

} 2줄

Honestly yours,

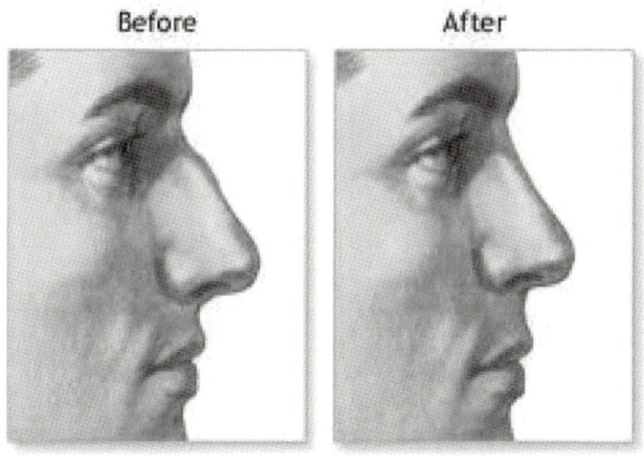

122) incision: 절개
123) infection: 감염
124) discharge: 퇴원

} 2줄

Mr.(Dr., Nurse) Gil Dong Hong
Medical Tour Coordinator(Doctor, Nurse)
ABC Clinic
Address
E-mail: fatherofsusie@hanmail.net
Tel.: +82-2-345-6789
Fax: +82-2-345-8910
Facebook:

〈Case〉 지방흡입술 수술 가격 포함 범위 및 회복 기간

LIPOSUCTION COST AND RECOVERY TIME FROM SURGERY
My lower jaw looks like it goes out more than the upper one.
If I want to do mandible reduction, does it include liposuction as well or price will be charge separately?
How long does it take for a 40 age woman to recovery under mandible reduction and liposuction of jaw ?
} 2줄
Best regards,
} 2줄
Susie Maria Hans
4001 W.Garden Grove Blvd.
Orange, California
92868
United States of America

■ 답변

RE: LIPOSUCTION COST AND RECOVERY TIME FROM SURGERY
Dear Susie Maria Hans,
} 1-2줄
Thanks for your inquiry regarding the liposuction as well as the recovery time from the plastic surgery.

The two surgery will be charged individually.
The swelling and edema will be subsided 70-80% within 2 weeks.
Then, after 2-3 months, remain swelling will be subsided.

We look forward to the opportunity to provide you with a surgical experience which will exceed your expectations.125)

} 2줄

Honestly yours,

} 2줄

Mr.(Dr., Nurse) Gil Dong Hong

Medical Tour Coordinator(Doctor, Nurse)

ABC Clinic

Address

E-mail: fatherofsusie@hanmail.net

Tel.: +82-2-345-6789

Fax: +82-2-345-8910

Facebook:

〈Case〉 성형수술 회복 기간

RECOVERY TIME FROM SURGERY

I have searched for two jaw surgery and come across to your website.

What is recovery time for two jaw surgery?126)

Could you please describe briefly how the recovery will go?

Do you tie jaws after surgery?

Can I eat, talk, open mouth after surgery?

} 2줄

Best regards,

} 2줄

Susie Maria Hans

4001 W.Garden Grove Blvd.

Orange, California

92868

United States of America

125) We look forward to the opportunity to provide you with a surgical experience which will exceed your expectations.: 귀하께서 기대하는 그 이상을 수술에서 얻으실 수 있을 수 있는 기회를 드리고 싶습니다.

126) What is recovery time for two jaw surgery?: 양악 수술 후의 회복 기간은 어느 정도인가요? How long doest it take to recover from two jaw surgery?

■ 답변

RE: RECOVERY TIME FROM SURGERY

Dear Susie Maria Hans,

} 1-2줄

Thanks for your inquiry regarding the recovery time from the plastic surgery.

After two jaw surgery, you need to rest for 1 week at least. Taking a rest for 2 weeks is much better.

After surgery, within 1 week, the 70 to 80 percentage of swelling will be gone.

It is difficult to put a percentage on the exact amount of swelling that remains within two weeks.

The rest 20-30% of swelling will be gone within 2 to 3 months.

I usually do not tie. but if masseter[127] and other muscle is strong, tie is needed.

On 2 weeks after surgery, you need to eat liquid diet.

On next 2 weeks, you need to eat semisolid[128] diet.

After surgery, you can talk and you can open, but not the same before surgery in recovery time.

You can expect nothing short of exceptional care and results that will surpass your expectations.[129]

127) masseter: 교근

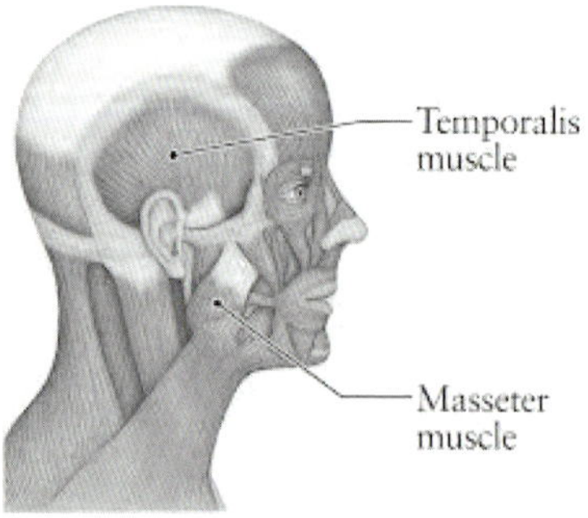

temporalis: 측두근

128) semisolid: 반고체의

129) You can expect nothing short of exceptional care and results that will surpass your expectations.: 귀하께서 기대하는 그 이상을 뛰어넘을 뛰어난 의료서비스와 결과에 대해 부족함이 없을 것입니다.

} 2줄

Yours sincerely,

} 2줄

Mr.(Dr., Nurse) Gil Dong Hong

Medical Tour Coordinator(Doctor, Nurse)

ABC Clinic

Address

E-mail: fatherofsusie@hanmail.net

Tel.: +82-2-345-6789

Fax: +82-2-345-8910

Facebook:

〈Case〉 성형수술 가격 및 회복 기간 문의

SURGERY AND RECOVERY TIME

I want to know how much it would be to get the zygoma[130] and jaw reduction[131]. I like in New York. How much would the cost be and how long does it take to heal(recover)?

} 2줄

Best regards,

---

130) zygoma: 광대뼈

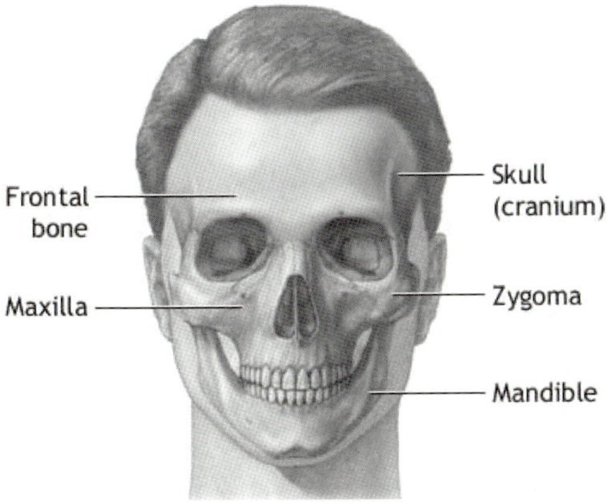

mandible: 하악골
maxilla: 위턱
cranium: 두개골
frontal bone: 전두골

131) get the zygoma and jaw reduction
= have(get) my zygoma and jaw reduced

} 2줄
Susie Maria Hans
4001 W.Garden Grove Blvd.
Orange, California
92868
United States of America

■ 답변

RE: SURGERY AND RECOVERY TIME
Dear Susie Maria Hans,
} 1-2줄
Thanks for your inquiry regarding the recovery time from the plastic surgery.
The cost of zygoma reduction and jaw reduction are 4,000,000 and 5,000,000 Korean Won. As of today, one dollar is worth about 1100 Korean Won, based on the currency rate of USD to Korean Won.
The 70% of swelling will be gone within 1 to 2 weeks.
The 30% of swelling will be gone within 2 to 3 months.
You need to rest for 1 week at least.
The nose undergoes significant changes in the first 2 to 10 weeks following rhinoplasty. The swelling gradually dissipates[132] over the first several months and thus the appearance of the nose changes gradually.

If you need further information about the plastic surgery, please free to contact me. No question is ever too minor to ask, if there is anything you wish to know.[133]
} 2줄
Sincerely yours,
} 2줄
Mr.(Dr., Nurse) Gil Dong Hong
Medical Tour Coordinator(Doctor, Nurse)
ABC Clinic
Address
E-mail: fatherofsusie@hanmail.net
Tel.: +82-2-345-6789

132) dissipate: 흩뜨리다. 분산시키다.
133) No question is ever too minor to ask, if there is anything you wish to know.: 귀하께서 궁금하시다면 여쭈어 보기에 사소한 질문은 없습니다.

Fax: +82-2-345-8910

Facebook:

〈Case〉 성형수술 후 일상생활 가능까지 소요시간

RECOVERY TIME

I can take 2 weeks off to go to Korea. Can I go back to work after 2 weeks after 2 jaw surgery? [134)]

｝ 2줄

Best regards,

｝ 2줄

Susie Maria Hans

4001 W.Garden Grove Blvd.

Orange, California

92868

United States of America

■ 답변

RE: RECOVERY TIME

Dear Susie Maria Hans,

｝ 1-2줄

Thanks for your inquiry regarding the recovery time from the 2 jaw surgery[135)].

ABC Clinic has been striving[136)] for the best medical treatment for its patients.

---

134) Can I go back to work after 2 weeks after 2 jaw surgery?: 양악수술 2주 후에 직장으로 돌아갈 수 있을까요?

= Can I return to work after 2 weeks after 2 jaw surgery?

= I wonder if 2 weeks are enough for me to go back to work after I have a two jaw surgery done(performed).

135) 2 jaw surgery: 양악수술

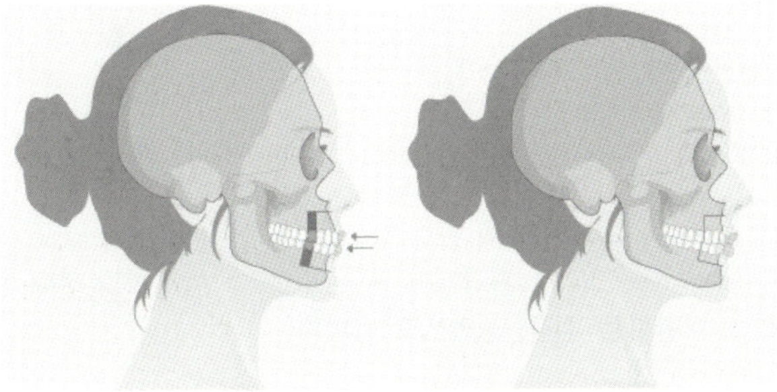

You can go back your job on 2 weeks after surgery.
Recovery time after the surgery can vary based on[137] many factors, including skin thickness and the patient's biology. The majority of the swelling will go down by about 3 to 4 weeks[138]. Some swelling remains up to three months, but it is OK.

For a complete(full) recovery, it will take longer about 20 to 30 days.

You can trust that we will do our best to meet and exceed your expectations.[139]
} 2줄
Yours sincerely,
} 2줄
Mr.(Dr., Nurse) Gil Dong Hong
Medical Tour Coordinator(Doctor, Nurse)
ABC Clinic
Address
E-mail: fatherofsusie@hanmail.net
Tel.: +82-2-345-6789
Fax: +82-2-345-8910
Facebook:

〈Case〉 치과 임플란트 수술 기간 및 회복 기간

RECOVERY TIME
I am considering getting dental implants[140] done(performed), but I want to know what the typical recovery time is.

How long will I need to take off?

136) strive: 노력하다.
137) Recovery time after the surgery can vary based on ---: --에 따라서 수술 후 회복기간이 달라질 수 있다.
= Recovery time from the surgery can vary depending on ---
= Recovery time from the surgery depends on ---
138) The majority of the swelling will go down by about 3 to 4 weeks.: 부기 대부분은 약 2-4주면 가라앉는다.
= It will take about 3 to 4 weeks for most of the swelling to go down.
139) You can trust that we will do our best to meet and exceed your expectations.: 귀하의 기대에 부응하고 뛰어넘기 위해서 저희가 최선을 다한다는 점을 믿으셔도 됩니다.
140) dental implant: 임플란트

Will there be a lot of pain?
How long does it take until I can eat normally?
} 2줄
Best regards,
} 2줄
Susie Maria Hans
4001 W.Garden Grove Blvd.
Orange, California
92868
United States of America

■ 답변

RE: RECOVERY TIME
Dear Susie Maria Hans,
} 1-2줄
Thank you very much for your inquiry regarding the recovery time from the dental[141] surgery.

ABC Clinic always strives[142] the best to contribute to the patient's better quality of life. The recovery time for dental implants depends on the implant number, location, available bone and health of the patient.

This varies from individual to individual and from one procedure to the next. If you heal quickly from cuts and are overall in good health you could expect quicker healing.

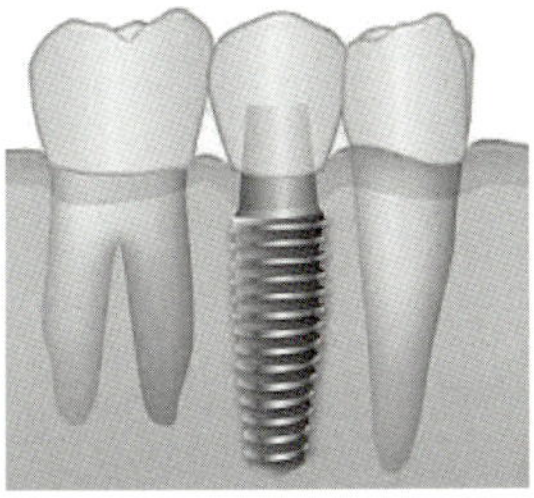

get dental implants done: 임플란트 수술을 받다.
= have dental implants performed
= get teeth implanted
= get a tooth implanted

141) upper teeth: 윗니
lower teeth: 아랫니

If a single implant is placed in an area with adequate bone, then you may be able to have it done on a lunch break.

The dental implant surgery is not painful.

Your comfort is a key element in ensuring that we provide quality patient care[143].

} 2줄

Sincerely yours,

} 2줄

Mr.(Dr., Nurse) Gil Dong Hong
Medical Tour Coordinator(Doctor, Nurse)
ABC Clinic
Address
E-mail: fatherofsusie@hanmail.net
Tel.: +82-2-345-6789
Fax: +82-2-345-8910
Facebook:

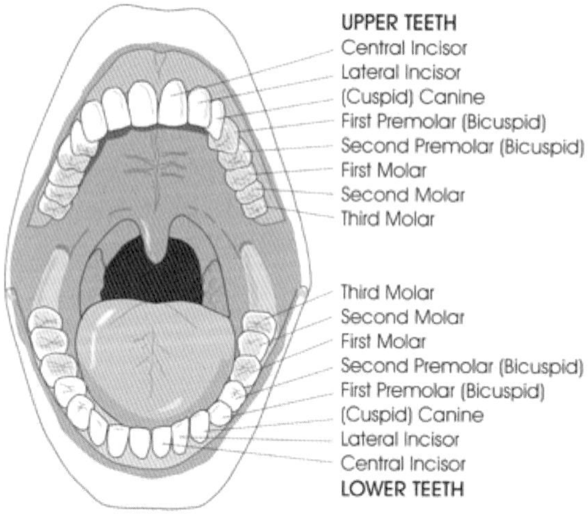

central incisor: 가운데 치아
lateral incisor: 측니
cuspid (canine): 송곳니
premolar: 소구치
molar: 어금니

142) strive: 노력하다.
143) quality patient care: 고품격 환자관리

〈Case〉 코 성형수술 회복 기간

RECOVERY TIME

I hear that in 3 to 4 weeks after rhinoplasty[144] the nose is about 85% of the way it is going to look.

Is that true?

} 2줄

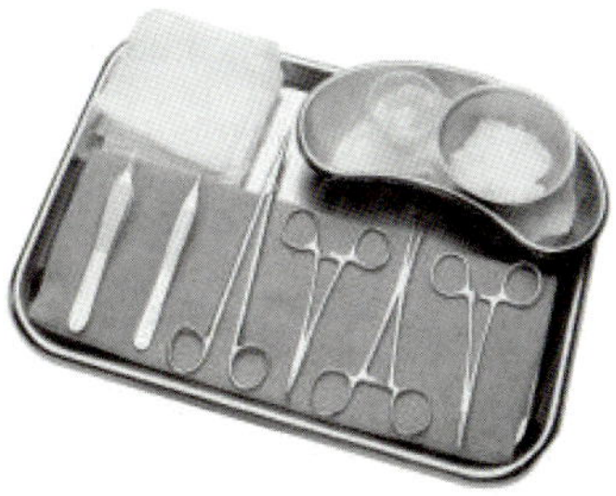

Best regards,

} 2줄

Susie Maria Hans

4001 W.Garden Grove Blvd.

Orange, California

92868

United States of America

■ 답변

RE: RECOVERY TIME

Dear Susie Maria Hans,

} 1-2줄

Thanks for your inquiry regarding the recovery time from the plastic surgery.

Recovery times from the surgery can vary from patients to patients. In most cases, patients are able to get back to their normal social activities within two weeks following a rhinoplasty.[145] Most of the bruising is faded by then.

144) nasal bone: 비골
upper lateral cartilage: 상외측연골
lower lateral cartilage: 하외측연골

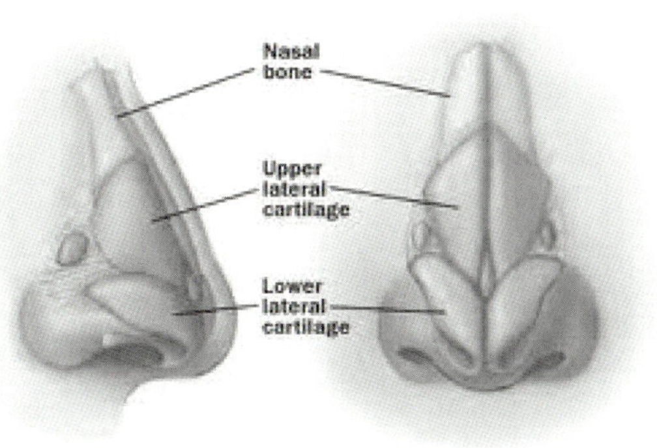

145) rhinoplasty: 코 성형수술

After a month post rhinoplasty, approximately 70 to 80 percentage of the swelling will be gone out of the tip of the nose.
The remainder[146] of that swelling is going to take at least three months to go away for full healing effects.

If you have any other questions regarding the liposuction, please free to contact me. The most valuable information I have learned since I began to work here in ABC Clinic is to listen, and to understand patients. Your wishes and questions are what allow me to fulfill and surpass your expectations.[147]

} 2줄

Yours sincerely,

} 2줄

Mr.(Dr., Nurse) Gil Dong Hong
Medical Tour Coordinator(Doctor, Nurse)
ABC Clinic
Address
E-mail: fatherofsusie@hanmail.net
Tel.: +82-2-345-6789
Fax: +82-2-345-8910
Facebook:

〈Case〉 지방흡입술 방법 및 회복 기간

RECOVERY TIME
How do you perform a liposuction[148]?
How long dose it take to recover from liposuction?

} 2줄

Best regards,

} 2줄

Susie Maria Hans

---

146) remainder: 나머지

147) The most valuable information I have learned since I began to work here in ABC Clinic is to listen, and to understand patients. Your wishes and questions are what allow me to fulfill and surpass your expectations.: 여기 ABC 병원에서 일을 시작한 이래로 제가 배운 가장 가치 있는 정보는 환자를 이해하고 환자의 말씀에 귀를 기울이는 것입니다. 귀하가 원하시는 것들과 질문들은 제가 귀하의 기대를 뛰어넘을 수 있도록 해줍니다.

148) liposuction: 지방흡입술

4001 W.Garden Grove Blvd.
Orange, California
92868
United States of America

■ 답변

RE: RECOVERY TIME
Dear Susie Maria Hans,
} 1-2줄
Thanks for your inquiry regarding the recovery time from the surgery.

I use suction to remove fat from targeted areas of the body with small tubes inserted though tiny incisions in the skin.
The surgery can be done with local or general anesthesia[149], depending on the technique or the size of the liposuction.

It can take a few days to a few weeks to recover, depending on how much liposuction is performed, and there can be significant side effects.

If you need further information about the liposuction, please free to contact me at fatherofsusie@hanmail.net.

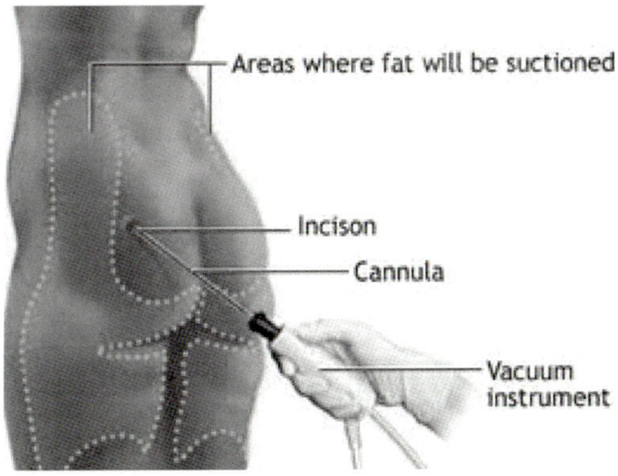

incision: 절개
cannula: 배관
149) general anesthesia: 전신마취
spinal anesthesia: 척추마취
local anesthesia: 국소마취, 부분마취

Please feel free to write down any other questions you may have. No question is ever too minor to ask, if there is anything you wish to know.

} 2줄

Honestly yours,

} 2줄

Mr.(Dr., Nurse) Gil Dong Hong
Medical Tour Coordinator(Doctor, Nurse)
ABC Clinic
Address
E-mail: fatherofsusie@hanmail.net
Tel.: +82-2-345-6789
Fax: +82-2-345-8910
Facebook:

5-6 의사소통

〈Case〉 의료인 영어 사용 문의

CONSULTATION IN ENGLISH

I have searched for two jaw surgery and come across to your website.

I'd like to book a consultation[150] for cosmetic surgery on the 16th of August at 4:00 pm.

Do you speak English[151]?

} 2줄

Best regards,

} 2줄

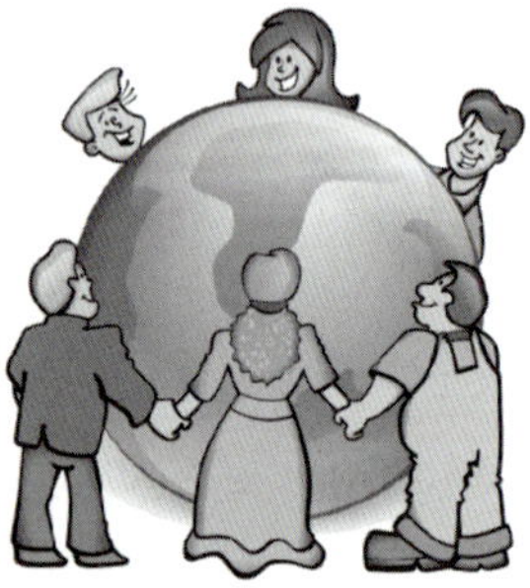

Susie Maria Hans
4001 W.Garden Grove Blvd.
Orange, California
92868
United States of America

150) book a consultation: 상담을 예약하다.
= make a reservation with the doctor

151) Do you speak English?: 영어 구사가 가능합니까?
Can I communicate with you in English?

■ 답변

RE: CONSULTATION IN ENGLISH

Dear Susie Maria Hans,

} 1-2줄

Thanks for your inquiry regarding the cosmetic surgery at ABC Clinic.

All the qualified and experienced doctors in ABC Clinic do their best to meet your expectations and requirements.

I can make myself understood in English[152].

Your consultation is booked[153] at that time.

If you should change the schedule, please let me know.[154]

} 2줄

Faithfully yours,

} 2줄

Mr.(Dr., Nurse) Gil Dong Hong

Medical Tour Coordinator(Doctor, Nurse)

ABC Clinic

Address

E-mail: fatherofsusie@hanmail.net

Tel.: +82-2-345-6789

Fax: +82-2-345-8910

Facebook:

〈Case〉 의료인 영어 가능 여부 및 의사 면담시간 결정

CONSULTATION IN ENGLISH

I'd like to get(have) an eyelid surgery done at your clinic.

What days do you have an English translator available? I'd like to come in for a consultation.

My best time is after lunch time on Tuesday, the 16th of June.

---

152) I can make myself understood in English.: 영어로 의사소통이 가능합니다.
 = I can communicate with you in English.

153) Your consultation is booked: 상담이 예약되었다.
 = Your appointment with the doctor is reserved

154) If you should change the schedule, please let me know.: 일정 변경하실 때 연락주시기 바랍니다.
 = If there is any change in the schedule, please let me know.

Is it available?
I'd like you to book it for me, please.

For how long should I expect to be in your clinic?
} 2줄
Best regards,
} 2줄
Susie Maria Hans
4001 W.Garden Grove Blvd.
Orange, California
92868
United States of America

■ 답변

RE: CONSULTATION IN ENGLISH
Dear Susie Maria Hans,
} 1-2줄
Thank you for having chosen our clinic for your medical care. We will do everything we can to provide you with the highest quality of care. Our physicians(doctors) and nurses, together with all of our staffs, are dedicated to making your stay as comfortable as possible and to helping your get well quickly.

Doctors and nurses in ABC Clinic can speak English so that you can consult in English.

After lunch time on Tuesday on the 16th of June is OK.
Please visit ABC Clinic at that time.
The average waiting time and consultation time[155)] is approximately 1 hour and 30 minutes[156)].

Please feel free to ask any questions. We welcome any suggestions that you believe will improve our service.

155) the average waiting time and consultation time: 평균 대기시간과 상담시간
the average waiting time for consultation: 평균 상담 대기시간
156) 1 hour and 30 minutes: 한 시간 반
= 1 hour and a half

} 2줄

Honestly yours,

} 2줄

Mr.(Dr., Nurse) Gil Dong Hong
Medical Tour Coordinator(Doctor, Nurse)
ABC Clinic
Address
E-mail: fatherofsusie@hanmail.net
Tel.: +82-2-345-6789
Fax: +82-2-345-8910
Facebook:

〈Case〉 턱 수술 가격 및 의사소통

PRICE AND COMMUNICATION

I live in Singapore. I am interested to do mandible reduction and chin augmentation. I want to know the cost. Do you have anybody that can liaise[157] with me in English or Chinese as I cannot understand Korean language.

} 2줄

Best regards,

} 2줄

Susie Maria Hans
4001 W.Garden Grove Blvd.
Orange, California
92868
United States of America

■ 답변

RE: PRICE AND COMMUNICATION

Dear Susie Maria Hans,

} 1-2줄

Thanks for your interest in the surgery at ABC Clinic.

All the qualified doctors and well-trained nurses in ABC Clinic are making every effort to make feel comfortable and safe.

157) liaise: 연락을 하다.

You want mandible reduction and chin augmentation surgery.
The cost is 4,500,000 Korean Won for mandible reduction and 3,500,000 to 4,000,000 Korean Won for chin augmentation with osteotomy[158].
What is the currency rate of USD to Korean Won? As of today, one dollar is worth about 1100 Korean Won.

Doctors and nurses at ABC Clinic can communicate in English.

If you need further information, please feel free to contact me at fatherofsusie@hanmail.net.
} 2줄
Honestly yours,
} 2줄
Mr.(Dr., Nurse) Gil Dong Hong
Medical Tour Coordinator(Doctor, Nurse)
ABC Clinic
Address
E-mail: fatherofsusie@hanmail.net
Tel.: +82-2-345-6789
Fax: +82-2-345-8910
Facebook:

5-7 부작용

■ 수술 후 부작용 및 수술 결과에 대해서 불만족스러운 내용의 문의가 E-mail로 왔을 때 어떻게 대처하면 좋을까?

의료진의 잘못을 인정하면 의료소송의 빌미를 줄 수도 있다.
불성실한 답변을 하면 환자 고객분들의 불만이 더 커질 수 있다.
어떻게 하면 좋을까?

- (가운데 점/ 아래 모두 동일하게 가운데 점) 잘못되었다고 생각되는 부위의 사진을 정면과 측면에서 촬영한 후 E-mail로 보내달라고 요청한다.
- 붓기가 가라앉을 때까지 또는 수술 결과 효과를 제대로 볼 수 있을 때까지 조금 더 기다리도록 요청한다.

158) osteotomy: 절골술

- 환자별 특이체질에 따라서 수술 결과가 만족스럽지 못할 수도 있다는 점을 알린다.
- 한국 재방문을 요청한다. 만약 재수술을 해야 한다면, 재수술의 비용은 환자가 부담한다는 점을 알린다.
- 수술 담당 의사에게 고객의 문의사항에 대해서 알리고, 어떻게 답변을 보내는 것이 좋을지 조언을 구한다.
- 의료사고 전문 변호사의 법률 조언을 구한다.

〈Case〉 코 수술 부작용

ADVERSE EFFECT

I don't like how my nose looks from the front. I would like to have a nose surgery performed(done).

What potential problems may occur with rhinoplasty?

} 2줄

Best regards,

} 2줄

Susie Maria Hans

4001 W.Garden Grove Blvd.

Orange, California

92868

United States of America

■ 답변

RE: ADVERSE EFFECT

Dear Susie Maria Hans,

} 1-2줄

Thanks for your inquiry regarding the adverse effect after rhinoplasty[159].

159) rhinoplasty: 코 수술

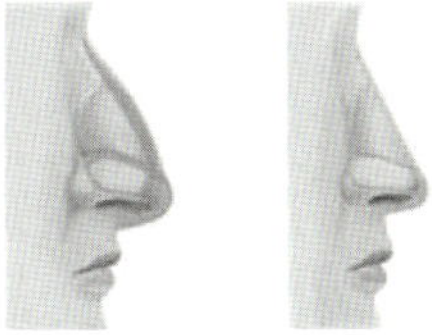

Before After

have a rhinoplasty done(performed): 코 수술을 받다.

As with any cosmetic surgery, there are always risks and side effects of rhinoplasty. In addition to the risk of scarring and not having your goals achieved, there can be a worsening (very unlikely and usually avoidable) of nasal breathing.

By finding an experienced rhinoplasty surgeon, these risks are reduced but not completely avoided. ABC Clinic has performed successful rhinoplasty surgeries in the past 10 years.

It is important to differentiate rhinoplasty complications[160)] from side effects[161)].
The goal of ABC Clinic is to exceed your expectations by providing exceptional customer care.[162)]
} 2줄
Yours sincerely,
} 2줄
Mr.(Dr., Nurse) Gil Dong Hong
Medical Tour Coordinator(Doctor, Nurse)
ABC Clinic
Address
E-mail: fatherofsusie@hanmail.net
Tel.: +82-2-345-6789
Fax: +82-2-345-8910
Facebook:

〈Case〉 지방흡입술 부작용

ADVERSE EFFECT
I am seriously considering liposuction around the hips.
The thing is I am a dancer and I am worrying how my skin will look after a liposuction procedure.
Which is the best option among Vaser[163)], Tumescent[164)], Laser in order to achieve

160) complications: 합병증
sequela: 후유증
161) side effects: 부작용 = adverse effect = adverse reaction
162) The goal of ABC Clinic is to exceed your expectations by providing exceptional customer care.: 뛰어난 고객관리를 통해서 귀하의 기대를 뛰어넘는 것이 저희 ABC병원의 목표입니다.
163) vaser liposuction: 내부 초음파 방식 지방흡입술
164) Dry Technique: 수술시 수액을 주입하지 않고 지방을 흡입하는 방식이다. 1977년에 개발된 후 초창기에 쓰였으며 현재는 거의 사용하지 않고 있다.

optimum skin appearance and minimum scars post liposuction?

} 2줄

Thanks in advance.

} 2줄

Susie Maria Hans

4001 W.Garden Grove Blvd.

Orange, California

92868

United States of America

▪ 답변

RE: ADVERSE EFFECT

Dear Susie Maria Hans,

} 1-2줄

Thanks for your inquiry regarding the adverse effect after the surgery.

Our surgeons(doctors) and nurses, together with all of our staffs, are dedicated to satisfy your medical needs. We always do the best to provide you with the highest quality of care.

The final results of liposuction really depend on surgical skill and how your body responds after surgery.

As a dancer, you probably have good firm muscle tone and skin that is still young and elastic[165]. Both of these are good indicators that you are an ideal candidate[166] for liposuction.

As for scars, the incisions used for lipo are usually smaller than a pencil eraser, so they're virtually invisible after healing.

Wet Technique: Dry 방식이 출혈과 수술 후 혈액종(Hematoma)의 합병증 때문에 1983년부터 사용되었다. 지혈제인 에피네프린을 사용하고 부위당 200~300cc 정도의 수액을 주입한 후 지방을 흡입하는 방식

Superwet Technique: 국소마취제와 지혈제 등이 혼합된 수액을 흡입량에 따라서 주입량을 거의 동일하게 주입하는 방식

Tumescent Technique: 수액을 흡입량 보다 2~3배 더 주입하는 지방흡입술

165) elastic: 탄력적인

166) candidate: 후보자

ABC Clinic can meet your needs and surpass your expectations[167].

} 2줄

Sincerely yours,

} 2줄

Mr.(Dr., Nurse) Gil Dong Hong

Medical Tour Coordinator(Doctor, Nurse)

ABC Clinic

Address

E-mail: fatherofsusie@hanmail.net

Tel.: +82-2-345-6789

Fax: +82-2-345-8910

Facebook:

〈Case〉 성형수술 부작용

ADVERSE EFFECT

What is the risk of sagging[168] skin after zygoma and 2 jaw surgery?

How is it possible to help or prevent or fix it?

} 2줄

Best regards,

} 2줄

Susie Maria Hans

4001 W.Garden Grove Blvd.

Orange, California

92868

United States of America

■ 답변

RE: ADVERSE EFFECT

Dear Susie Maria Hans,

} 1-2줄

Thanks for your inquiry regarding the adverse effect after surgery.

---

167) ABC Clinic can meet your needs and surpass your expectations.: ABC병원은 귀하의 요구에 부응할 수 있으며 귀하의 기대를 뛰어넘을 것입니다.

168) sag: 축 늘어지다.
sagging skin: 피부가 축 처지다.
tighten sagging skin: 축 늘어진 피부를 팽팽하게 하다.

We aim to provide patients with the highest quality medical services.

After zygoma reduction surgery, there should be no sagging[169].
After two jaw surgery, if you have much lower face fat and skin, there will be some redundancy[170].
It depends on your face condition.
We also encourage you to make a return appointment before leaving the office. If you require an appointment with a specialist, our receptionists would be more than happy to book that for you while you are at the clinic.

Should you need medical attention after office hours, I am always available by phone when we are closed. Our answering service will take your call and our staff will be notified and will return your call

If you have any other questions about the plastic surgery, please free to contact me. No question is ever too minor to ask, if there is anything you wish to know.
} 2줄
Sincerely yours,
} 2줄
Mr.(Dr., Nurse) Gil Dong Hong
Medical Tour Coordinator(Doctor, Nurse)
ABC Clinic
Address
E-mail: fatherofsusie@hanmail.net
Tel.: +82-2-345-6789
Fax: +82-2-345-8910
Facebook:

〈Case〉 턱 수술 부작용

ADVERSE EFFECT
Today when I eat a kind of food which is a rather hard, I heard a cracking sound[171] clearly on the right above jaw, where I had a cheekbone surgery done(performed).
} 2줄
Best regards,

169) sagging: 처짐
170) redundancy: 과잉
171) cracking sound: 갈라지는 소리

} 2줄

Susie Maria Hans
4001 W.Garden Grove Blvd.
Orange, California
92868
United States of America

■ 답변

RE: ADVERSE EFFECT

Dear Susie Maria Hans,

} 1-2줄

If you feel painful, please send us your front and side view photos.

You must refrain[172)] from drinking alcohol and eating hard food during the recovery time.

} 2줄

Yours sincerely,

} 2줄

Mr.(Dr., Nurse) Gil Dong Hong
Medical Tour Coordinator(Doctor, Nurse)
ABC Clinic
Address
E-mail: fatherofsusie@hanmail.net
Tel.: +82-2-345-6789
Fax: +82-2-345-8910
Facebook:

5-8 재수술 문의

〈Case〉 재수술 문의

REDO RHINOPLASTY SURGERY

I have once had a rhinoplasty surgery done(performed) at a clinic in China(Thailand, Singapore), but the operation did not turn out well, so I would like to have the

172) refrain from: 자제하다.

operation redone.

I therefore wonder how much it would be to take out the implant and put in a new one.

How long will the procedure take?

} 2줄

Best regards,

} 2줄

Susie Maria Hans

4001 W.Garden Grove Blvd.

Orange, California

92868

United States of America

■ 답변

RE: UNSATISFACTORY RESULT

Dear Susie Maria Hans,

} 1-2줄

We would like to appreciate your trust on us.

The cost(price) of reoperation is around 4.5 to 6.5 million Korean won, equal to about USD 4100 to USD 5900. As of today, one dollar is worth about 1100 Korean Won, based on the currency rate of USD to Korean Won.

The surgery will take 2 to 3 hours.

In connection with the post-surgery, we can offer free-of-charge treatment 2 or 3 times to help reduce the swelling.

If you need further information, feel free to contact me.

} 2줄

Sincerely yours,

} 2줄

Mr.(Dr., Nurse) Gil Dong Hong

Medical Tour Coordinator(Doctor, Nurse)

ABC Clinic

Address

E-mail: fatherofsusie@hanmail.net

Tel.: +82-2-345-6789

Fax: +82-2-345-8910

Facebook:

〈Case〉 재수술 문의

UNSATISFACTORY RESULT

I would like to have mandible[173] reduction surgery again, due to my post surgery with unsatisfied result.

I had a mandible reduction surgery done 2 years ago, and the result is not so good as I thought. My face look fat both beside my mouth and it looks a bit saggy[174] just like added two extra fat beside my chin, instead of V-shape.

When I touch it, it feels numb.

Is this side effect after failure of my post-surgery? what can I do to remove the fat?

} 2줄

Best regards,

} 2줄

Susie Maria Hans

4001 W.Garden Grove Blvd.

Orange, California

92868

United States of America

■ 답변

RE: UNSATISFACTORY RESULT

Dear Susie Maria Hans,

} 1-2줄

Thanks for your inquiry regarding the cosmetic surgery at ABC Clinic.

All the doctors in ABC Clinic are always making their efforts to produce satisfactory surgery.

173) mandible: 하악골

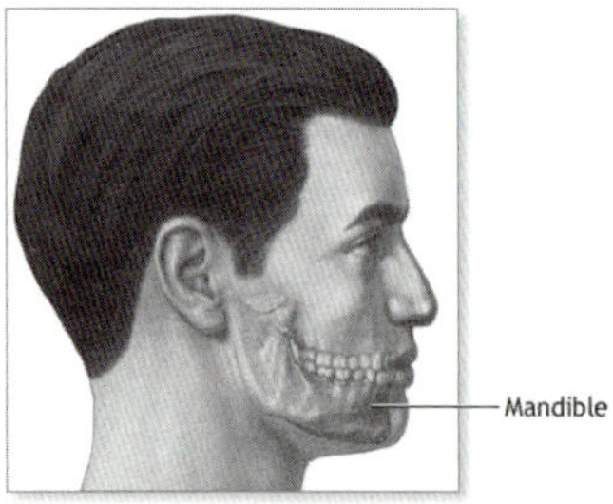

174) saggy: 축 처진, 늘어진

Please e-mail to me your photos of the front view and the side views.

If you need further information about the cosmetic surgery, please free to contact me. No question is ever too minor to ask, if there is anything you wish to know.

} 2줄

Yours sincerely,

} 2줄

Mr.(Dr., Nurse) Gil Dong Hong
Medical Tour Coordinator(Doctor, Nurse)
ABC Clinic
Address
E-mail: fatherofsusie@hanmail.net
Tel.: +82-2-345-6789
Fax: +82-2-345-8910
Facebook:

〈Case〉 만족스럽지 못한 수술 결과

만족스럽지 못한 수술 결과에 대한 답변도 부작용만큼이나 주의가 필요하다. Chapter 5의 5.7 부작용에서 다룬 답변 방법을 참고해서 작성한다.

UNSATISFACTORY RESULT

I have rhinoplasty[175] and zygoma reduction surgery done at another clinic in Korea.

These are my concerns:
My zygoma still appears big and I haven't seen a noticeable[176] drop in size in my face.
My nose implant appears to be slanted and crooked at the tip of the nose. My right nostril[177] is bigger than my left nostril, and both are not of the same shape.
My chin still appears to be too big.

} 2줄

Best regards,

} 2줄

Susie Maria Hans

---

175) rhinoplasty: 코 수술 = nose surgery
176) noticeable: 눈에 띄는
The scars will not be noticeable as they are situated behind the ear.: 귀 뒤로 수술했기 때문에 상처가 보이지 않을 것입니다.
177) nostril: 콧구멍

4001 W.Garden Grove Blvd.
Orange, California
92868
United States of America

■ 답변

RE: UNSATISFACTORY RESULT
Dear Susie Maria Hans,
} 1-2줄
I am deeply sad to know that you are not satisfied with the results.

Please e-mail to me your several photos including the front view and the side views in order for us to find the reasons for the undesirable clinical outcomes.
} 2줄
Sincerely yours,
} 2줄
Mr.(Dr., Nurse) Gil Dong Hong
Medical Tour Coordinator(Doctor, Nurse)
ABC Clinic
Address
E-mail: fatherofsusie@hanmail.net
Tel.: +82-2-345-6789
Fax: +82-2-345-8910
Facebook:

〈Case〉 만족스럽지 못한 수술 결과

UNSATISFACTORY RESULT
Two weeks ago I had a face lift surgery done(performed) around the jaw line and under chin areas by Dr. Lee but I do not know why the result did not work well like Dr. Lee told me before the surgery.

My jaw line and under chin still get fat and not smaller than before. As you see at the enclosed photos, the both sides of my cheek and zygoma are still asymmetric[178].

178) asymmetric: 비대칭적인

How long I have to wait for the result?
} 2줄
Truly yours,
} 2줄
Susie Maria Hans
4001 W.Garden Grove Blvd.
Orange, California
92868
United States of America

■ 답변

RE: UNSATISFACTORY RESULT

Dear Susie Maria Hans,
} 1-2줄
I feel deeply sad to hear about the sugery result.
Would you like to wait for 2 more months?

Everyone recovers at a different speed and it seems that you need more time to recover. That is normal because different patients have different physical conditions. Some people's swelling reduce very fast, but some people may need to wait more time.

If you visit us within 3 months after the surgery because of the unsatisfactory result, we would love to provide you post-operation therapeutic[179] treatments without any more payment.

If you have any other questions, please free to contact me.
} 2줄
Truly yours,
} 2줄
Mr.(Dr., Nurse) Gil Dong Hong
Medical Tour Coordinator(Doctor, Nurse)
ABC Clinic
Address
E-mail: fatherofsusie@hanmail.net
Tel.: +82-2-345-6789

179) therapeutic: 치료의

Fax: +82-2-345-8910

Facebook:

〈Case〉 다른 병원에서의 만족스럽지 못한 수술로 재수술

FACE LIFT AND NECK LIFT

} 1-2줄

I want to find out if your doctors perform face lift[180] and neck lift[181].

I am 48 year old and had an endoscopic mid-face lift[182] done(performed) last December. I am not happy with the results. My eyes look smaller and it did not address my neck and jowls.

Can you give me more information in terms of surgery and anesthesia cost?

} 2줄

Best regards,

} 2줄

180) face lift

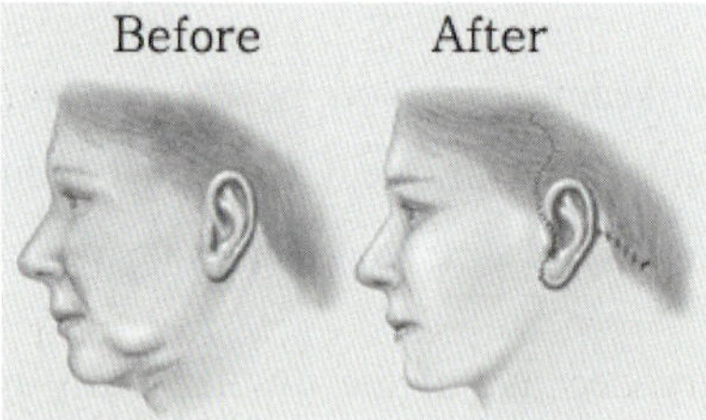

181) neck lift

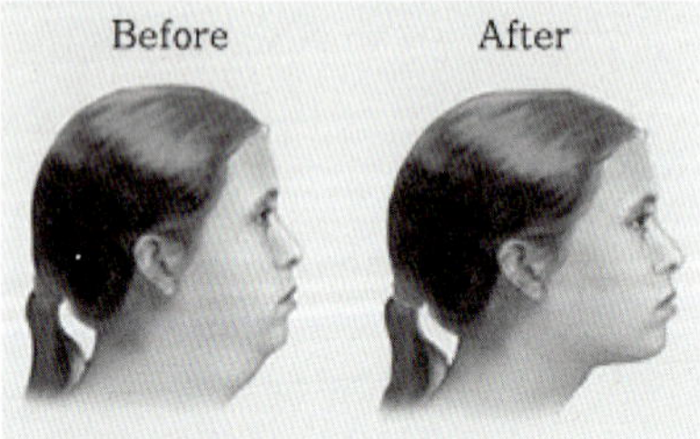

182) mid-face life

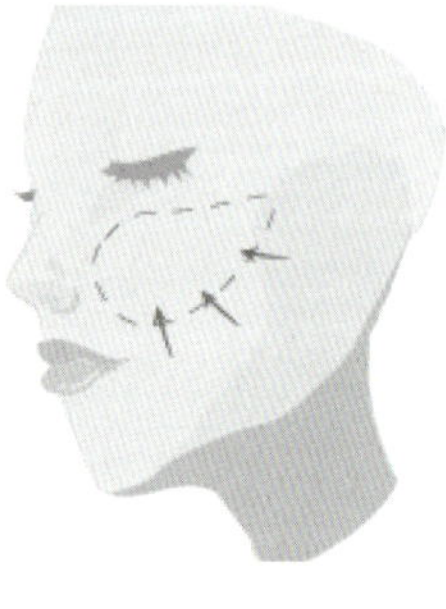

Susie Maria Hans
4001 W.Garden Grove Blvd.
Orange, California
92868
United States of America

■ 답변

RE: FACE LIFT AND NECK LIFT

Dear Susie Maria Hans,

} 1-2줄

Thanks for your trust on ABC Clinic.

We have excellent surgeons specialized in face lift and neck lift surgery.

It will cost around 10 million Korean Won.
We suggest V3 lift surgery to you as a reference which is popular currently.

The following is the difference between V3 lift and usual face lift surgery;

V3 lift: With the laser, fat in the jaw line/double chin area is removed and dissolvable[183] medical thread is used to lift the skin by a bit, to create a more defined[184] jaw line, also the thread acts as a supplementary[185] role to allow the skin to heal better with the flesh so that it would not sag[186] with the sudden loss of fat in the jaws. After 6 months the thread will start to dissolve and it will be completely gone in 2 years, by then the space between skin and flesh would long be healed. No

183) dissolvable: 용해되는
dissolvable thread: 용해되는 수술용 실

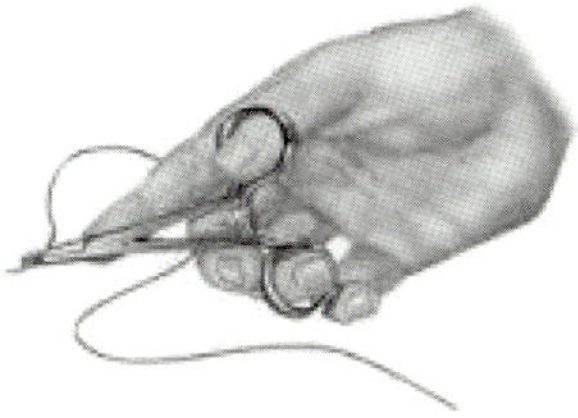

184) defined: 윤곽이 뚜렷한
defined jaw line: 윤곽이 뚜렷한 턱선
185) supplementary: 보충의
186) sag: 처지다.

incisions[187] are done, laser entry points under the chin, no scars. Effect lasts 2 to 5 years. Face lift: Incisions made along side-burn[188] and along the ears, loose skin is removed and the skin stitched back to create a smoother facial contour[189]. Scars for incisions would be red at first, then brown and then to skin color or even non-existent[190], this process takes about 3 to 6 months.

If you have any more inquiries, please free to let me know.
} 2줄
Best regards,
} 2줄
Mr.(Dr., Nurse) Gil Dong Hong
Medical Tour Coordinator(Doctor, Nurse)
ABC Clinic
Address
E-mail: fatherofsusie@hanmail.net
Tel.: +82-2-345-6789
Fax: +82-2-345-8910
Facebook:

5-9 해외 의료진에게 한국에서의 진료수술 경과 설명

한국에서 충분한 Follow-up 의료서비스를 제공해 주기 어려울 때, 해외 의료진에서 한국에서의 진료 경과를 설명한다.

이와 같은 이유 때문에 해외 병원과의 MOU 협력 체결이 매우 의미가 있다.

187) incision: 절개
188) side-burn: 살쩍, 뒤밑
189) facial contour: 얼굴 윤곽

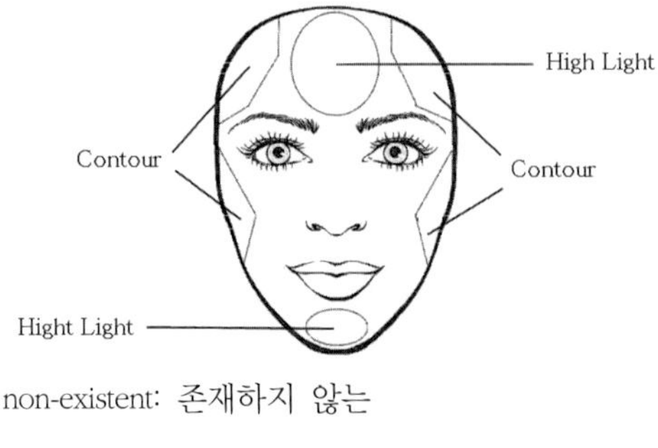

190) non-existent: 존재하지 않는

〈Case〉 처방전에 대한 부수적인 설명

FOLLOW-UP MEDICAL SERVICE

Dr. Thomas Kennedy,

} 1~2줄

Your patient, Susie Maria Hans, was recently admitted to ABC Hospital and provided the comprehensive medical service.

During her admission, the patient revealed the use of hypertensive[191] medication to be harmful; however, the doctor recommended her to use atenolol as a healer.

A hospital nurse practitioner called your patient after he was discharged in order to reconcile medications.

The patient was discharged on the 19th of October and a nurse practitioner reached her on the 22nd of October.

During the call the patient reported that she had stopped taking atenolol due to experiencing side effects, which to her confirmed the healer's warnings.

The patient reported she is experiencing fatigue[192]. Your patient is scheduled to see you on the 3rd of November. We hope this helps to keep you informed and you are able to better reconcile the medications with your patient.

Please update the electronic medication list if any medications are changed following your appointment. Please feel free to contact me with any questions.

Thank you.

} 2줄

Dr. Gil Dong Hong

ABC Clinic

Address

E-mail: fatherofsusie@hanmail.net

Tel.: +82-2-345-6789

Fax: +82-2-345-8910

---

191) hypertensive: 고혈압의

192) fatigue: 피곤, 피로

Facebook:

〈Case〉 처방전 이외의 의약품에 대한 부수적인 설명

FOLLOW-UP MEDICAL SERVICE
Dr. Thomas Kennedy,
} 1~2줄
Your patient, Susie Maria Hans, was recently admitted to ABC Hospital and provided the comprehensive medical service.

A hospital nurse practitioner called your patient after she was discharged in order to reconcile[193] medications. She was discharged on the 26th of February and I reached your patient on the 3rd of March.

She reports that she is taking fluticasone 2 puffs bid and not using her fluticasone/salmeterol discus inhaler. She states that she is doing this because she wants to take a higher dose to get her over the hump.

She states she will switch back to her fluticasone/salmeterol discus inhaler and not use her fluticasone inhaler in a couple of days. Fluticasone inhaler is not listed on the discharge summary or in the outpatient medication list.

Your patient is scheduled to see you on the 9th of March. We hope this helps to keep you informed and you are able to better reconcile the medications with your patient. Please update the medication list if any medications are changed following your appointment.

Please feel free to contact me with any questions.
Thank you.
} 2줄
Dr. Gil Dong Han
ABC Clinic
Address
E-mail: fatherofsusie@hanmail.net
Tel.: +82-2-345-6789

193) reconcile: 조정하다.
reconcile medications: 처방을 조정하다.

Fax: +82-2-345-8910
Facebook:

〈Case〉 처방전 이외의 의약품에 대한 부수적인 설명

FOLLOW-UP MEDICAL SERVICE
Dr. Thomas Kennedy,
} 1~2줄
Your patient, Susie Maria Hans, was recently admitted to ABC Hospital and provided the comprehensive medical service.
I spoke to your patient after he left the hospital in order to reconcile his medications.

Your patient is using two eye drops, which are not listed in the discharge summary or in the outpatient medication list.

They are:
Cosopt (Dorzolamide-Timolol): 1 eye drop twice daily
Xalatan (Latanoprost): 1 drop into the left eye qhs

Your patient is scheduled to see you on the 27th of September. We hope this helps to keep you informed and you are able to better reconcile the medications with your patient. Please update the medication list if any medications are changed following your appointment.

Please feel free to contact me with any questions.
Thank you.
} 2줄
Dr. Gil Dong Han
ABC Clinic
Address
E-mail: fatherofsusie@hanmail.net
Tel.: +82-2-345-6789
Fax: +82-2-345-8910
Facebook:

PART 3

의료관광 의료서비스 지원

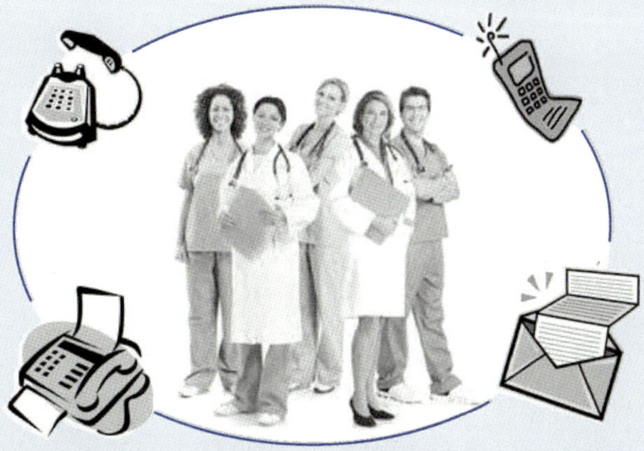

Chapter 6

의료관광 서비스관련 각종 서류와 양식들

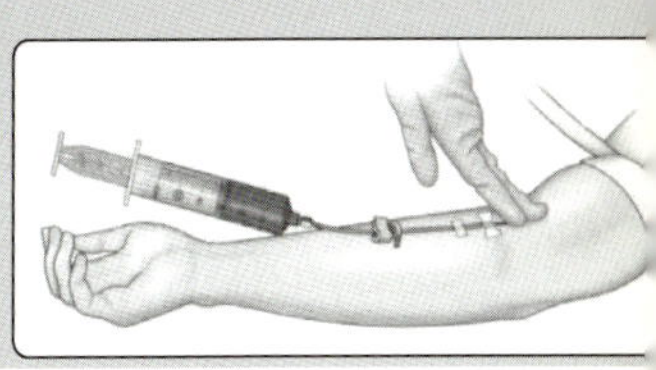

의료관광객의 도착하기 전부터 의료서비스를 받은 후 본국으로 출국할 때까지 의료관광객은 외국인환자유치업체, 외국인환자 유치 의료기관과 여러 종류의 계약서, 동의서 등을 작성하게 된다. 이와 같은 계약서, 동의서들은 의료사고가 발생했을 때 또는 의무불이행이 발생했을 때, 매우 중요한 증거자료가 될 수 있다.

구분	계약서, 동의서 등 각종 서류 및 양식
정부와 사업체간	정부에 제출하는 서류 (VISA 등) 의료관광실적 보고 (한국보건산업진흥원)
사업체간	정부에 제출하는 서류 (VISA 등) 에이전시와 의료기관 에이전시/의료기관과 관광관련 사업체(항공사, 여행사, 전세버스 등)
의료관광객과 사업체	의료관광객과 에이전시 의료관광객과 의료기관

과연 의료관광객은 의료서비스를 받기 전, 중, 후의 전체 과정에서 어떤 종류의 서류들을 작성할까?

의료관광객에게 희망 서비스를 문의할 때, 어떤 양식을 사용할까?

6-1 의료관광 온라인 예약 문의서

의료관광 의사결정을 하기 전에 한국 의료관광 유치의료기관 또는 의료관광유치업체에 문의할 때 사용하는 양식이다.

의료관광객은 온라인 예약 문의서를 이용해서, 에이전시에 항공편 예약, 숙박 예약, 비자 발급, 의료관광코디네이터 언어, 관광 선택을 문의하거나 의뢰할 수 있다.

〈Case〉 의료관광 온라인 예약 문의서

*: Must be filled in[1].

REQUEST AN APPOINTMENT	
* Name	
* Country	
* E-mail Address	
* Phone Number	
* Patient's Gender	Male (　) Female (　)
* Date of Birth	Month/Day/Year
* Type of Inquiry	Medical Appointment (　) Price (　)
Passport Number	
Preferred Appointment Date	From (Month/Day/Year) - To (Month/Day/Year)
Diagnosis[2]/Symptoms[3] (Please be specific)	
Special comments	

1) *: Must be filled in: * 표시는 반드시 작성하시기 바랍니다.
2) diagnosis: 진단
3) symptom: 증상

〈Case〉 의료관광 온라인 예약 문의서

*: Must be filled in.[4)]

Online Registration	
ID Number (Only for Registered Patients)	
* Name	Given ( ) Middle ( ) Family Name ( )
* Gender	Male ( ) Female ( )
* Date of Birth	Month/Day/Year
Korean Id Number (If Possible)	
* Nationality	
* Language	
* Contact Number (In Korea)	Phone Number E-mail
Emergency Contact	Name and Relationship Phone Number
Address in Korea	
Permanent Address	
Medical Information	
* Private Insurance	Yes ( ) No ( )
Embassy Staff Member	Yes ( ) No ( )
U.S. Military Personnel	Yes ( ) No ( )
* Symptoms and Medical Services Required	
Available Dates	Month/Day/Year
Comments	

4) *: Must be filled in: * 표시는 반드시 작성하시기 바랍니다.

〈Case〉 의료관광 온라인 예약 문의서

Registration	
Patient's Name	Last ( ) First ( ) Middle ( )
Date of Birth	Month/Day/Year
Gender	Male ( ) Female ( )
Nationality	
Occupation	
Status	Resident ( ) Tourist ( ) Other ( )
Address in Korea	
Telephone Number	Home: Office: Cellular:
Permanent Address (Outside Korea)	
E-mail Address	
Do you have a Korean Medical Insurance Card?	Yes ( ) No ( )
Do you have a Private Medical Insurance?	Yes ( ) No ( )
If yes, Insurance Company Name Types of Coverage	
Payment	Cash ( ) Visa ( ) Master ( ) Other ( )

Terms of Use

By submitting this appointment form, I agree that making an appointment on this website with a hospital physician is for scheduling only. ABC Hospital, its employees, any physician with whom an appointment has been made by use of this website has not agreed to provide the undersigned[5] with any medical advice, diagnostic[6] or therapeutic[7] procedure until the undersigned has registered in person at ABC Hospital.

Clicking on the below button indicates agreement to the terms of use specified above.

Agree to terms and request appointment(Button).

〈Case〉 온라인 예약 문의서

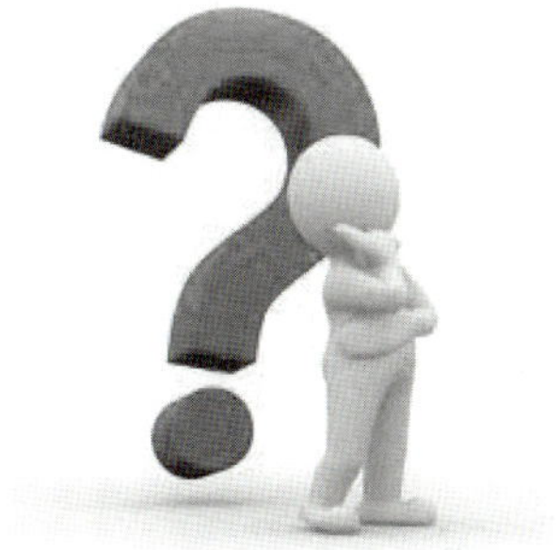

Name

Family name: Given name:

Nationality:

Date of birth: Month/Day/Year

Sex[8]: ( ) Male ( ) Female

Address:

E-mail address:

Cellular phone number:

Health insurance:

If you are coming to ABC Clinic for the first time, please fill out the details of your health insurance. Information about your health insurance will be handled properly complying to the regulations on the protection of personal information below.

Type of insurance:

( ) No insurance ( ) Private insurance

Expiry date: Month/Day/Year

When do you want to see the doctor? Month/Day/Year

At what time do you want an appointment? Month/Day/Year

If you need to ask you something, would you like to be contacted to your

5) the undersigned: 서명자 = the signee = the signed person

6) diagnostic: 진단의

7) therapeutic: 치료의

Regular massage has strong therapeutic effects on the body.

8) Sex: 성별 = Gender

cellular phone or to your e-mail address?

( ) to my cellular phone

( ) to my e-mail

( ) either one is OK

Please write your symptoms in detail.

Are you allergic to any drug?

( ) No

( ) Yes (If, yes, please write about it in detail.)

6-2 의료관광 서비스 의뢰서

의료관광을 결정한 고객이 작성하는 서류이다. 숙박과 관광은 가격 범위를 의료관광객이 직접 정하도록 해서 의료관광객의 Needs에 맞추어 주는 방법도 가능하다.

〈Case〉 의료관광 서비스 의뢰서

QUESTIONNAIRE FOR VISIT PLAN

Personal Information (Patient)

<table>
<tr><td>Name</td><td></td><td>Date of Birth</td><td></td></tr>
<tr><td>Sex</td><td></td><td>Passport No.</td><td></td></tr>
<tr><td>Address</td><td colspan="3"></td></tr>
<tr><td>Tel.</td><td></td><td>Mobile No.</td><td></td></tr>
</table>

1. Do you need a visa for visiting Korea? Yes ( ) No ( )
   - ► If yes, you need the invitation letter? Yes ( ) No ( )
2. Will you visit to Korea with family or friends? Yes ( ) No ( )
   - ► If yes, how many people will come to Korea with you?
   - ► Will your companion need a visa for visiting Korea? Yes ( ) No ( )
   - ► If yes, please fill in below

Name		Date of Birth	
Sex		Passport No.	
Address			
Tel.		Mobile No.	

Name		Date of Birth	
Sex		Passport No.	
Address			
Tel.		Mobile No.	

3. Please send the copies of passport for each person. (Including the patient)
   - ► Does your friend need to reserve a hotel? Yes (   ) No (   )
   - ► Do you need a helper? Yes (   ) No (   )
4. Do you have the private insurance? Yes (   ) No (   )
   - ► Are you going to use your insurance this time? Yes (   ) No (   )
   - ► If yes, please fill in below for guarantee of your treatment.
     - a. The name of company
     - b. Insurance No.
     - c. Contact of the company
4. When do you expect to visit Korea?
   Month/Day/Year
5. Which language do you speak?
   (We can provide English, Chinese, and Russian interpreters)
   - ► Do you need an interpreter? Yes (   ) No (   )
   - ► If yes, what kind of language interpreter do you want?
6. Would you like airport pickup service from the airport to the hospital?
   Yes (   ) No (   )
   - ► If yes, what kind of vehicles do you want?
     a. Ambulance b. Van c. Automobile
   - ► After booking the flight, please inform us the details such as flight number or arrival time by e-mail or fax written below.

7. Others.

After filling in this form, please send it to an e-mail address below or to fax (+822-234-5678)

Thank you for your cooperation.

Hospital option check list

Hospital registration number :

Patient's name :

Nationality :

Month/Date/Year :

Medical Department :

Items		Check(√)	Price	Remarks
Hospital Room (Meals not included)	Deluxe Room			
	Private Room			
	2 people Room			
	3 people Room			
	Large Room (5 people)			
Meals	Types of meals	Breakfast	Lunch	Dinner
	Korean style meal			
	Western meal			

※ NOTE

1. You may stay in the room you desire unless the doctor decides otherwise.
2. Korean food is provided by hospital kitchen but if you prefer other menus, please look at the menu and request the other menus in advance.
3. You may select any of the other options any time during your hospitalization.
4. Contact the Nurse station[9] for information on prices and details.

9) nurse station

〈Case〉 의료관광 서비스 의뢰서

FACILITATING SERVICE INQUIRY FORM	
Name	First: Middle: Last:
Nationality	
Flight Reservation	Seat Type: Economy class ( ) Business class ( ) Route Type: One stop route ( ) Non stop route ( )
Airport Transport	Pick-Up ( ) Sending ( )
Accommodation	Price Range: ( ) ~ ( ) per night
	Number of guests: Room Type: Single ( ) Double ( ) Twin ( ) Suite ( )
	Requests:
Visa Invitation	Issued by Hospital upon treatment reservation
Medical Coordinator	Language: English ( ) Japanese ( ) Chinese ( ) Russian ( ) Arabic ( ) Requests (Any other languages):
Tour Reservation	Price Range: ( ) ~ ( )
	Favorable tour sites to visit: Folk Village ( ) Royal Palace ( ) Amusement Park ( ) Shopping Area ( )

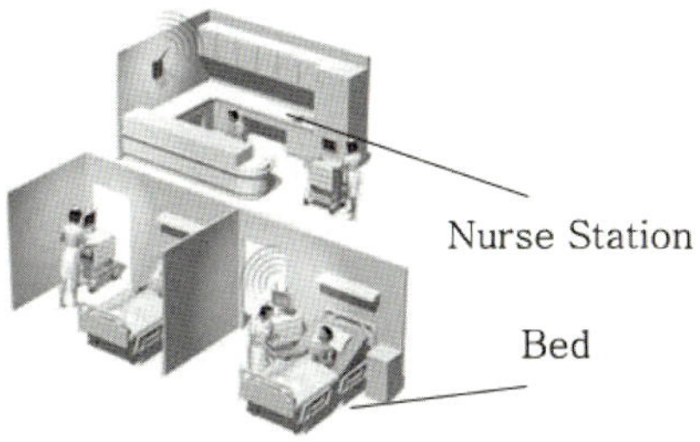

〈Case〉 의료관광 서비스 의뢰서

호텔시설 및 관광지의 웹 사이트 주소 또는 사진을 제시하여 의료관광객에게 보다 구체적인 정보를 제공하는 방법도 가능하다.

<table>
<tr><th colspan="2">FACILITATING SERVICE INQUIRY FORM</th></tr>
<tr><td>Name</td><td>First: Middle: Last:</td></tr>
<tr><td>Nationality</td><td></td></tr>
<tr><td>Flight Reservation</td><td>
<table>
<tr><th></th><th>Type</th><th>Check</th></tr>
<tr><td rowspan="2">Seat</td><td>Economy class</td><td></td></tr>
<tr><td>Business class</td><td></td></tr>
<tr><td rowspan="2">Route</td><td>One stop route</td><td></td></tr>
<tr><td>Non stop route</td><td></td></tr>
</table>
</td></tr>
<tr><td>Airport Transport</td><td>Pick-Up ( )
Sending ( )</td></tr>
<tr><td>Accommodation</td><td>
<table>
<tr><th>Hotel</th><th colspan="2">Room Rate</th><th>Picture</th><th>Check</th></tr>
<tr><td rowspan="4">Hotel A</td><td>Single</td><td></td><td></td><td></td></tr>
<tr><td>Double</td><td></td><td></td><td></td></tr>
<tr><td>Twin</td><td></td><td></td><td></td></tr>
<tr><td>Suite</td><td></td><td></td><td></td></tr>
<tr><td rowspan="4">Hotel B</td><td>Single</td><td></td><td></td><td></td></tr>
<tr><td>Double</td><td></td><td></td><td></td></tr>
<tr><td>Twin</td><td></td><td></td><td></td></tr>
<tr><td>Suite</td><td></td><td></td><td></td></tr>
</table>
Number of guests[10]:
Room Type:
Single ( ) Double ( )
Twin ( ) Suite ( )
Requests:
</td></tr>
<tr><td>Visa Invitation</td><td>Issued by Hospital upon treatment reservation</td></tr>
<tr><td>Medical Coordinator</td><td>Language:
English ( ) Japanese ( ) Chinese ( )
Russian ( ) Arabic ( )
Requests (Any other languages):</td></tr>
<tr><td>Tour Reservation</td><td>
<table>
<tr><th>Tour</th><th>Place</th><th>Price</th><th>Web site</th><th>Check</th></tr>
<tr><td>Tour A</td><td>Folk Village</td><td></td><td></td><td></td></tr>
<tr><td>Tour B</td><td>Royal Palace</td><td></td><td></td><td></td></tr>
</table>
</td></tr>
</table>

10) number of guests: 고객 수
number of accompanying persons: 동반자 수

〈Case〉 의료관광 서비스 의뢰서

MEDICAL INFORMATION INQUIRY FORM	
Date	
Contact Person[11]	Name: E-mail: Phone Number:
Patient	Name: Nationality: Date of Birth: Month/Day/Year Gender: Male ( ) Female ( )
Medical Service	Urology[12] ( ) Obstetrics and Gynecology[13] ( ) Orthopedics[14] ( ) Pediatrics[15] ( ) Heart and Vascular[16] ( ) Ophthalmology[17] ( ) Dentistry[18] ( ) Oriental Medicine[19] ( )
Patient Condition	
Previous and Current Medication[20] History	
Patient Requests	Airline Ticket ( ) Ground Transportation between airport and hospital ( ) Tour Program ( ) Any other requests:
Please attach any medical records or doctor diagnosis[21], X-ray, etc. you have.	

11) Contact Person은 의료관광객과 동일인일 수도 있고 다른 사람일 수도 있다.
의료관광객이 한국 외국인환자 유치업체와 외국인환자 유치 의료기관에 직접 문의하기도 있지만, 외국 에이전시에서 문의하는 경우, 환자의 보호자가 문의하는 경우 체크한다.
12) urology: 비뇨기과
13) obstetrics and gynecology: 산부인과
14) orthopedics: 정형외과
15) pediatrics: 소아과
16) heart and vascular: 심혈관
17) ophthalmology: 안과
18) dentistry: 치과
19) oriental medicine: 한의약
20) medication: 복용 약

〈Case〉 의료관광 서비스 의뢰서

QUESTIONNAIRE FOR VISIT PLAN PERSONAL INFORMATION (Patient)			
Name		Date of Birth	Month/Day/Year
Gender	Male ( ) Female ( )	Passport Number	
Address			
Telephone Number		Mobile Number	
E-mail		Fax	

1. Do you need a visa for visiting Korea? YES ( ) NO ( )
   If yes, you need the invitation letter? YES ( ) NO ( )
2. Will you visit Korea with family or friends? YES ( ) NO ( )
   If yes, how many people will come to Korea with you?
   Will your companion[22] need a medical visa for visiting Korea?
   YES ( ) NO ( )

   If yes, please fill in below
   Please send the copies of passport for each person. (Including the patient)

Name of Your Companion[23]		Date of Birth	Month/Day/Year
Gender	Male ( ) Female ( )	Passport Number	
Address			
Telephone Number		Mobile Number	

previous and current medication history: 과거에 복용했거나 현재 복용하는 약
21) diagnosis: 진단서
22) companion: 동반자 = accompanying person
23) name of companion = name of accompanying person: 동반자
guardian: 보호자

3. Does your companions need to reserve a hotel? YES ( ) NO ( )
   Do you need a helper[24)]? YES ( ) NO ( )
4. Do you have the private insurance? YES ( ) NO ( )
   Are you going to use your insurance this time? YES ( ) NO ( )
   If yes, please fill in below for guarantee[25)] of your treatment.
   a. The name of Insurance Company:
   b. Insurance Number:
   c. Contact of the Insurance Company:
5. When do you expect to visit Korea? Month/Day/Year
6. Which language do you speak?:
   English ( ) Japanese ( )
   Chinese ( ) Russian ( )
   If any other language, please specify:
7. Do you need an interpreter? YES ( ) NO ( )
   If yes, what kind of language interpreter do you want?
8. Would you like airport pickup service between the airport and the hospital?[26)]
   YES ( ) NO ( )
   If yes, what kind of vehicles do you want?
   a. Ambulance ( ) b. Van ( ) c. Automobile ( )
9. After booking the flight, please inform us the details such as flight number or arrival time by e-mail or fax written below.

After filling in this form, please send it to the E-mail address below.
fatherofsusie@hanmail.net
Thank you for your cooperation.

---

24) helper: 간병인
English speaking helper(s): 영어 가능 간병인
= Helper(s) who can speak English
25) guarantee: 보증하다.
26) Would you like airport pickup service from the airport to the hospital?이란 표현은 공항에서 호텔 쪽으로 한쪽 방향만을 서비스해 주는 표현이므로 Would you like airport pickup service between the airport and the hospital?이란 표현이 더 바람직하다.

〈Case〉 병원 서비스 종류 선택

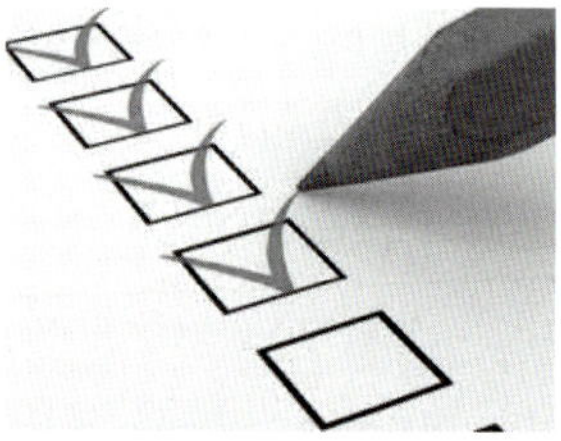

검사 종류, 병실 종류, 식사 종류, 욕실용품, 지상교통, 병실 내 인터넷 사용 등 병원에서 제공하는 의료서비스와 입원 중에 받는 제반 서비스의 종류를 선택해서 의뢰할 수 있다.

ITEMS		Check	Price	Picture	Remarks
Hospital Room (Meals are not included.)	Deluxe Room		USD		Bed for guardian
	Private Room (One Person)		USD		Bed for guardian
	2 people room		USD		
	5 people room		USD		
	Hotel A		USD		Double Room
	Hotel B		USD		Double Room
Meals	Korean style patient meal		USD		
	Korean style normal meal (Observe the attached menu)		USD		
	Japanese meal (Observe the attached menu)		USD		
	Western meal (Observe the attached menu)		USD		
	Special meal (Adjust to your country)		USD		
Toiletries[27]	Hospital Set A (Slippers, Soap, Toothbrush, Toothpaste, Razor, Shampoo, Conditioner)		USD		
	Hospital Set B (Soap, Toothbrush, Toothpaste, Razor, Shampoo, Conditioner)		USD		

27) toiletries: 화장실 용품

ITEMS		Check	Price	Picture	Remarks
Transportation	Flight ticketing service		USD		
	Airport pick-up service		USD		
Options	Beauty Therapy		USD		
	Massage Service		USD		
	Internet Service		USD		24 hours free of charge in the deluxe room
	Laptop Rental		USD		
	Fax Service		USD		Apply rates of each country
	Postal Service		USD		Apply rates of each country
	Money Exchange Service		USD		Free of charge

Note:

1. You may stay in the room you desire unless the doctor decides otherwise.
2. Korean meals are the basic meal, but if you prefer meals suiting your taste please observe the attached menu and make a request.
3. You may select any of the other options any time during your hospitalization[28].
4. Contact the information desk on the first floor or the nurse station[29] of each floor for information on prices and details.

28) hospitalization: 입원
29) nurse station

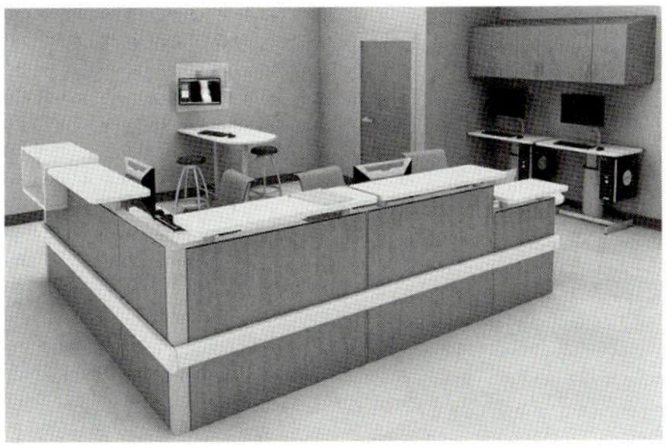

Contact Number:

ABC Hospital

6-3 의료관광 예상가격 안내서(견적서)

의료관광객 입장에서 의료서비스의 예상 가격이 궁금할 수 있다. 예상가격을 알려줄 때는 의료관광객 국가의 화폐로 계산해서 알려줄 필요가 있다. 환율은 각 은행별 홈페이지에서 확인이 가능하다.

의료관광 상품은 기본과 옵션으로 구분된다. 선택 범위에 따라서 가격의 차이가 발생된다.

종류		내용
개별 의료 서비스		한 가지 의료서비스 + 옵션을 추가하는 방식
패키지	한 Package 기본 + 옵션	Package를 기본으로 하고, 옵션을 선택하도록 한다.
	여러 Package	여러 가지 종류의 Package를 제시한다. Package에 모두 포함되어 있다.
	여러 Package + 옵션	여러 가지 종류의 Package를 기본으로 하고, 옵션을 선택하도록 한다.

다음은 의료관광객에게 의료관광의 예상 가격을 안내할 때, 사용하는 양식이다.

〈Case〉 예상 가격

ESTIMATED CHARGE FOR MEDICAL CHECK-UP		
Patient's Number		
Examination Date(s)	Month/Day/Year	
Examination Details		
	Item	Price
Packages	Basic (Blood, Urine, X Ray)	USD
	Brain Scan	USD
	Spine Scan	USD
Optional Items	Ultrasonography[30]	USD
	Echocardiography[31]	USD
	CT	USD
	MRI[32]	USD
	MRA[33]	USD
	Endoscopy[34]	USD
	Colonoscopy[35]	USD
	Allergy Test	USD
	Others	USD
Total		USD

Date: Month/Day/Year

Name of President:

ABC Hospital

Address:

30) ultrasonography: 초음파검사
31) echocardiography: 초음파 심장조영술
32) CT: X-ray을 이용하여 영상을 얻는다.
MRI: 자기장 내에서 고주파를 주사하여 영상을 획득한다.
33) MRA: Magnetic Resonance Angiography(자기공명 혈관 조영술)
34) endoscopy: 내시경
35) colonoscopy: 대장 내시경(결장경 검사)

〈Case〉 예상 가격

<table>
<tr><th colspan="4">ESTIMATED CHARGE FOR AN OPERATION</th></tr>
<tr><td colspan="4">Name of Patient:</td></tr>
<tr><td colspan="4">Length of Stay:</td></tr>
<tr><td colspan="4">Title of Operation</td></tr>
<tr><td rowspan="10"></td><td colspan="2">Division</td><td>Estimated Cost</td></tr>
<tr><td colspan="2">Medical Treatment and operation</td><td>USD</td></tr>
<tr><td rowspan="4">Test</td><td>Blood</td><td>USD</td></tr>
<tr><td>X-Ray</td><td>USD</td></tr>
<tr><td>MRI</td><td>USD</td></tr>
<tr><td>Urine[36)]</td><td>USD</td></tr>
<tr><td colspan="2">Material</td><td>USD</td></tr>
<tr><td colspan="2">Anesthesia[37)]</td><td>USD</td></tr>
<tr><td colspan="2">Room
(Single Room per Day)</td><td>USD</td></tr>
<tr><td colspan="2">Total Amount</td><td>USD</td></tr>
<tr><td colspan="4">Notice:
The duration of hospitalization[38)] and charges will be changed depending[39)] upon the condition of the patient and recommendation[40)] of doctor.

ABC Hospital
Address:</td></tr>
</table>

36) urine: 소변
37) anesthesia: 마취
    general anesthesia: 전신마취
    spinal anesthesia: 척추마취
    local anesthesia: 국소마취, 부분마취
38) hospitalization: 입원
    the duration of hospitalization: 입원 기간
    = the period of hospitalization
39) depending upon the condition of the patient: 환자의 상태에 따라서
    = based on the condition of the patient
40) recommendation: 권유

〈Case〉 예상 가격

ESTIMATED CHARGE FOR AN OPERATION		
Patient ID:		
Name:		
Length of Stay:		
Title of Operation		
	Division	Estimated Cost
	Medical Treatment and Operation[41]: Test: Material: Anesthesia[42]: Room (Single Room per day):	USD
	Total Amount	
Notice: The duration of hospitalization and charges will be changed depending upon the condition of the patient and recommendation of doctor. ABC Hospital Address		

〈Case〉 예상 가격

Program	Examination Subject	Cost
Basic A	Body measurement • Height • Weight • Body Composition analysis Eye test • Sight • Intraocular[43] Pressure • Fundus Ear Test Respiratory[44] system test • Chest X-ray	USD

41) operation: 수술
42) anesthesia: 마취
general anesthesia: 전신 마취
local anesthesia: 국소 마취
spinal anesthesia: 척추 마취
43) intraocular: 안구의

Program	Examination Subject	Cost
Basic A	Circulatory[45] system test • Blood pressure and Pulse • Electrocardiogram[46] Blood test • General Blood, Liver function[47] • Hepatitis[48] AB • Diabetes[49] • Kidney function[50] • Electrolyte[51] • Rheumatoid[52] factor • Uric[53] acid • Thyroid[54] function) Urine Feces[55] Abdomen[56] ultrasonography Growth and development test Growth hormone blood test Myelgraphy[57] Bone age Hair mineral test Allergy test(Inhalant[58])	USD

44) respiratory: 호흡기관의
45) circulatory: 순환계의
46) electrocardiogram: 심전도
47) liver function: 간 기능
48) hepatitis: 간염
Hepatitis A: A형 간염
Hepatitis B: B형 간염
49) diabetes: 당뇨병
50) kidney function: 콩팥 기능
51) electrolyte: 전해물
52) rheumatoid: 류머티즘성의
53) uric: 소변의
54) thyroid: 갑상선의
55) feces: 대변
56) abdomen: 복부의
57) myelography: 척수강 조영

Basic B	Body measurement(Height, Weight, Body Composition analysis) Eye test(Sight, Intraocular Pressure, Fundus) Ear Test Respiratory system test(Chest X-ray, Circulatory[59] system test(Blood pressure and Pulse, Electrocardiogram[60])) Blood test(General Blood, Liver function, Hepatitis[61] ABC) Diabetes Kidney function Electrolyte Rheumatoid factor Uric acid Thyroid function Hyperlipidemia[62] Venereal[63] disease test) Tumor marker(Liver cancer, Large intestine cancer Pancreas[64] cancer Prostate[65] cancer) Urine Feces Digestive system test(Abdomen ultrasonography, Gastroscope or Upper gastrointestinal series) Osteoporosis[66]	USD
VIP A	Basic A + Apolipoprotein[67] Arteriosclerosis[68] test Pulmonary[69] function test Bio age	USD

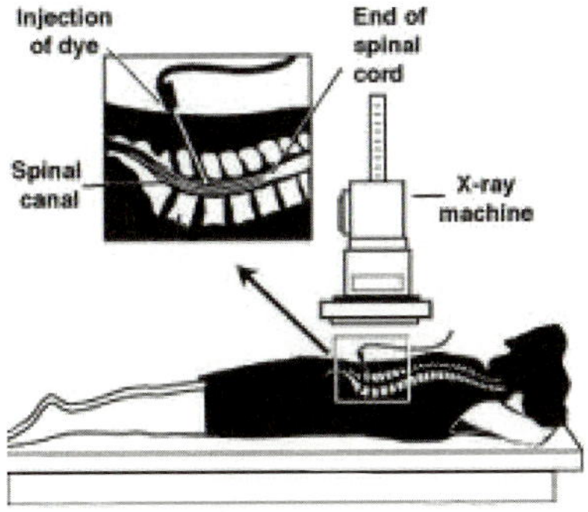

58) inhalant: 흡입용의
59) circulatory: 순환기의
60) electrocardigram: 심전도

VIP B	Basic B + Gastroscopy[70] with sedation Large intestine endoscopy including tissue test Polypectomy[71]	USD
VIP C	Basic B + Heart ultrasonography[72] Exercise load test Complete heart and blood test	USD

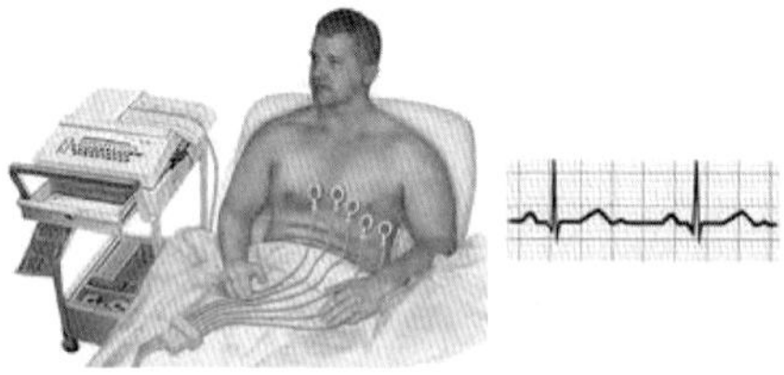

61) hepatitis: 간염
62) hyperlipidemia: 고지혈증
63) venereal: 성병의
venereal disease: 성병
64) pancreas: 췌장
65) prostate: 전립선의
66) osteoporosis: 골다공증

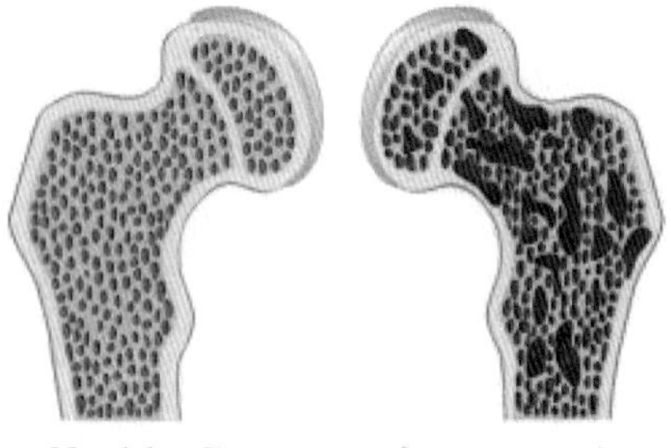

67) apolipoprotein: 아포리포 단백질
68) arteriosclerosis: 동맥경화증

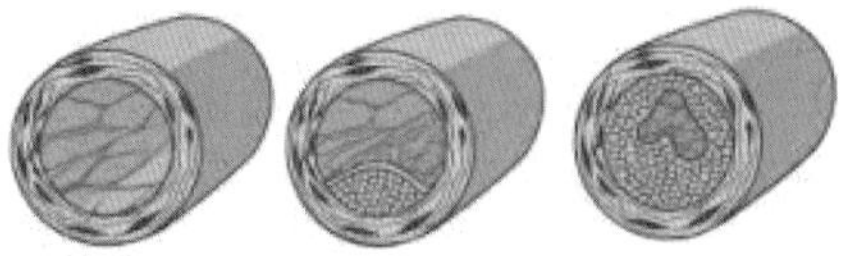

69) pulmonary: 폐의
70) gastroscopy: 위내시경 검사
gastroscopy with sedation: 수면 내시경 = conscious sedation endoscopy: 수면 내시경 = sleep endoscopy
71) polypectomy: 용종 절제술

〈Case〉 치료비 추정서

치료비 추정서					
등록번호					
환자 이름					
성별					
생년월일	Year 년 Month 월 Day 일				
연령					
환자 주소					
치료 기간	입원 ( )일 통원 ( )일				
	구분	단위	금액	산출내역	합계
향후 추정 진료비 내역 및 소견	입원비	일			
	마취	회			
	주사	일			
	투약	일			
	수술비				
	검사비				
	처치료				
	물리치료비				
	진찰료				
	기타				
	제반 행정 서비스 수수료				
	합계				
	산출 내역의 70%인 ( )원을 아래 계좌로 입금하여 주시기 바랍니다. 은행명: GHI은행 계좌번호: 123-456-7890 예금주:				
위와 같이 추정함 Year 년 Month 월 Day 일 병원 이름: 병원 주소: 병원 연락처: 의사 이름: (인)					

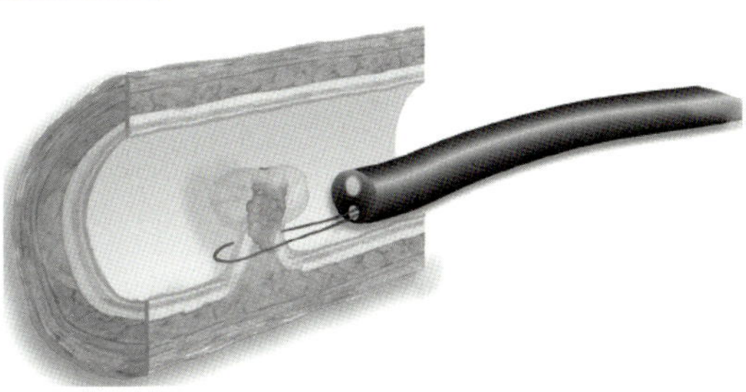

72) ultrasonography: 초음파

〈Case〉 견적서

견적서

외국인환자 유치업체 이름: DEF외국인환자유치업체
대표자 이름:
전화번호:
팩스번호:
사업체 등록번호:
주소:
외국인환자 유치업체 등록번호:

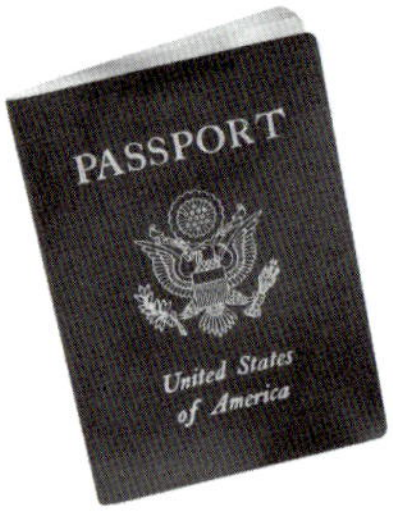

견적처
환자 이름:
환자 연락처:

견적 내용(Contents)

<table>
<tr><th></th><th>내역</th><th>지불금액</th><th>합계</th></tr>
<tr><td rowspan="4">Option 1</td><td>왕복 항공료</td><td>USD</td><td rowspan="4">USD</td></tr>
<tr><td>공항-병원간 교통</td><td>USD</td></tr>
<tr><td>의료관광코디네이터 비용</td><td>USD</td></tr>
<tr><td>의료서비스</td><td>USD</td></tr>
<tr><td rowspan="4">Option 2</td><td>왕복 항공료</td><td>USD</td><td rowspan="4">USD</td></tr>
<tr><td>공항-병원간 교통</td><td>USD</td></tr>
<tr><td>의료관광코디네이터 비용</td><td>USD</td></tr>
<tr><td>의료서비스</td><td>USD</td></tr>
</table>

영어 가능 의료관광코디네이터가 공항 영접 및 의료기관에서의 통역을 담당합니다.

선택하신 부가 서비스(Option)에 해당하는 비용 100%와 의료서비스 비용의 70%를 아래 계좌로 입금하여 주시기 바랍니다.

은행명: GHI은행
계좌번호: 123-456-7890
예금주: ABC외국인환자유치업체

6-4 진료 예약 확인서

진료 예약 확인서는 의료관광객이 비자를 받기 위해서 필요한 서류이다.

〈Case〉 진료 예약 확인서

CONFIRMATION OF TREATMENT RESERVATION MADE BY INTERNATIONAL PATIENT			
Reservation Number		Patient's Name	
Nationality		Date of Birth	Month/Day/Year
Passport Number		Passport Expiration Date	Month/Day/Year
Home Address			
Home Telephone Number		Mobile Phone Number	
Name of the accompanying person		Relation to the Patient	
Nationality		Date of Birth	Month/Day/Year
Passport Number		Passport Expiration Date	Month/Day/Year
Medical department			
Physician in Charge[73]			
Diagnosis[74]			

Names should be written in the capital letters[75] according to the spelling given in passport[76].

The document confirms that ABC Hospital has received a reservation for treatment details of which are described above.

In accordance with Korean medical tourism development program, this confirmation is issued to facilitate[77] the entry in the Republic of Korea of the patient and his/her accompanying person.

73) physician in charge: 담당의사 = attending physician
counseling doctor: 상담의사
physician: 내과의사
surgeon: 외과의사
74) diagnosis: 진단
75) capital letter = uppercase letter: 대문자
76) according to the spelling given in passport: 여권의 이름 철자에 따라서
Name spelling must be exactly the same as in your passport.: 이름 철자는 여권과 동일해야 한다.
77) facilitate: 수월하게 하다.

Additional information

1. If in the process of medical treatment physicians in charge find an incorrectness[78] in the preliminary[79] diagnosis provided to the hospital by the patient, or come to conclusion about the necessity of additional treatment, the program of treatment may be altered. This in turn[80] may lead to additional expenses on the part of the patient.
2. Patient and his/her guardian have a right to request and alteration[81] the treatment program and/or change of the physician in charge.
3. According to the law on Medicine of the Republic of Korea, in cases when a mistake on the part of medical personnel of the hospital proves to be harmful to the patient's health, the hospital provides a patient with damage compensation[82].

Date: Month/Day/Year

President

ABC Hospital

〈Case〉 진료 예약 확인서

APPOINTMENT CONFIRMATION	
Patient Name:	Guardian Name:
Date of Birth: Month/Day/Year	Date of Birth: Month/Day/Year
Sex[83]: Male ( ) Female ( )	Sex: Male ( ) Female ( )
Nationality:	Nationality:
Passport Number:	Passport Number:

This is to confirm that (Name of Patient) has been scheduled for an outpatient appointment at ABC Hospital in the Republic of Korea as follows.

78) incorrectness: 부정확

79) preliminary: 최초의

preliminary diagnosis: 최초 진단

80) in turn: 결국, 결론적으로, 다음에는

81) alteration: 변경

82) compensation: 보상

damage compensation: 손해배상

83) Sex: 성별 = Gender

Department:

Physician in Charge:

The patient might need surgery, therefore the guardian accompanies the patient. This document confirms that ABC Hospital has received a reservation for treatment details of which are described above.

Name of President

ABC Hospital

Address:

Telephone Number:

〈Case〉 진료 예약 확인서

CONFIRMATION LETTER OF RESERVATION (FOR OUTPATIENT ONLY)			
Patient's Details			
Surname[84]		Given Name	
Age		Date of Birth	Month/Day/Year
Gender	Male ( ) Female ( )		
Outpatient Clinic			
Hospital ID			
Physician			
Department Number			
Date of outpatient Clinic visit	Month/Day/Year		
List of Examination:			

I am pleased to announce that your reservation on 00:00 (Time, Month/Day/Year) at the International Healthcare Center in ABC Hospital is confirmed.

If there are any changes or questions in the above reservation, please do not hesitate to contact as below[85].

84) surname=family name: 성

85) please do not hesitate to contact as below: 아래 연락처로 문의주시기 바랍니다.
= please feel free to contact as below

Telephone Number:

Fax Number:

E-mail: fatherofsusie@hanmail.net

Name:

Position:

ABC Hospital

〈Case〉 진료 예약 확인서

CONFIRMATION LETTER OF RESERVATION (FOR INPATIENT ONLY)			
Patient's Details			
Surname[86]		Given Name	
Age		Date of Birth	Month/Day/Year
Gender	Male ( ) Female ( )		
Detail of Hospitalization			
Physician in charge			
Department Number			
Date of Hospitalization	Month/Day/Year		
Room Number			
Date of Operation	Month/Day/Year		

I am pleased to announce that your reservation at 00:00 (Time, Month/Day/Year) at the International Healthcare Center in ABC Hospital is confirmed.

If there are any changes or questions in the above reservation, please do not hesitate to contact as below[87].

Telephone Number:

Fax Number:

E-mail:

86) surname=family name: 성

87) please do not hesitate to contact as below
= please feel free to contact as below

Name:

Position:

ABC Hospital

〈Case〉 진료 예약 확인서

APPOINTMENT CONFIRMATION

Date: Month/Day/Year

Patient Name:

Date of Birth: Month/Day/Year

Nationality:

Passport Number:

Sex[88]:

This is to confirm that (Name of Patient) has been scheduled for an outpatient appointment at ABC Hospital in South Korea.

This document confirms that ABC Hospital has received a reservation for treatment details of which are described above.

Name of President

President

ABC Hospital

〈Case〉 진료 예약 확인서

CONFIRMATION LETTER OF RESERVATION	
Client Information	
Surname:	Given Name:
Age:	Date of Birth: Month/Day/Year
Sex: Male ( ) Female ( )	Hospital Identification:
Health Promotion Center	
Surname:	Given Name:
Date of Medical Check-Up	

88) Sex: 성별 = Gender

Notice:

I am pleased to announce that your reservation at 00:00 (Time, Month/Day/Year) at the International Patient Healthcare Center in ABC Hospital is confirmed.

If there are any changes or questions in the above reservation, please feel free to contact the physician in charge[89] as below.

Name of physician in charge:

Telephone Number:

Address:

Web site:

〈Case〉 예약 확인서

예약 확인서(입원환자용)

환자 사항	
이름	
나이	
성별	남 ( ) 여 ( )
병원 사항	
의사 이름	
면허 번호	
입원 기간	

저희 병원에서 상기 기간에 귀하의 예약이 확인된 것을 알려드립니다.

만약 위 예약에 대한 변경이나 문의사항이 있으시면 주저 없이 아래 번호로 연락주시기 바랍니다.

담당자 이름

병원 이름

병원 연락처

89) physician in charge: 담당의사 = attending physician
counseling doctor: 상담의사
physician: 내과의사
surgeon: 외과의사

6-5 비자 발급 및 입국

6.5.1 비자발급을 위한 초청서한 요청서

외국인환자가 비자를 발급받는데 필요한 초청서한을 의료관광객이 한국의 외국인환자 유치 의료기관에 요청하는 양식이다.

외국인환자는 의료기관에서 예상하는 진료비를 입금한 후에 외국인환자 유치의료기관으로부터 초청서한을 받을 수 있다.

외국인환자 유치 의료기관에 진료 상담 → 외국인환자에게 비자발급을 위한 초청서한 요청서 발송 → 신청서 작성 및 진료비 입금 → 의료기관에서 초청장 발급

〈Case〉 초청서한 요청서

APPLICATION FORM OF INVITATION LETTER	
Name:	Nationality[90]:
Date of Birth: Month/Day/Year	Phone Number:
Present Address:	
Sending Address:	
Desired Period of Hospital Stay:	
Name of Bank: Account Number: Account Name: ABC Hospital Swift Code: Address: Telephone Number: 82-2-123-4567 Fax Number: E-mail: fatherofsusie@hanmail.net	Officer only Required deposit: USD

By submitting this application form, I agree that

1. Any dispute[91] or claim (including injury[92] claims) related to health care services that I receive from ABC Hospital that is not resolved by mutual agreement is subject to Korea law and the exclusive[93] jurisdiction[94] of the appropriate court in Korea.

90) nationality: 국적
91) dispute: 분쟁
92) injury: 부상
93) exclusive: 유일한, 전용의
The hotel has exclusive access to the beach.: 호텔에서만 접근이 가능한 해변이 있다.
As we have our exclusive agency in China presently, we find doing business with you difficult.: 현재

2. The information or any related detail including an estimated price is intended only for you and cannot be claimed or referred to by other people.
3. The medical information and any estimated costs supplied are subject to change without notice due to a change of medical condition or unforeseen[95] factors.

As mentioned above, I request issuing the invitation letter in order to visit for medical treatment at ABC Hospital.

Date: Month/Day/Year

Applicant[96]: (Signature)

Representative[97]: (Signature)

6.5.2 사증발급인정서 업무처리 위임장

외국인환자 유치를 위해서 사증발급 업무를 외국인환자 유치업체 대표가 하지 않을 경우 직원에게 위임장을 발급해야 된다.

Year 년 Month 월부터 외국인환자 유치기관으로 등록한 병원 및 유치업체는 외국인환자를 초청하려면 반드시 휴넷코리아를 통한 온라인 사증발급인정서 신청만 가능하며, 출입국관리사무소 방문 신청은 할 수 없다.

〈Case〉 사증발급인증서 위임장

위 임 장

위임자: DEF 외국인환자 유치업체 이름 대표이사

위 사람은 외국인환자 유치를 위한 사증발급과 관련한 제반 절차 업무를 아래의 대리인에게 위임한다.

대리인 이름:

중국에는 저희가 독점 계약 맺은 거래처가 있어서 당신과 거래는 어려울 것 같습니다.

Apple did not make an exclusive contract with Samsung.: 애플은 삼성과 독점계약을 체결하지 않았다.

94) jurisdiction: 사법권

95) unforeseen: 예기치 않은

96) applicant: 의료관광객 이름

97) representative: 해외 현지 에이전시 등의 이름

대리인 주민등록번호:

대리인 연락처:

위임자와의 관계: 직원

위임자: DEF 외국인환자 유치업체 이름 대표이사 (직인)

6.5.3 온라인사증발급인정서 신청 과정

6.5.3.1 휴넷코리아 회원가입

① '휴넷코리아(www.visa.go.kr)'에 접속 → 홈페이지 상단 기업회원 클릭 → 회원가입(JOIN) 클릭 → 약관동의 → 하단 유치기관 회원가입 클릭 → 기업회원 → 기본정보 및 첨부 파일 등재 후 신청 버튼 클릭

② 신청 후 관할 출입국관리사무소에서 회원가입 승인 후 온라인사증발급인정서 신청 가능(승인 소요기간 약 3일), 가입승인 후 로그인 시 대표자 또는 전담직원의 인증서 등록 필수

③ 휴넷(www.visa.go.kr)의 회원가입 시 필요한 서류(스캔을 첨부할 경우 JPG파일로 업로드)

- 사업자 등록증 사본
- 유치기관 등록증 사본
- 대표자 신분증 사본
- 휴넷 이용 담당직원이 대표자가 아닌 경우 담당직원의 재직증명서 및 전담직원 지정신청서(휴넷 다운로드 가능)

6.5.3.2 휴넷코리아 온라인사증발급 신청 방법

① 휴넷코리아 접속 → 로그인 → 홈페이지 상단「사증발급 인정서 신청」선택 후 하단의 신청 버튼 클릭 → 신청가능 체류자격의 의료관광 신청을 클릭 → 사증발급인정서 신청화면 하단 피초청자 추가 버튼을 클릭하고 피초청자 기본정보를 등록 후 관련 첨부서류 등재 후 신청 → 신청 후 처리 결과는 마이페이지에서 확인 가능

6.5.3.3 문의사항 및 필요 서류

① 문의사항 헬프데스크: 외국인종합안내센터 국번없이 1345 또는 02-500-9069

② 온라인사증발급인정서 신청 시 필요한 서류(승인기간: 통상 3~4일)

- 외국인환자 여권사본(동반가족 함께 신청 시 동반가족의 여권사본)
- 외국인환자 여권사진(컬러증명사진 95 kb이하)
- 의료기관에서 발급한 의료목적 입증서류(진료예약확인서 등)
- 치료 및 체류 비용 조달 능력을 입증할 수 있는 서류(통장 잔액증명서 등)
- 외국인환자 유치기관이 신원보증서를 제출하는 경우 비용조달능력입증서류 생략가능(신원보증서)
- 사업자등록증 및 유치기관 등록증은 회원가입 시 제출하기 때문에 생략

6.5.4 입국 목적 사실 확인서

통장사본과 함께 치료비 내역서를 의료관광객에게 전달 → 예상 치료비의 70%를 선입금으로 받음 → 치료비 입금 확인 후 사증발급인정번호와 함께 필요한 서류를 의료관광객에게 전달 입국 목적 사실 확인서는 입국심사에서 의료관광객이 겪을 언어소통 문제 해결과 편의를 위해서 의료관광객에게 E-mail, Fax, 우편 등으로 발송한다.

〈Case〉 입국 목적 사실 확인서

입국 목적 사실 확인서			
국적 (Nationality)		환자 성명 (Name in Full)	
여권번호 (Passport Number)		생년월일 (Date of Birth)	
보호자/동행인 (Name of Guardian)			

상기인은 한국의 우수한 의료관광을 목적으로 방문하신 분으로 신체적, 정신적으로 또는 언어소통에 어려움이 계실 수 있는 분입니다.

따라서 원활한 입국 심사 및 통관절차를 위해 세심한 배려와 협조를 당부드리며 입국목적에 대해 다음과 같이 확인합니다.

다 음

1. 입국 예정일:
2. 예약병원:

   주소:

3. 담당자 연락처:
사무실 전화번호: 담당자 핸드폰 번호:

위 확인서는 환자 및 보호자의 입국심사 편의를 위한 것으로, 비자 취득과는 무관합니다.

ABC Hospital (병원 직인)

6.5.5 체류 일정표

체류 일정표는 외국인환자 유치업체에서 의료관광객의 입국심사에서의 언어소통 문제 해결과 편의를 위해서 의료관광객에게 E-mail, Fax, 우편 등으로 발송한다.

〈Case〉 체류 일정표

체류 일정표

<table>
<tr><th>일자</th><th>일정</th><th>비고</th></tr>
<tr><td>6월 21일</td><td>입국 예정일
• 공항: 인천국제공항
• 공항 Pick-Up</td><td>의료관광코디네이터</td></tr>
<tr><td>6월 22일</td><td rowspan="3">ABC 병원
• 진료과목:</td><td rowspan="3">치료 기간 중 영어 의료관광코디네이터 통역 및 영어 가능 간병인</td></tr>
<tr><td>6월 23일</td></tr>
<tr><td>6월 24일</td></tr>
<tr><td>6월 35일</td><td>출국 예정일
• 공항 Sending-Off</td><td></td></tr>
</table>

치료기간에 따라 체류 기간이 변동될 수 있음.

Year 년 Month 월 Day 일
대표이사 홍길동
DEF 외국인환자유치업체

6.5.6 초청 사유서

초청 사유서는 비자를 발급받기 위해서 필요한 서류이다.

〈Case〉 초청 사유서

초청사유서	
성명	환자의 이름
국적	환자의 국적
병명	주상병명 이름
치료 예상기간	
초청일자	

위 외국인환자는 Year 년 Month 월 저희 DEF 외국인환자 유치업체(이하 DEF)의 인터넷 홈페이지를 통해서 의료관광을 문의하였고, ABC병원측에서 DEF로 하여금 피초청인이 한국에 입국하여 치료를 받을 수 있도록 제반 업무를 의뢰하여 초청업무를 진행하게 되었습니다.

위와 같은 이유로 피초청인을 초청하고자 합니다.
초청을 허락하여 주시기 바랍니다.

Year 년 Month 월 Day 일
외국인환자 유치업체 이름
대표자 이름
전화번호:
주소:

6-6 의사 소견서(의사 진단서)

〈Case〉 의사 진단서

DOCTOR'S NOTE	
Name	
Sex	Male ( ) Female ( )
Age	
Date of Birth	Month/Day/Year
Address	
Passport Number	
Note	
Analysis Result[98]	
Treatment[99] Plan	

Date of Issue: Month/Day/Year

Doctor's License Number:

Doctor's Name:

Signature:

ABC Hospital

Address

Tel.:

〈Case〉 의사 진단서

MEDICAL CERTIFICATE
(DIAGNOSIS)

Registration Number:

Passport Number:

Reason to Issue[100]:

Patient's Name	
Patient's Address	
Gender	Male ( ) Female ( )
Date of Birth	Month/Day/Year
Age	
Diagnosis[101]	Final: Clinical Note:
Date of Contracting illness[102]	Month/Day/Year
Details	
Remarks	

98) analysis result: 검사 결과

99) treatment: 치료

100) reason to issue: 발급 사유(이유)

101) diagnosis: 진단

102) date of contracting illness: 발병일

I confirm the above to be true.[103)]

Date of issue: Month/Day/Year

Name of Attending Doctor[104)]: (Signature)

License Number:

ABC Hospital

Address:

Tel.:

6-7 문진표

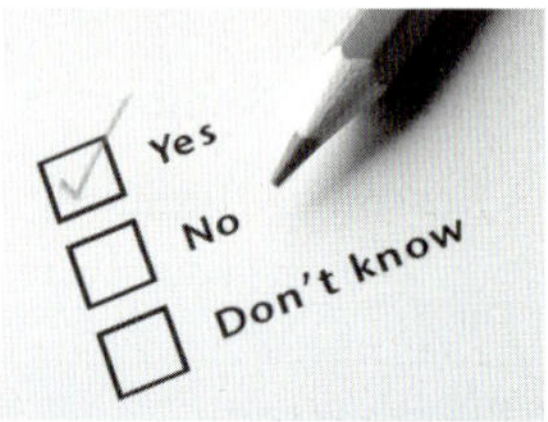

의료관광객의 진료를 시작하기에 앞서서 문진표를 받아서 의료관광객에 대한 의료정보를 파악할 수 있다. 문진표는 자세하면 자세할수록 좋다.

〈Case〉 문진표

GENERAL ANAMNESIS[105)] FORM	
Examination	
Name of Patient	
Nationality	
Birth of Date	Month/Day/Year
Gender	Man ( ) Woman ( )
Phone Number	Home: Cellular Phone:
Home Address	
Facsimile	
E-mail	

103) I confirm the above to be true.: 위에서 언급한 내용은 모두 사실이다.
= I confirm that above statements are true and that all the information provided in this certificate is correct.

104) attending doctor: 담당의사
= doctor in charge

105) anamnesis: 기왕증 = previous illness, past illness

This medical questionnaire will be used to evaluate your examination results, so the doctor can study the cause if you have any health problem.

Please fill out this form.

HEALTH INQUIRY

1. Have you been receiving any treatment or medicine for any disease you have at the present moment? Yes ( ) No ( )
2. Have you been hospitalized[106] before? Yes ( ) No ( )
3. Have you received a total health examination before? Yes ( ) No ( )
4. Have you had any history of the following cases?

High blood Pressure[107] ( ) Tuberculosis[108] ( )

Asthma[109] ( ) Heart Disease[110] ( )

Stroke[111](Paralysis[112]) ( ) Liver Abnormality ( )

Diabetes[113] ( ) Thyroid[114] ( )

Kidney[115] Disease ( )

---

106) be hospitalized: 입원하다.
107) high blood pressure: 고혈압 = hypertension
108) tuberculosis: 폐결핵
109) asthma: 천식
110) heart disease: 심장병
111) stroke: 뇌졸중

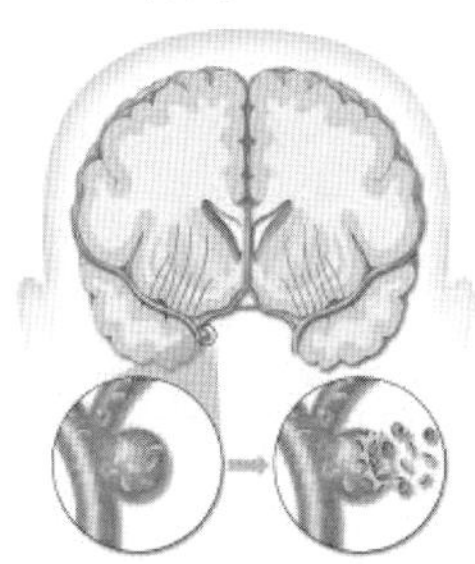

112) paralysis: 마비, 중풍
113) diabetes: 당뇨병
114) thyroid: 갑상선

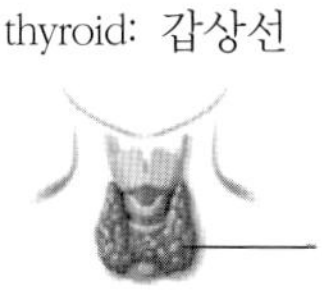

115) kidney: 콩팥, 신장
kidney cancer: 신장암

Cancer[116] ( ) Body Part:

Other ( )

5. Have you received any surgery?

Yes ( ) No ( ) Body Part ( )

LIVING HABITS

1. Sleep: Normal ( ) Abnormal ( )
2. Appetite: Normal ( ) Abnormal ( )
3. Weight change: Was there any change in your weight during the last 6 months?

   Yes ( ) No ( )

   Gained (kg/pound)

   Lost (kg/pound)
4. Excretion[117]: Normal ( ) Abnormal ( )
5. Smoking: Do you smoke? Yes ( ) No ( )

   In average, ( ) boxes for ( ) years

   Or have you smoked before? Yes ( ) No ( )

   In average, ( ) boxes for ( ) years
6. Drinking Alcohol: How much do you usually drink? Yes ( ) No ( )

   In average, ( ) times per month

   ( ) alcohol kinds

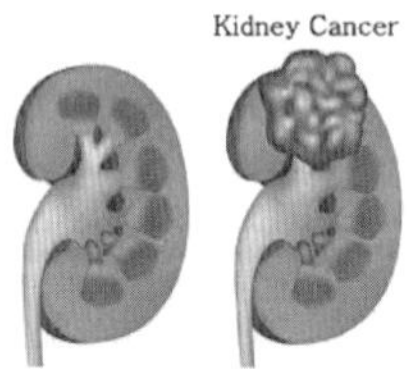

116) cancer: 암

lung cancer: 폐암

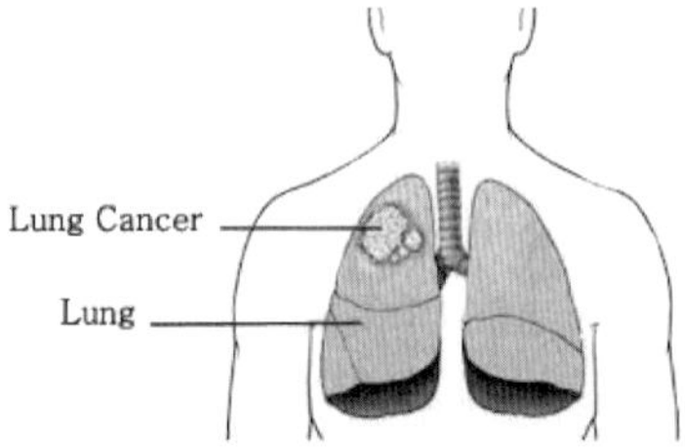

117) excretion: 배설

( ) glasses or ( ) bottles each time ( ) years

7. Exercise: Do you exercise regularly? Yes ( ) No ( )

( ) hours ( ) times a week

GENERAL QUESTIONS

1. Marriage

Never married ( ) Married ( ) How many children ( )

2. Blood type

AB ( ) A ( ) B ( ) O ( )

RH(Positive) ( ) RH(Negative) ( )

3. B Type Hepatitis[118] Immunity ( ) Vaccine Inoculation[119] ( )

Carrier[120] ( ) Had this hepatitis before ( )

Having illness of this hepatitis ( )

4. What is the main reason to get the total health examination this time?

Do not feel any abnormality, but just wanted to know about my health ( )

Have recently felt abnormality or discomfort ( )

118) hepatitis: 간염

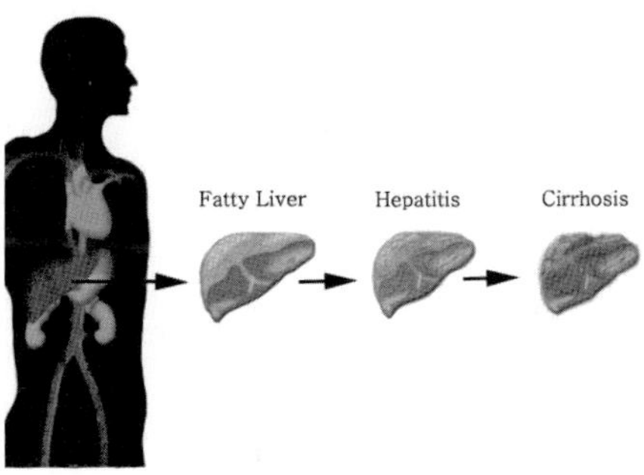

fatty liver: 지방간
cirrhosis: 간경변

119) inoculation: 접종
vaccine inoculation: 예방 접종 = vaccine shot

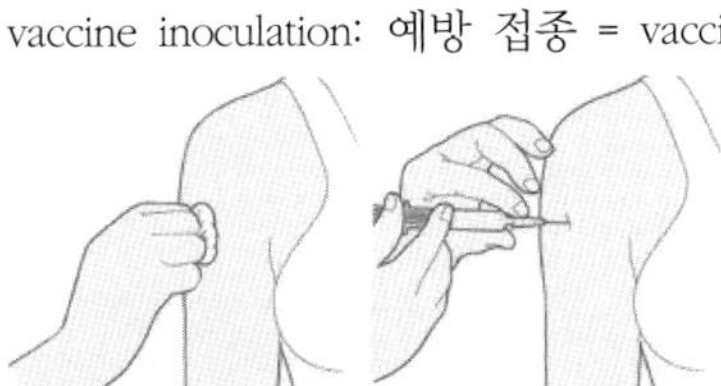

120) carrier: 보균자

FAMILY HISTORY

Among your family(besides your spouse and his/her family), is there anyone who has the following history of disease?

1. Diabetes[121] Yes ( ) No ( )
2. Cancer Yes ( ) No ( )
3. High Blood Pressure[122] Yes ( ) No ( )
4. Other ( )

HEALTH QUESTIONS

1. How is your digestive[123] system?
   Good ( ) Sometimes uncomfortable ( ) Uncomfortable ( )
2. Do you feel discomfort in your stomach?
   No ( ) Yes, after meals ( ) Yes, when hungry ( )
3. Are your hands and feet swollen?
   Often ( ) Sometimes ( ) Not at all ( )
4. Do you have a headache? Yes ( ) No ( )
5. How does the headache appear?
6. When do you feel the pain most?
   Early morning ( ) Morning ( ) Afternoon ( )
   Evening ( ) All day long ( )
7. Do you have the following symptoms before or after you start having a headache?
   Feels like thrown up and headache nausea[124] ( )
   Dizziness ( ) Temporary eyesight loss ( )
   Temporary memory loss ( ) Temporary lost sense of touch ( )
   Other ( )
8. Do you have dizziness? Often ( ) Sometimes ( ) No ( )

121) diabetes: 당뇨병
122) high blood pressure: 고혈압 = hypertension
123) digestive: 소화
124) nausea: 구역질

9. Do you have a temporary partial paralysis[125], eyesight problem, or loss of sense? Yes ( ) No ( )
10. Do you feel too thirsty or do you urinate[126] many times? Yes ( ) No ( )
11. Do you feel uncomfortable when you urinate(pee)? Yes ( ) No ( )
12. Do you easily get tired? Yes ( ) No ( )
13. Do you have arthralgia[127] (articulation[128] pain) or lumbago[129](back pain)? Yes ( ) No ( )
14. Do you feel chest pain described as feeling or lightness, pressure or squeezing? Yes ( ) No ( )
15. Do you feel chest pain when you walk up stairs or do exercise? Yes ( ) No ( )

---

125) paralysis: 마비, 중풍
126) urinate: 소변을 보다
127) arthralgia: 관절통

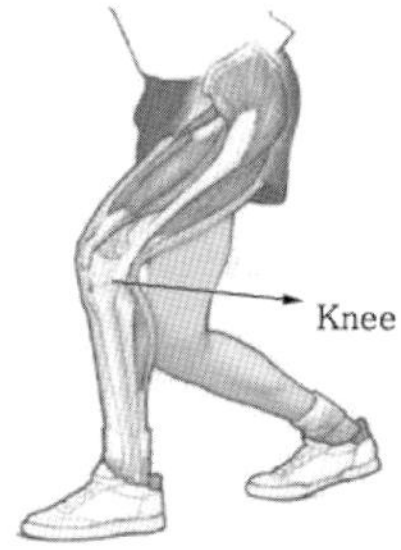

128) articulation: 관절
129) lumbago: 요통

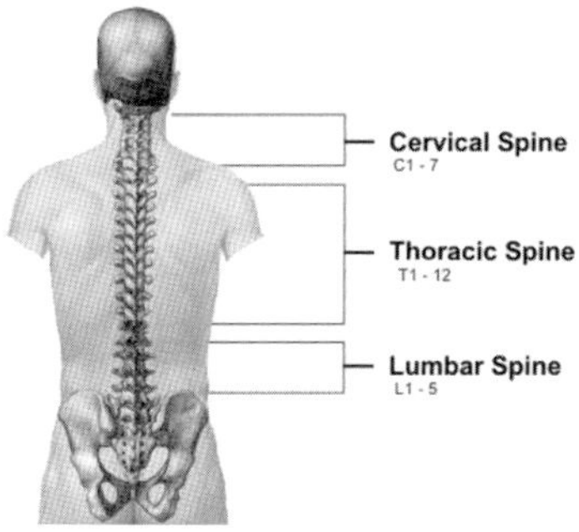

cervical: 경추
thoracic: 흉추
lumbar: 요추

16. Do you often feel short of breath? Yes ( ) No ( )
17. Do you have a continuous dry cough? Yes ( ) No ( )
18. When you cough, does yellowish phlegm[130] appear? Yes ( ) No ( )
19. Do you feel anxiety or do you have depression? Yes ( ) No ( )
20. Are you concerned with any other symptoms? Yes ( ) No ( )
21. If you are a female.

    Have you had menopause[131]? Yes ( ) No ( )

    How old were you? ( ) years old
22. When was your last menstrual[132] period?

    ( ) Year ( ) Month ( ) Day

〈Case〉 문진표

QUESTIONNAIRE FOR HEALTH CHECK-UP		
Registration Date:		
Name	Given: Middle: Family:	
Date of Birth	Month/Day/Year	Age:
Nationality		Gender: ( ) Male ( ) Female
Status	( ) Resident ( ) Tourist ( ) Other	
Address	Home Address: Company: Mobile number: Telephone number: (Home) (Office)	
E-Mail		

* If you want to be put to sleep for the endoscopy, please make an appointment before the date of the health check-up.

130) phlegm: 가래
131) menopause: 폐경
132) menstrual: 월경

Please, choose the way you would like to be notified of the results.

Please check <√>

( ) Visiting the hospital ( ) By Mail (post)

( ) By E-Mail ( ) By CD

( ) Through Web site

What are your reasons for taking this medical exam? Please check <√>

( ) Illness ( ) Group testing by company

( ) Family's suggestion ( ) Regular medical exam[133)]

( ) Others:

These are questions about your medical history. Please check <√>

- Have you ever been diagnosed[134)] with high blood pressure:

  ( ) No or ( ) Yes (When:)

- Have you ever been diagnosed with diabetes[135)]:

  ( ) No or ( ) Yes (When:)

- Have you ever been diagnosed with pulmonary tuberculosis[136)]:

  ( ) No or ( ) Yes (When:)

Have you ever been diagnosed with any of the following diseases by a medical doctor? It you have, please check<√>

( ) Cancer ( ) Gastritis[137)]/ Duodenitis[138)]

( ) Hepatitis B carrier ( ) Hepatitis C

( ) Disorder of Liver, functional ( ) Fatty liver[139)]

( ) Hyperlipidemia[140)] ( ) Gallbladder stone[141)]

( ) Polyp-rectal[142)], colon[143)] ( ) Asthma[144)]

---

133) routine medical exam
= routine healthcare check up

134) diagnose: 진단하다.
diagnosis: 진단

135) diabetes: 당뇨병

136) tuberculosis: 결핵 = TB (Tubercle bacillus)
pulmonary tuberculosis: 폐결핵

137) gastritis: 위염

138) duodenitis: 십이지장염

139) fatty liver: 지방간
liver cirrhosis: 간경화

( ) Angina[145]/ Cardiac[146] infarction ( ) Stroke[147]

( ) Renal[148] disease / Bladder[149] disease

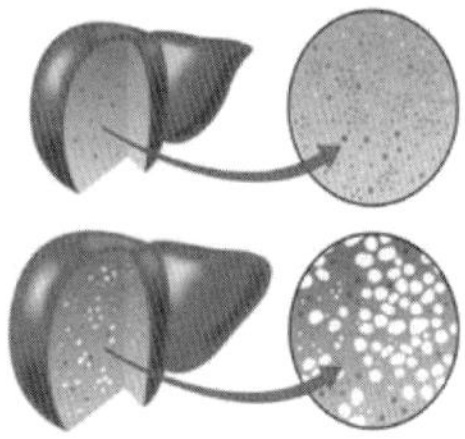

140) hyperlipidemia: 고지혈
141) gallbladder stone: 담석

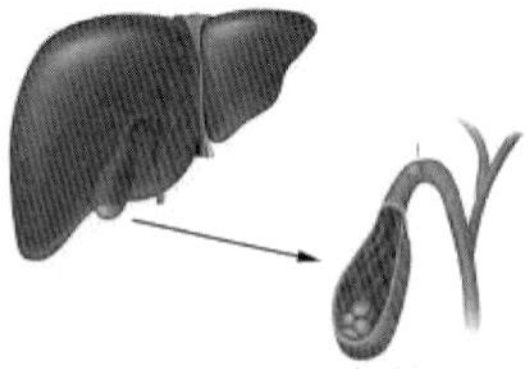

142) polyp-rectal: 직장 폴립
143) colon: 결장, 대장 전체
144) asthma: 천식
145) angina: 협심증: 협심증이란 관상동맥 혈관이 좁아져 심장근육으로 가는 혈액양이 부족한 상태가 되는 질환으로 가장 대표적인 증상은 가슴통증이다.
146) cardiac: 심장의

cardiac infarction: 심근경색: 심근경색이란 관상동맥 혈관이 막혀 심장 근육이 죽는 상태를 말한다. 관상동맥이 막히면 심장근육에 산소와 영양 공급이 단절되고, 수분 내지 수 십분 이내에 심장근육이 죽게 된다. 심근경색의 사망률은 15~20%에 이를 정도로 매우 위험한 질환이며, 심근경색으로 사망한 사람의 절반 이상이 증상이 발생한지 한 시간 이내에 사망할 정도로 급사의 위험도가 매우 높은 질환이다.

147) stroke: 뇌졸중
148) renal: 신장 = kidney
149) bladder: 방광

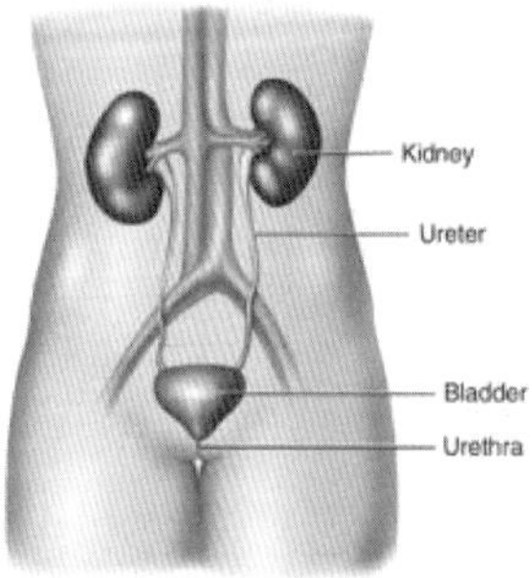

kidney: 콩팥, 신장
ureter: 요관
urethra: 요도

( ) Hematuria[150] ( ) Thyroid[151] disease
( ) Disc of neck or Disc of back ( ) Hearing disability
( ) Gastric ulcer[152]/ Duodenal ulcer[153]
( ) Glaucoma[154] ( ) Cataract[155]
( ) Myoma of the uterus[156] ( ) Breast disease

---

150) hematuria: 혈뇨
151) thyroid: 갑상선

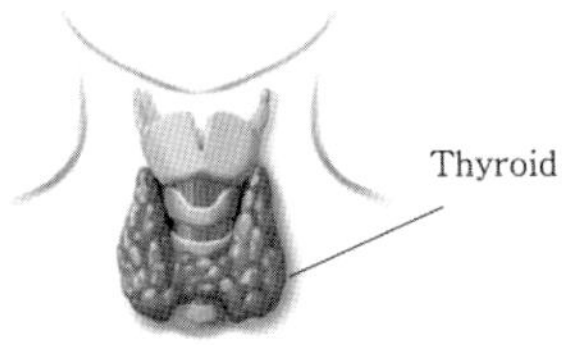

152) gastric ulcer: 위궤양

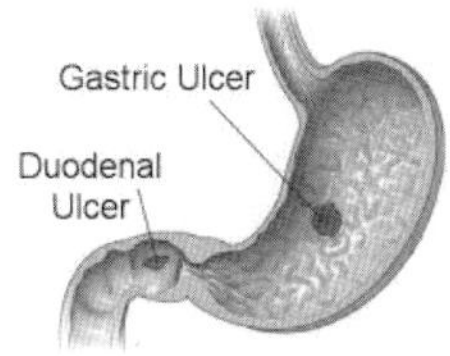

153) duodenal ulcer: 십이지장 궤양
154) glaucoma: 녹내장
녹내장은 안압 상승으로 인한 시신경 및 시신경섬유층의 손상으로 시야가 점점 좁아지는 질환이다.

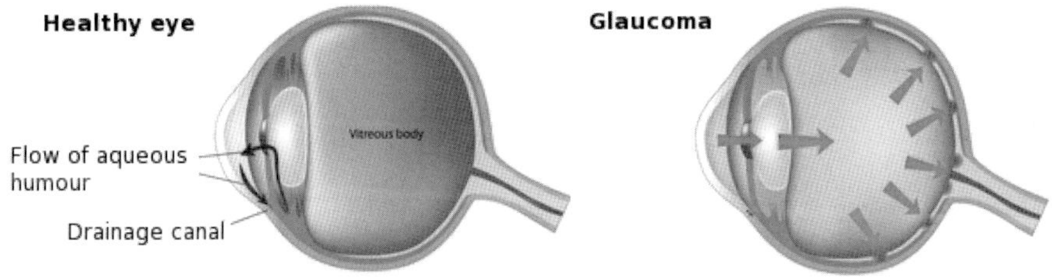

155) cataract: 백내장
사람의 눈 속에는 안경알처럼 투명한 수정체가 들어 있고, 이 수정체는 사물을 보는 데 있어 초점을 맞추어 주는 중요한 역할을 한다. 이 투명한 수정체가 나이가 들거나, 눈 속에 염증이 생기거나, 외상을 당하면 사물이 안개가 끼인 것과 같이 흐려 보이는데, 이를 백내장이라고 한다.

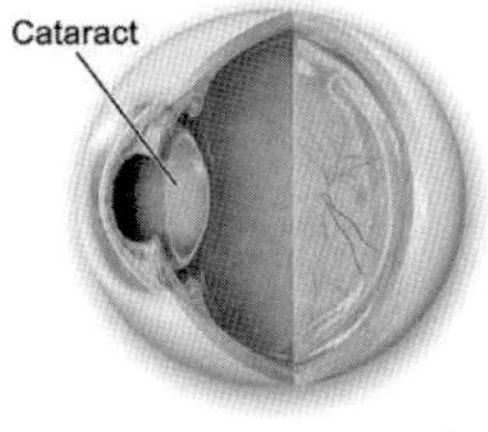

156) myoma of the uterus: 자궁근종

( ) Osteoporosis[157)]

( ) Others: (Specify:)

Have you ever had surgery? ( ) Yes ( ) No

If you have, please specify what type.

The type of surgery:

When: Month/Day/Year

Are you presently taking any medications?

( ) No ( ) Yes (The name of the medication:)

How many times a week do you drink alcohol?

How much do you drink on average?

Do you smoke? ( ) No ( ) Yes ( ) Quit

When did you start smoking?

How long have you been smoking?

How many packs of cigarettes do you smoke a day?

When did you quit smoking?

Do you exercise regularly? ( ) No ( ) Yes

Do you have any family members who have suffered from cancer, diabetes, heart disease[158)], etc?

If you have, Please check <√> and write the relation with you.

---

157) osteoporosis: 골다골증

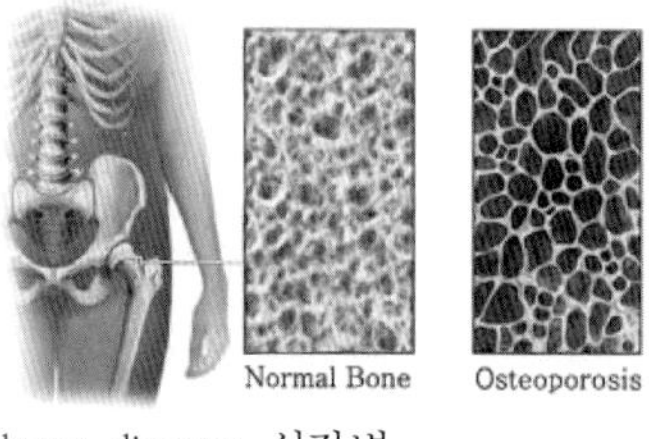

158) heart disease: 심장병
heart attack: 심장마비

Disease	Relation	Disease	Relation
( ) Hypertension		( ) Cancer	
( ) Tuberculosis[159]		( ) Asthma	
( ) Diabetes		( ) Congenital[160] heart disease	
( ) Stroke		( ) Rheumatoid	
( ) Chronic[161] hepatitis		( ) Allergy	
( ) Liver cirrhosis[162]		( ) Colon disease	
( ) Others:			

If you have recently had any symptoms listed below, please check<√>

Sudden change in weight ( )

Weight loss: ( ) kg(pound) for (duration:)

Weight gain: ( ) kg(pound) for (duration:)

FOR WOMEN ONLY

Age of menarche[163]:

159) tuberculosis: 결핵

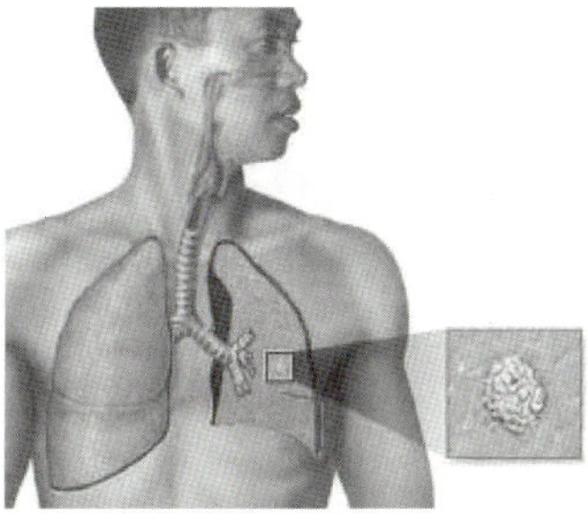

160) congenital: 선천적인

161) chronic: 만성의

162) liver cirrhosis: 간경화

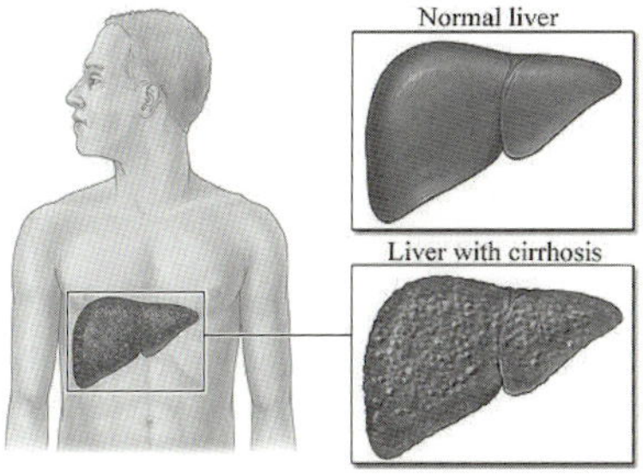

When was your last period?

The first date of the last monthly period:

Menopause[164]:

( ) No ( ) Yes (When:)

The total number of pregnancies:

The total number of childbirths:

The total number of abortions[165]:

Breast feeding[166] now? ( ) Yes ( ) No

If you have any symptoms below,

please check<√>

( ) Irregular[167] menstruation[168] ( ) Heavy periods

( ) Menorrhea[169] ( ) Menstrual cramps[170]

( ) Unusual vaginal[171] discharge ( ) Unusual vaginal bleeding

What is your occupation?

What is your martial status?

( ) Single ( ) Married

Please note anything specific that you would like to speak to a physician about:

---

163) menarche: 초경

164) menopause: 폐경

165) abortion: 낙태

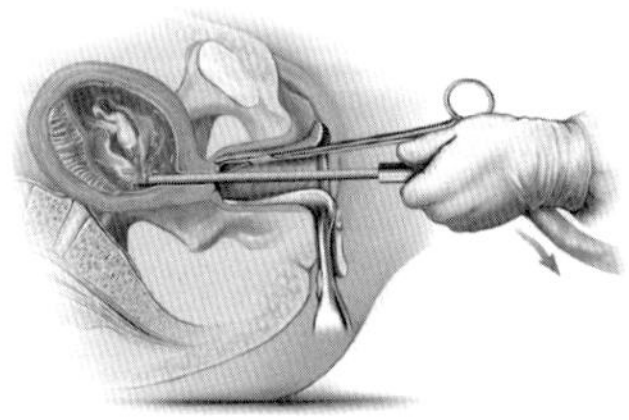

166) breast feeding: 모유 수유

167) irregular: 불규칙적인

168) menstruation: 월경

169) menorrhea: 월경

170) menstrual cramp: 생리통

171) vaginal: 질의

vaginal discharge: 질 분비물

OPHTHALMOLOGY[172)]

( ) Have dim eyes[173)]

( ) Weak in sight[174)]

( ) Have bad sight[175)]

( ) Recover one's sight[176)]

( ) Poor vision[177)]

( ) Pain in the eyes

DENTISTRY

( ) Teeth are cold[178)]

( ) Pain in the gums[179)]

( ) Have decayed teeth[180)]

( ) Gums bleeding[181)]

( ) Bad breath[182)]

( ) Toothache

Which tooth is hurting right now.

---

172) ophthalmology: 안과
173) have dim eyes: 눈이 침침함
174) weak in sight: 시력이 떨어짐
175) have bad sight: 시력이 나쁘다.
= have poor sight
= be weak-sighted
= be weak in sight
176) recover one's sight: 시력을 회복하다. = have one's sight restored
wear glasses: 안경을 쓰다.
177) poor vision: 시력 저하
good vision: 좋은 시력
have good vision ≠ have poor vision
178) teeth are cold: 치아가 시림
179) pain in the gums: 잇몸이 아픔
180) have decayed teeth: 충치 있음

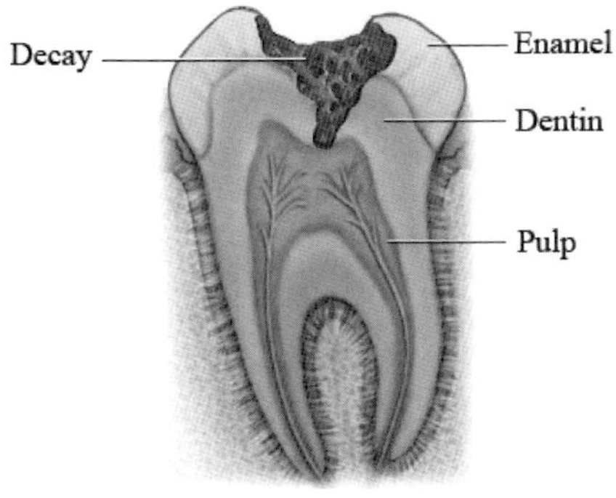

dentin: 상아질
pulp: 치수
enamel: 법랑질
181) gums bleeding: 잇몸에서 피가 남
182) bad breath: 구취

Which tooth is painful?

When did you start feeling pain?

DIGESTIVE SYSTEM

( ) Indigestion[183]

( ) Burping[184](belching[185])

( ) Pain in the chest[186]

( ) Nausea, Vomiting[187]

( ) Stomachache

( ) Diarrhea[188]

( ) Bloating, have gas[189]

( ) Constipation[190]

( ) Sluggish digestion[191]

( ) Defecate[192] frequently

( ) Thin stools[193]

( ) Bloody stools

( ) Black stools[194]

( ) Feel abdominal swelling (feel bloating)[195]

( ) Heartburn (fasting, after eating)[196]

( ) Uncomfortable feeling in the throat[197]

( ) Pain in the right upper abdomen[198]

ENDOCRINE[199] SYSTEM

( ) Thirsty, Urinate a lot

( ) Backache

183) indigestion: 소화불량
184) burping: 트림
185) belch: 트림하다.
186) pain in the chest: 명치나 가슴 통증
187) nausea, Vomiting: 구역질, 구토증상
188) diarrhea: 설사
189) bloating: 복부 팽만
have gas: 가스 팽만
190) constipation: 변비
191) sluggish digestion: 소화불량
192) defecate frequently: 잦은 배변
193) thin stools: 변이 가늘다.
194) black stools: 검은 변
195) feel abdominal swelling (feel bloating): 배가 더부룩함
196) heartburn (fasting, after eating): 속 쓰림
197) uncomfortable feeling in the throat: 목의 이물감
198) pain in the right upper abdomen: 우상복부 통증
199) endocrine: 내분비

( ) Hot flashes, Facial flashes[200] ( ) Palpitation, Sweating[201]
( ) Appetite loss
( ) Anxiousness, Nervousness, Depression[202]

CARDIOVASCULAR[203] SYSTEM
( ) Shortness of breath[204]
( ) Tightness in the chest[205]
( ) Irregular pulse rate. Palpitations[206]
( ) Feel heavy in the chest when you exercise
( ) Shortness of breath when you lie down: if you sit up, it gets better

RESPIRATORY[207] SYSTEM
( ) Frequent coughing ( ) Yellowish green sputum[208]
( ) Bloody sputum ( ) Difficulty in breathing
( ) Wheezing[209]

NERVOUS SYSTEM
( ) Frequent headaches ( ) Absent-mindedness[210]
( ) Paralysis[211] ( ) Numbness in the limbs[212]
( ) Tingling in the limbs[213] ( ) Dizziness
( ) Facial Paralysis[214]
( ) To be slow or the hand trembles[215]

---

200) hot flashes, facial flashes: 얼굴이 화끈거리고 달아오름
201) palpitation, sweating: 가슴이 뛰고 땀이 남
202) anxiousness, nervousness, depression: 불안, 초조, 우울
203) cardiovascular: 심장혈관
204) shortness of breath: 조금만 움직여도 숨이 찬다.
205) tightness in the chest: 가슴이 조여 오고 뻐근하다.
206) irregular pulse rate. Palpitations: 맥이 불규칙, 두근거린다.
207) respiratory: 호흡의
208) yellowish green sputum: 황색 또는 녹색 가래
209) wheezing: 숨을 쉴 때 쌕쌕거린다.
210) absent-mindedness: 일시적인 기억상실
211) paralysis: 신체마비
facial paralysis: 얼굴 마비

URINARY SYSTEM

( ) Difficulty in urinating
( ) Cloudy urine[216)]
( ) Frequent night urination[217)]
( ) Trouble in holding urine
( ) Blood in the urine
( ) Incontinence[218)]
( ) Pain in the side of the lower abdomen[219)]

OTHERS

( ) Itchy skin[220)]
( ) Hives[221)]
( ) Hard of hearing[222)]
( ) Ringing in the ears (tinnitus)[223)]
( ) Ear discharge[224)]
( ) Hoarseness[225)]

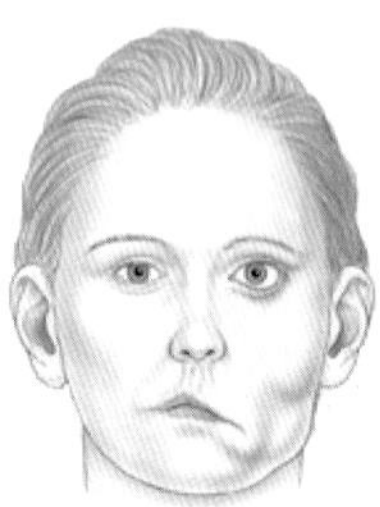

212) numbness in the limbs: 손발 마비
213) tingling in the limbs: 손발 저림
214) facial paralysis: 안면감각 이상, 얼굴 마비
215) to be slow or the hand trembles: 행동 느려지거나 손 떨림
216) cloudy urine: 탁한 색의 소변
217) frequent night urination: 야간에 잦은 소변
218) incontinence: 요실금
219) pain in the side of the lower abdomen: 옆구리 아랫배 통증
220) itchy skin: 피부 가려움증
221) hives: 두드러기

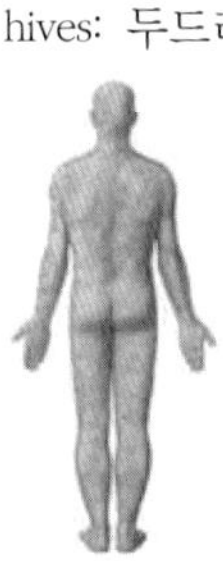

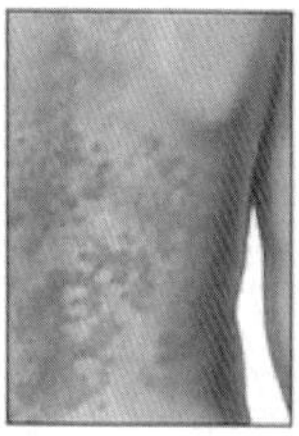

222) hard of hearing: 청력 감소
223) ringing in the ears (tinnitus): 이명
224) ear discharge: 귀 분비물
225) hoarseness: 목소리가 자주 쉼

( ) Dizziness
( ) Frequent nosebleeds[226)]
( ) Joint movement disorder[227)]
( ) Bruise easily[228)]
( ) Sharp pains in the joints, ache all over[229)]

〈Case〉 문진표

<table>
<tr><th colspan="5">CONSULTATION FORM</th></tr>
<tr><td>Name</td><td colspan="4">Miss/Mrs./Mr. (Surname/Family name)</td></tr>
<tr><td>Previous Visit</td><td colspan="4">Yes ( ) No ( )</td></tr>
<tr><td>Gender</td><td>Male ( )
Female ( )</td><td>Marital
Status</td><td colspan="2">Single ( )
Married ( )</td></tr>
<tr><td>Date of Birth</td><td>Month/Day/Year</td><td>Passport Number</td><td colspan="2"></td></tr>
<tr><td>Address</td><td colspan="4"></td></tr>
<tr><td>Contact
Number</td><td>Home:
C.P.:</td><td>Fax</td><td colspan="2"></td></tr>
<tr><td>E-mail</td><td colspan="4"></td></tr>
<tr><td>In case of Emergency</td><td colspan="4">Please specify relationship to patient:
Contact Number:
Address:</td></tr>
<tr><td>Request
Content</td><td colspan="4"></td></tr>
<tr><td>Current
Illness
History</td><td colspan="4">Symptoms[230)]:</td></tr>
<tr><td>Drug history</td><td colspan="4"></td></tr>
<tr><td>Uniqueness</td><td colspan="4">Diet:
Allergies:</td></tr>
</table>

226) frequent nosebleeds: 코피 잘남
227) joint movement disorder: 관절운동 장애
mental disorder: 정신 장애
228) bruise easily: 멍이 잘 들다.
229) sharp pains in the joints, ache all over: 뼈마디 쑤시고 아픔
230) symptoms: 증상
I have the mild degree of abdominal pain without any symptoms.: 특별한 증상이 없이 복부에 약간의 통증을 느낀다.

6-8 병원 등록 양식

병원 등록양식은 주로 환자 카드를 발급할 때 사용된다.

〈Case〉 환자 등록 신청서

. PATIENT INFORMATION FOR REGISTRATION	
Date of Initial Visit	Month/Day/Year
Name of Patient	Given Name: Family Name: Names should be written with Capital Letters according to the spelling given in the passport.
Date of Birth	Month/Day/Year
Nationality	
Current Residence	
Passport Number	
Address	
Telephone Number	
E-mail	
Insurance	Non-holder of Korean Health Insurance ( ) Holder of Korean Health Insurance ( ) Traffic Accident ( )
How did you hear about us?	Magazine Advertisement ( ) Magazine Article ( ) Newspaper article ( ) web site of Hospital ( ) Internet Search ( ) Recommendation by Korean ( ) Recommendation by Patient ( ) Recommendation by Agency ( )
Did you bring any examination result?	Please make a list.
Patient Registration Number	
Doctor in Charge[231]	

231) doctor in charge: 담당 의사 = physician in charge = attending doctor
counseling doctor: 상담 의사
physician: 내과의사

What are the symptoms[232]?	
List any treatments if you recently received.	
What medications do you take?	
List any surgery if you had.	

Hereby I would like to register for the Hospital.

Name:

Signature:

Additional Information:

If in the process of medical treatment physicians in charge find an incorrectness[233] in the preliminary diagnosis[234] provided to the hospital by the patient, or come to a conclusion[235] about the necessity of additional treatment, the program of treatment may be altered[236].

This in turn[237] may lead to additional expense on the part of the patient.

According to the Law on Medicine of the Republic of Korea, in cases when a mistake on the part of medical personnel of the hospital proves to be harmful to the patient's health, the hospital provides a patient with damage compensation[238].

---

surgeon: 외과의사

232) symptom: 증상

233) incorrectness: 오류

234) the preliminary diagnosis: 최초 진단
= the first diagnosis

235) come to a conclusion: 결혼에 이르다.

236) alter: 변경하다.
The treatment method will be change.: 치료방법이 변경되다.
= The treatment method will be altered.

237) in turn: 결국, 결론적으로, 다음에는

238) compensation: 보상
damage compensation: 피해 보상

〈Case〉 병원 등록 양식

REGISTRATION				
Reference Number				
Registration Date	Month/Day/Year			
Name	Family: Given: Middle:			
Alien Card ID Number	-		Sex: Male ( ) Female ( )	
Date of Birth	Month/Day/Year			
Nationality	Foreign Alien ( ) Overseas Korean ( ) Nationality:			
Purpose of Entry to Korea	Business ( ) Travel ( ) Studying ( ) Medical treatment( ) Other ( )			
Address(Korea)				
Telephone	(Home)	(Office)	(Cell)	
E-mail				
Permanent Address (Outside Korea)				
Employer or Affiliated Company or Embassy				
Do you have a Korean National Insurance? Yes ( ) No ( )				
Payment	• Self-pay ( ) • By company ( ) • Embassy contracted with Hospital ( ) Name of Company or Embassy:			

Notice:

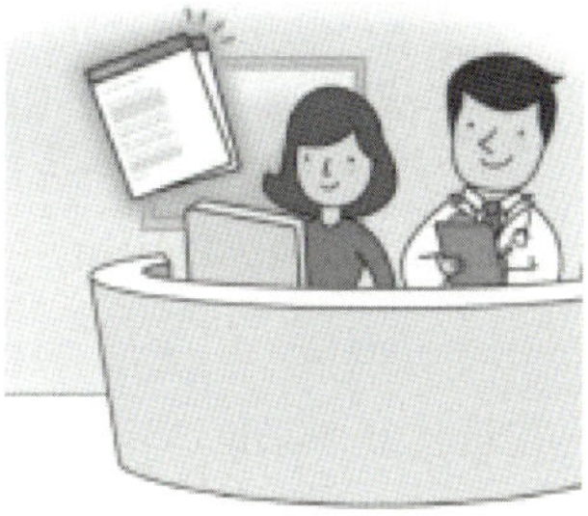

Please be reminded that your bill may be associated[239) with extra fees, depending on your selected physician.

These additional fees, assigned[240) by the Ministry of Health, Welfare and Family Affairs, are structured in accordance to the level and experience of your physician.

Physician eligible[241) for the application of extra fees are those who have been practicing in their specialties for 10 or more years or have the status of an associate professor at a hospital.

For your convenience, our clinic does its best to refer[242) our patients to the best English-speaking physicians, which may possibly lead to the above-mentioned additional fees.

If you have any concerns about the fees, please ask the staffs what alternatives[243) are available.

I hereby have assigned the physician as my attending doctor[244) and have approved the doctor's fee which may be added to the medical charge.

Date: Month/Day/Year

Name:

Signature:

〈Case〉 재진 외래환자를 위한 병원 등록 양식

재진 외래환자를 위한 병원 등록 양식은 재진 예약을 목적으로 활용된다.

외국인환자 유치 의료기관에서 이와 같은 재진 예약 등록은 외국인환자가 웹에서 입력하거나 팩스로 받는 방식으로 하고 있다.

239) associate: 결합하다.
No extra charge will be associated.: 추가 요금은 발생하지 않습니다.
240) assign: 지정하다, 할당하다.
241) eligible: 적격의, 받을 자격이 있는
242) refer to: --에게 문의하다.
refer something to somebody: --에게 무엇을 문의하다.
refer somebody to somebody: --를 --에게 문의하도록 하다.
243) alternative: 대안
244) attending doctor: 주치의 = doctor in charge

REGISTRATION FORM

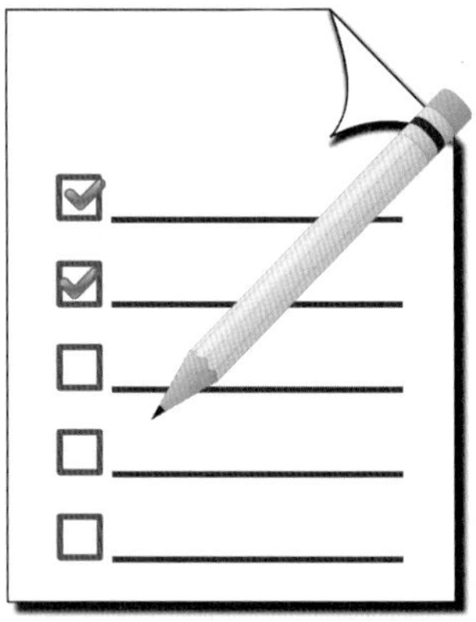

Registration Number(Revisiting Patients Only)

Name of the Patient:
Sex: Male ( ) Female ( )
Date of Birth: Month/Day/Year
Nationality:
Passport Number:
Name of Medical Insurance Company:
Language:

Address in Korea:
Address overseas:

CONTACT DETAILS IN KOREA

Telephone Number:	Mobile Phone Number:
Fax:	E-mail Address:

EMERGENCY CONTACT

Telephone Number:	Mobile Phone Number:
Fax:	E-mail Address:

Date of Examination: Month/Day/Year
Symptoms:

Symptoms or Medical Services Required:

Comments:

ABC Clinic

6-9 입원 동의서

〈Case〉 입원 동의서

HOSPITALIZATION AGREEMENT

Registration Number:

The type of Insurance:

Name:

Address:

Occupation:

Telephone Number(Home):

Mobile Phone Number:

E-mail:

Premium Ward[245] Application

Ward Number:

Content: The margin[246] will be paid by the patient.

Desired Ward:

Applicant: (Signature)

TERM OF AGREEMENT

1. Patient agrees to abide[247] by the general rules provided by the hospital, to adapt[248] to reasonable guidance of doctors or nurses (or employees) and to follow the decision of discharge from the hospital of the doctors aligned[249] from medical judgment.
2. The medical bill will be paid within the payment due date enlisted by the

245) premium ward: 특실 = VIP ward

246) margin: 차이

by a margin of 10,000 votes: 1만 표 차이로

247) abide by: 준수하다.

Patients must abide by the hospital regulations.

248) adapt to: 순응하다.

249) align: --에 맞춰 조정하다.

hospital by the patient or a guarantor in collective[250] responsibility and in case of overdue[251] without any just reason, this is to confirm that the patient will post no opposition[252] towards legal provisions for ensuring liabilities. In presentation of lawsuits[253] related to this, the patient agrees to make the authorized legal institution as a court.

3. In case of loss or damage on furniture or equipment by mistake or with intention[254], the patient agree to make payment for reimbursement[255].
4. For problems caused during medical treatment or general problems caused during or after the operation, the patient will not pose[256] responsibilities in legal court against the hospital with the exception of medical errors [257]by the hospital. (In case of conflict[258], the arbitration[259] may be registered to Korea Medical Dispute Meditation and Arbitration Agency under the provision Article of the Damage Relief on the Medical Malpractice and Mediation for Medical Dispute Law[260].

250) collective: 공동의
251) overdue: 미지급, 연체
252) opposition: 반대
253) lawsuit: 소송
254) with intention: 일부러, 의도적으로
by accident: 우연히
255) reimbursement: 상환
The refund will be reimbursed to your credit card account within 30 days after receiving the returns.: 돌려받은 후 30일 내에 신용카드 계좌로 상환한다.
The refund will be reimbursed within 2 weeks after completion of the course.: 과정을 마친 후 2주 이내에 상환된다.
256) pose responsibility in court: 법정에서 책임을 묻다.
257) malpractice: 과오
medical malpractice: 의료과오

구분	내용	
의료 오류	Medical Error	원인과 관계없이 전 과정에서 오류로 인해 발생하는 부적절한 이벤트 의료사고로 이어질 수도 있고 의료사고로 이어지지 않을 수도 있다.
의료 사고	Medical Accident	의사 과실 여부와 관계없이 의료기관에서 환자의 진단, 검사, 치료 등 의료 전 과정에서 발생하는 인신하고 일체
의료 과오	Medical Malpractice	의사가 당연히 기울여야 할 주의 의무를 게을리해서 사망, 상해, 치료 지연 등 환자 생명, 신체 안전성을 침해한 경우
의료 과실	Medical Negligence	의료 과오가 객관적으로 입증됐을 때 적용되는 법적 용어 민사상 및 형사상 책임이 뒤따른다.

258) conflict: 분쟁
259) arbitration: 중재

5. Any and all disputed and court actions will be only under Korea jurisdiction.

Date: Month/Day/Year

Contractor: (Signature)

CERTIFIED PAYMENT COLLECTIVE GUARANTOR

Name	(Signature)	Residence Registration Number	
Address		Telephone Number(Home)	
Relation to patient		Mobile Phone Number	
Work (Occupation)		Phone Number (Work)	

〈Case〉 입원 동의서

HOSPITALIZATION COVENANT[261]	
Date of Hospitalization	
Patient Registration Number	
Classification	Insurance ( ) Industrial Disaster ( ) General ( )
Name of Patient	
Date of Birth	Month/Day/Year
Address	
Department	
Ward Number	

Contents of Covenant

I am as an inpatient, my guardian, my joint surety[262] and me is covenant[263] of

260) 의료사고가 발생하면, 의료사고 피해구제 및 의료분쟁 조정 등에 관한 법률에 의거 한국의료분쟁 조정중재원(www.k-medi.or.kr)에 조정 신청을 한다.
의료사고가 발생하면, 의료사고 피해구제 및 의료분쟁 조정 등에 관한 법률
제1조(목적) 이 법은 의료분쟁의 조정 및 중재 등에 관한 사항을 규정함으로써 의료사고로 인한 피해를 신속 · 공정하게 구제하고 보건의료인의 안정적인 진료환경을 조성함을 목적으로 한다.

261) covenant: 계약, 약속

262) surety: 보증인

these contents below.

- I will conform[264] to the hospital regulations and also follow instructions from doctors, nurses and other staffs.
- My joint surety[265] and I will settle[266] hospital bill within the time limit of payment, when the bill is delinquent[267] in paying I have no objection of following legal action.
- If I damage hospital equipment, I will pay for without argument, I will request to keep my cash or other valuables to hospital and when it's lost or damaged under nonfulfillment[268] circumstances, I will not ask for the responsibility to the hospital.
- I will not ask civil and criminal liability[269] for during the treatment or before/after treatment and any other problems far from the clear fault of physician.
- When it comes to a case in litigation[270], I agree to being judged in creditor's[271] competent[272] court.

I agree to being used my medical record for the purpose of medical research.

Name of Patient:

Signature:

Joint liability on Surety[273]

joint surety: 공동 보증인
263) covenant: 계약, 약속
264) conform: 따르다. 순응하다.
265) joint surety: 공동 보증인
266) settle one's bill: 계산을 하다.
Let me settle the bill.: 제가 계산하겠습니다.
Let us settle the bill: 각자 계산하자.
267) delinquent: 의무불이행의
268) nonfulfillment: 의무 불이행
269) civil and criminal liability: 민사와 형사상 책임
270) litigation: 소송, 기소 = lawsuit
271) creditor: 채권자
debtor: 채무자
debtor nation: 채무국
272) competent: 합법적인
273) surety: 보증인

Name:

Date of Birth: Month/Day/Year

Relation with Patient

Address:

Name of Company:

Telephone Number:

E-mail:

〈Case〉 입원 동의서

HOSPITALIZATION AGREEMENT			
Registration Number:			
The Type of Insurance ( ) Korea National Health Insurance ( ) Other Benefit Plan ( ) None			
Name		Residence Registration Number	
Address			
Occupation		E-mail	
Home		Mobile	

Premium Ward Application

Ward Number	Content	Desired Ward	Applicant
	The margin will be paid by the patient		(sign)

Term of Agreement

1. Patient agrees to abide[274] by the general rules provided by the hospital, to adapt[275] to reasonable guidance of doctors or nurses (or staffs) and to follow the decision of discharge from the hospital, made by doctors.
2. The medical bill will be paid within the payment due date enlisted[276] by the

274) abide by: 준수하다.
275) adapt to: 순응하다. 적응하다.

hospital by the patient or a guarantor in collective responsibility and in case of overdue[277] without any just reason, this is to confirm that the patient will post no opposition towards legal provisions for ensuring liabilities. In presentation of lawsuits[278] related to this, the patient agrees to make the authorized legal institution as a court.

3. In case of loss or damage on furniture or equipment by mistake or with intention[279], the patient agrees to make payment for the damages.
4. For problems caused during medical treatment or general problems caused during or after the operation, the patient will not pose any legal action[280] against the hospital with the exception of medical errors by the hospital. (In case of conflict, the arbitration[281] may be registered to Korea Medical Dispute Meditation and Arbitration Agency under the provision Article of the Damage Relief on the Medical Malpractice and Mediation for Medical Dispute Law[282]. Any and all disputed and court actions will be only under Korea jurisdiction[283].
5. General medical fees (medical conduct, medical supplies, medical materials, medical equipment, etc.) which are exempt[284] from the payment of health insurance will be paid by the patient and collective[285] guarantor.

Date: Month/Day/Year

Sign:

---

276) enlist: 협력을 요청하다.

277) overdue: 연체, 지연

278) lawsuit: 소송, 고소

279) with intention: 고의로
partly with intention, partly by accident: 반은 고의로, 반은 우연히

280) legal action: 소송

281) arbitration: 중재

282) 의료사고가 발생하면, 의료사고 피해구제 및 의료분쟁 조정 등에 관한 법률에 의거 한국의료분쟁 조정중재원(www.k-medi.or.kr)에 조정 신청을 한다.
의료사고가 발생하면, 의료사고 피해구제 및 의료분쟁 조정 등에 관한 법률
제1조(목적) 이 법은 의료분쟁의 조정 및 중재 등에 관한 사항을 규정함으로써 의료사고로 인한 피해를 신속·공정하게 구제하고 보건의료인의 안정적인 진료환경을 조성함을 목적으로 한다.

283) jurisdiction: 사법권

284) exempt from: 면제하다. 제외하다.
He is exempt from military service.: 병역이 면제되다.

285) collective: 집단의, 공동의

Relationship with the Patient:

Certified Payment Collective Guarantor

Name		Residence Registration	
Address			
Relations		Mobile Number	
Work (Occupation)		Work Number	

〈Case〉 입원 동의서

HOSPITAL ADMISSION AGREEMENT

1. The patient concludes[286)] a hospital admission agreement with ABC Hospital, hereinafter[287)] referred to as Hospital.
2. Hospital is responsible for the provision of medical services, stationary[288)] catering and accommodation of the patient.
3. The patient agrees to cooperate fully with the doctors and clinical team in all aspects of his/her treatment.
4. The patient agrees to comply[289)] with rules and policies of Hospital and consider the rights of other patients and hospital staff members.
5. The patient is liable for any material damage he/she has done to the Hospital's equipment and facilities during his/her stay in Hospital.
6. Hospital offers free-of-charge accommodation for an accompanying person who has to use a portable[290)] bed or sofa (in case of staying in single room).

286) conclude: 체결하다. 결론짓다.
287) hereinafter: 이하
hereinafter referred to A: 이하 A로 칭한다.
= hereinafter called A
288) stationary: 고정된
289) comply: 따르다
290) portable: 이동식
portable bed: 이동식 침대

Meal costs for the accompanying person will be charged separately[291].
If the accompanying person wishes to use an ordinary hospital bed, the accommodation fee equal to the hospitalization fee for the corresponding[292] room will apply.

7. The patient is aware that, as a rule, health insurance coverage is only applicable to medically necessary treatment.
The patient commits himself/herself to personally setting all costs arising from his/her stay and treatment, which are not, or only partially, covered by insurance.
8. If the patient has no health insurance or if his/her insurance does not cover a particular treatment he/she is planning to receive at Hospital, he/she, at the time of admission[293], commits himself/herself to the deposit of 2,000,000 Korean Won (when the anticipated[294] period of hospitalization is less than 1 week) or 4,000,000 Korean Won(when the anticipated period of hospitalization is long than 1 week).
This deposit is to be increased by the same amount, by the patient, or his guarantor[295], as soon as it has been consumed[296].
Deposits are to be paid in Korean Won(American Dollar/Japanese Yen).
If, as an exception, a deposit is paid in foreign currency via bank transfer, Hospital will charge the payer according to exchange rate of the branch of DEF Bank located in the hospital.
All bank transaction[297] fees are to be paid by the patient or the guarantor.
The patient will be refunded[298] overpayment[299] at the discharge[300] from the Hospital.

291) separately: 별도로
292) corresponding: 상응하는
293) admission: 입원
294) anticipate: 예측하다.
anticipated period: 예측 기간
295) guarantor: 보증인
296) consume: 소비하다.
297) transaction: 거래
298) refund: 환불하다.
299) overpayment: 과다지불
The overpaid amount will be refunded.: 과다 지불된 돈은 환불된다.
300) discharge: 퇴원

9. The patient furthermore acknowledges that, in the case of a delay in payment on his/her part, he/she is liable to pay the interest on arrears[301) charged by the Hospital amounting to 0.5 percent per day.
   In addition, the patient acknowledges that, in the case of the involvement of a collection agency[302) or consultancy being required from an attorney-at-law[303), he/she is obliged to bear all the resulting costs (reminder, collection agency, investigation, inquiry and attorney-at-law costs[304)).
10. The patient acknowledges that Hospital is not liable for any valuables or money not stored in the safe deposit boxes or deposited to the Hospital bank account.
11. The patient (and/or patient's guardian) understand that Hospital shall incur[305) no liability for injuries of any kind suffered by the patient (or his/her guardian) while under its care, except when the injury is caused by negligence[306) of its employees.
12. If for any reason the patient leaves or is removed from the Hospital premises, Hospital shall not be responsible for the welfare of the patient during such absence.
   The patient shall not leave or be removed from the premises without first notifying the personnel in charge.
13. Shall the health condition of the patient worsen during or after the treatment in Hospital, he/she promises not to raise any objections to and/or start legal action against Hospital except for cases when such worsening is caused by medical malpractice[307) or negligence on the part of the employees of Hospital.
14. If a legal dispute occurs, the Hospital and the patient will first try to come

---

301) arrear: 지연, 지체
302) collection agency: 수금 대행 회사
303) attorney-at-law: 변호사
304) attorney-at-law cost: 변호사 선임비용
305) incur: 초래하다. 책임지다.
incur no liability for: 책임지지 않다.
306) negligence: 태만, 부주의
307) malpractice: 과오
medical malpractice: 의료과오

to a mutual agreement individually.

In the case when disputes[308)] are not settled, both parties will have to abide by the arbitration[309)] of the MJAC(the Medical Judgement Arbitration Committee) which has been established according to the Article 27 of the Act of the Damage Relief on the Medical Malpractice and Mediation for Medical Dispute.[310)]

구분	내용	
의료 오류	Medical Error	원인과 관계없이 전 과정에서 오류로 인해 발생하는 부적절한 이벤트 의료사고로 이어질 수도 있고 의료사고로 이어지지 않을 수도 있다.
의료 사고	Medical Accident	의사 과실 여부와 관계없이 의료기관에서 환자의 진단, 검사, 치료 등 의료 전 과정에서 발생하는 인신하고 일체
의료 과오	Medical Malpractice	의사가 당연히 기울여야 할 주의 의무를 게을리해서 사망, 상해, 치료지연 등 환자 생명, 신체 안전성을 침해한 경우
의료 과실	Medical Negligence	의료 과오가 객관적으로 입증됐을 때 적용되는 법적 용어 민사상 및 형사상 책임이 뒤따른다.

308) dispute: 분쟁

309) arbitration: 중재

310) 제27조(조정의 신청)

① 의료분쟁(이하 "분쟁"이라 한다)의 당사자 또는 그 대리인(이하 "신청인"이라 한다)은 보건복지부령으로 정하는 바에 따라 조정중재원에 분쟁의 조정을 신청할 수 있다.

② 당사자는 다음 각 호의 어느 하나에 해당하는 사람을 대리인으로 선임할 수 있다. 다만, 제4호의 경우에는 제1호에 해당하는 사람이 없는 경우에 한정한다.

1. 당사자의 법정대리인, 배우자, 직계존비속 또는 형제자매
2. 당사자인 법인의 임직원
3. 변호사
4. 당사자로부터 서면으로 대리권을 수여받은 자

③ 원장은 제1항에 따른 조정신청이 다음 각 호의 어느 하나에 해당하는 경우 신청을 각하한다.

1. 이미 해당 분쟁조정사항에 대하여 법원에 소(訴)가 제기된 경우
2. 이미 해당 분쟁조정사항에 대하여 「소비자기본법」 제60조에 따른 소비자분쟁조정위원회에 분쟁조정이 신청된 경우
3. 조정신청 자체로서 의료사고가 아닌 것이 명백한 경우

④ 원장은 조정신청을 접수하면 조정위원회와 감정단에 각각 이를 통지하고 피신청인에게 조정신청서를 송달하여야 한다.

⑤ 위원장은 제4항에 따른 조정신청의 통지를 받은 때에는 지체 없이 관할 조정부를 지정하고 해당 사건을 배당하여야 한다.

⑥ 단장은 제4항에 따른 조정신청의 통지를 받은 때에는 지체 없이 관할 감정부를 지정하고 해당 사건을 배당하여야 한다.

⑦ 위원장 또는 단장은 다음 각 호의 어느 하나에 해당하는 경우 지체 없이 그 사실을 원장에게 통지하여야 한다. 이 경우 원장은 조정신청을 각하한다.

1. 신청인이 조사에 응하지 아니하거나 2회 이상 출석요구에 응하지 아니한 때

Any and all legal hearings[311] will only be tried under the jurisdiction of Korean Law.

15. The patient understands that his personal data, the subject and extent of the medical treatment provided by the attending doctor, as well as the services Hospital provides are processed using electronic medical record system.
The patient specifically agrees to this data being stored and transmitted to his/her health insurance provider.
The same applies to the processing of remittances[312] and payments.
Furthermore, the patient agrees -revocable[313] at any time- that Hospital may use his/her personal data for mailings (e.g. information about the services of Hospital etc.)
16. The undersigned[314] has read the foregoing[315] and understands and agrees to the terms and conditions herein.

Date:

---

2. 신청인이 조정신청 후에 의료사고를 이유로 「의료법」 제12조제2항을 위반하는 행위를 한 때 또는 「형법」 제314조제1항에 해당하는 행위를 한 때
3. 조정신청이 있은 후에 소가 제기된 때

⑧ 제4항에 따라 조정신청서를 송달받은 피신청인이 조정에 응하고자 하는 의사를 조정중재원에 통지함으로써 조정절차를 개시한다. 피신청인이 조정신청서를 송달받은 날부터 14일 이내에 조정절차에 응하고자 하는 의사를 통지하지 아니한 경우 원장은 조정신청을 각하한다.

⑨ 제7항 또는 제8항에 따라 조정신청이 각하된 경우 원장은 지체 없이 위원장과 단장에게 이를 알려야 한다.

⑩ 제1항에 따른 분쟁의 조정신청은 다음 각 호에 해당하는 기간 내에 하여야 한다.
1. 의료사고의 원인이 된 행위가 종료된 날부터 10년
2. 피해자나 그 법정대리인이 그 손해 및 가해자를 안 날부터 3년

⑪ 신청인이 피신청인을 잘못 지정한 것이 명백한 때에는 조정부는 신청인의 신청에 따라 결정으로 피신청인의 경정을 허가할 수 있다.

⑫ 제11항에 따른 경정허가결정이 있는 경우 새로운 피신청인에 대한 조정신청은 제11항의 경정신청이 있는 때에 한 것으로 보고, 종전의 피신청인에 대한 조정신청은 신청인의 경정신청이 있는 때에 취하된 것으로 본다.

311) hearing: 청문회
312) remittance: 송금
313) revocable: 폐지할 수 있는
314) the undersigned: 서명자
315) foregoing: 앞서 말한, 앞의 내용

Name of Patient: (Signature)

Name of Guardian: (Signature)

I hereby certify that the patient (name of patient) is my (relation[316] to the patient) and I hereby agree on my own or his/her behalf to assume and be liable[317] for payment of all hospital charges not covered by the patient's health insurance as described above[318].

Date: Month/Day/Year

Name of Guarantor: (Signature)

〈Case〉 입원 동의서

HOSPITALIZATION AGREEMENT

The Type of Insurance

( ) Korea National Health Insurance

( ) Other Benefit Plan

( ) None

Name		Registration Number	
Address			
Occupation		E-mail	
Home		Mobile	

Premium Ward Application

Ward Number	Content	Desired Ward	Applicant
	The margin will be paid by the patient		(Sign)

316) relation to the patient: 환자와의 관계

317) liable: 법적 책임이 있는
be liable for

318) described above: 위에 언급한
described below: 아래 언급한

Term of Agreement

1. Patient agrees to abide[319] by the general rules provided by the hospital, to adapt[320] to reasonable guidance of doctors or nurses (or employees) and to follow the decision of discharge from the hospital made by the doctors.
2. The medical bill will be paid within the payment due date enlisted by the hospital by the patient or a guarantor in collective responsibility and in case of overdue[321] without any just reason, this is to confirm that the patient will post no opposition towards legal provisions for ensuring liabilities. In presentation of lawsuits[322] related to this, the patient agrees to make the authorized legal institution as a court.

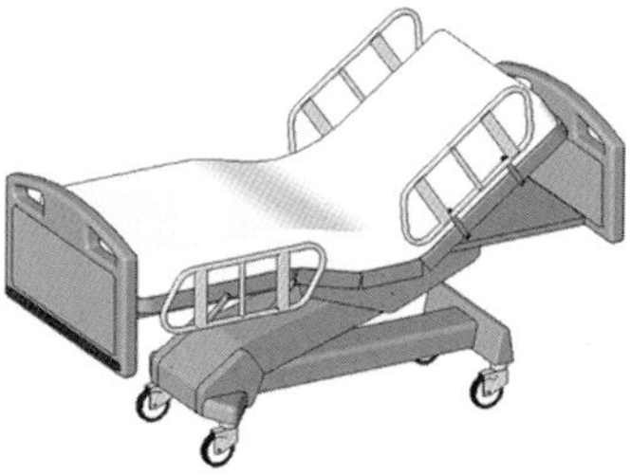

3. In case of loss or damage on furniture or equipment by mistake or with intention[323], the patient agrees to make payment for the damages.
4. For problems caused during medical treatment or general problems caused during or after the operation, the patient will not pose[324] any legal action against the hospital with the exception of medical errors[325] by the hospital. (In case of conflict[326], the arbitration[327] may be registered Korea Medical Dispute Meditation and Arbitration Agency under the Act of the Damage Relief on the Medical Malpractice and Mediation for Medical Dispute Law[328]. Any and all disputed and court actions will be only under Korea jurisdiction.

319) abide by: 준수하다.
Please abide by the hospital rules.: 병원 규칙을 준수해 주시기 바랍니다.
320) adapt to: 적응하다.
321) overdue: 연체된, 지체된
322) lawsuit: 소송
323) with intention: 고의로
by accident: 우연히
324) pose: 주장하다.
pose nay legal action against: --에 대해서 법률에 호소하다.
325) malpractice: 과오
medical malpractice: 의료과오

5. General medical fees (medical conduct, medical supplies, medical materials, medical equipment, etc.) which are exempt[329] from the payment of health insurance will be paid by the patient and collective[330] guarantor[331].

Date: Month/Day/Year

Contractor: (Signature)

Relationship with the Patient:

Certified Payment Collective Guarantor

Name		Residence Registration Number			
Address					
Home		Relations		Mobile	
Work (Occupation)		Work Number:			

구분	내용	
의료 오류	Medical Error	원인과 관계없이 전 과정에서 오류로 인해 발생하는 부적절한 이벤트 의료사고로 이어질 수도 있고 의료사고로 이어지지 않을 수도 있다.
의료 사고	Medical Accident	의사 과실 여부와 관계없이 의료기관에서 환자의 진단, 검사, 치료 등 의료 전 과정에서 발생하는 의료사고 일체
의료 과오	Medical Malpractice	의사가 당연히 기울여야 할 주의 의무를 게을리해서 사망, 상해, 치료지연 등 환자 생명, 신체 안전성을 침해한 경우
의료 과실	Medical Negligence	의료 과오가 객관적으로 입증됐을 때 적용되는 법적 용어. 민사상 및 형사상 책임이 뒤따른다.

326) conflict: 분쟁
In case of conflict: 분쟁이 있으면

327) arbitration: 중재, 조정

328) 의료사고가 발생하면, 의료사고 피해구제 및 의료분쟁 조정 등에 관한 법률에 의거 한국의료분쟁조정중재원(www.k-medi.or.kr)에 조정 신청을 한다.
의료사고가 발생하면, 의료사고 피해구제 및 의료분쟁 조정 등에 관한 법률
제1조(목적) 이 법은 의료분쟁의 조정 및 중재 등에 관한 사항을 규정함으로써 의료사고로 인한 피해를 신속·공정하게 구제하고 보건의료인의 안정적인 진료환경을 조성함을 목적으로 한다.

329) exempt from: 면제하다. 제외하다.
exempt from the payment of health insurance: 보험 지급에서 제외되다.

330) collective: 공동의

331) guarantor: 보증인

6-10 진료 계약서

〈Case〉 진료 계약서

MEDICAL CONTRACT FORM			
Patient Name			
Date of Birth	Month/Day/Year		
Nationality			
Passport Number		Passport Expiration Date	
Home Address			
Contact Number			

1. The above signed person(the patient) agrees to abide by all rules and regulations provided by the hospital, to adapt to the reasonable guidance of doctors or nurses (or other hospital staffs) and to follow the decision of discharge according to the doctor's judgment.
2. If in the process of medical treatment doctors in charge find an error with the preliminary diagnosis[332] provided to the hospital by the patient or come to a conclusion of the necessity of additional treatment, the program of treatment may be altered[333]. This in turn may lead to additional expenses on the part of the patient.
3. The patient and his/her guardian have a right to request for the alteration[334] of the treatment program and/or the change of the doctor in charge[335].
4. The patient must reimburse[336] the hospital for all lost or damaged hospital property, equipment, or personnel.

332) preliminary diagnosis: 최초 진단
333) alter: 변경하다.
334) alteration: 변경
335) doctor in charge: 담당 의사
336) reimburse: 상환하다.

5. The patient must agree to pay all hospital bills before discharge[337] unless other mutually agreed arrangements have been made in advance. If the patient cannot pay for his/her total expense on time[338] for any reason, then the patient's respective[339] guarantor will be responsible for compensating[340] any outstanding[341] bill.
6. The hospital does not take any legal responsibility or obligation[342] concerning all problems which may occur during or after medical process including operation, with the exception of a manifest[343] error of hospital.
7. If a legal dispute occurs, the hospital and the patient will first try to come to a mutual agreement[344] individually. In the case of disputes unable to be settled, both parties will have to abide by the arbitration of Korea Medical Dispute Meditation and Arbitration Agency which has been established under the Act of the Damage Relief on the Medical Malpractice and Mediation for Medical Dispute Law[345]
8. Any and all legal hearings will only be tried under the jurisdiction of Korean law.

Date:

Patient Name and Signature

Hospital Director's Signature

---

337) discharge: 퇴원

338) on time: 시간을 어기지 않고, 제 시간에

339) respective: 각자의

340) compensate: 배상하다. 보상하다.

341) outstanding: 미해결의, 미결제의
outstanding bill: 미결제금

342) obligation: 의무, 책무

343) manifest: 명백한

344) mutual agreement: 상호 합의

345) 의료사고가 발생하면, 의료사고 피해구제 및 의료분쟁 조정 등에 관한 법률에 의거 한국의료분쟁 조정중재원(www.k-medi.or.kr)에 조정 신청을 한다.
의료사고가 발생하면, 의료사고 피해구제 및 의료분쟁 조정 등에 관한 법률
제1조(목적) 이 법은 의료분쟁의 조정 및 중재 등에 관한 사항을 규정함으로써 의료사고로 인한 피해를 신속·공정하게 구제하고 보건의료인의 안정적인 진료환경을 조성함을 목적으로 한다.

Payment Guarantor

Name		Nationality	
Residence Number		Relationship to Patient	
Home Address			
Company Title			
Company Address			
Telephone Number	Mobile		
	Home		
	Office		

6-11 선택진료 신청서

6.11.1 선택진료에 관한 법률

의료법 제46조(환자의 진료의사 선택 등)

① 환자나 환자의 보호자는 보건복지부령으로 정하는 바에 따라 종합병원 · 병원 · 치과병원 · 한방병원 또는 요양병원의 특정한 의사·치과의사 또는 한의사를 선택하여 진료(이하 "선택진료"라 한다)를 요청할 수 있다. 이 경우 의료기관의 장은 특별한 사유가 없으면 환자나 환자의 보호자가 요청한 의사·치과의사 또는 한의사가 진료하도록 하여야 한다.

② 제1항에 따라 선택진료를 받는 환자나 환자의 보호자는 선택진료의 변경 또는 해지를 요청할 수 있다. 이 경우 의료기관의 장은 지체 없이 이에 응하여야 한다.

③ 의료기관의 장은 보건복지부령으로 정하는 바에 따라 환자 또는 환자의 보호자에게 선택진료의 내용 · 절차 및 방법 등에 관한 정보를 제공하여야 한다.

④ 의료기관의 장은 제1항에 따라 선택진료를 하게 한 경우에도 환자나 환자의 보호자로부터 추가비용을 받을 수 없다.

⑤ 의료기관의 장은 제4항에도 불구하고 일정한 요건을 갖추고 선택진료를 하게 하는 경우에는 추가비용을 받을 수 있다.

⑥ 제5항에 따른 추가비용을 받을 수 있는 의료기관의 의사·치과의사 또는 한의사의 자격 요건과 범위, 진료 항목과 추가 비용의 산정 기준, 그 밖에 필요한 사항은 보건복지부령으로 정한다.

선택진료에 관한 규칙(보건복지부령 제61호)

제1조(목적) 이 규칙은 의료법 제46조에 따라 선택진료의 요청, 추가비용을 징수할 수 있는 선택진료를 담당하는 의사·치과의사·한의사의 자격요건 및 범위, 선택진료 항목 및 추가비용의 산정기준과 기타 선택진료의 실시에 관하여 필요한 사항을 규정함을 목적으로 한다.

제4조(추가비용 징수의사 등의 자격 및 범위 등) ① 의료법 제46조 제5항 및 제6항에 따라 추가비용을 징수하려는 선택진료 의료기관의 장은 다음 각 호의 어느 하나에 해당하는 재직 의사들 중 실제로 진료가 가능한 의사 등의 80퍼센트의 범위에서 추가비용을 징수할 수 있는 선택진료 담당 의사 등을 지정하여야 한다.

1. 의료법 제5조에 따른 면허취득 후 15년이 경과한 치과의사 및 한의사
2. 의료법 제77조에 따른 전문의 자격인정을 받은 후 10년이 경과한 의사
3. 의료법 제77조제1항에 따른 전문의 자격 인정을 받은 후 5년이 경과하고 대학병원, 대학부속 치과병원 또는 대학부속 한방병원의 조교수 이상인 의사등
4. 의료법 제5조에 따른 면허 취득 후 10년이 경과하고 대학병원 또는 대학부속 치과병원의 조교수 이상인 치과의사

② 제1항 본문에서 "실제로 진료가 가능한 의사 등"이란 의사 등 가운데 다음 각 호의 자를 제외한 자를 말한다.

1. 진료는 하지 아니하고 교육·연구에만 종사하는 자
2. 6개월 이상의 연수 또는 유학 등으로 부재중인 자

③ 선택진료 의료기관의 장은 진료과목별로 1명 이상의 추가비용을 징수하지 아니하는 의사 등을 두어야 한다. 이 경우 상급종합병원 또는 종합병원인 선택진료 의료기관의 장은 보건복지부장관이 지정하여 고시하는 필수진료과목에 대해서는 전 진료시간 동안 추가비용을 징수하지 아니하는 의사 등을 1명 이상 두어야 한다.

■ 선택 진료비

① 진료수가 기준액의 55%

② 입원료의 20%

③ 영상진료 및 방사선 치료료: 진료수가 기준액의 25% (방사선 치료료: 50%, 방사선 혈관촬영료: 100%)

④ 검사료 · 정신요법료: 진료수가 기준액의 50%, 심층분석요법 100%

⑤ 마취 · 처치 · 수술: 진료수가 기준액의 100%

6.11.2 선택진료 신청서

〈Case〉 선택진료 신청서

SELECTED MEDICAL TREATMENT APPLICATION

According to the cause 46 of the medical law[346], I am applying 'selected medical treatment' as like above.

In agreement, doctor who is selected by patient can appoint[347] to specifying 'medical treatment department' and 'selected medical doctor' and refer patient for treatment. Related treatment such as examination, radiologic exam, treatment, surgery, anesthesia[348] will be charged by the name of 'schedule of selected medical fee' to patient.

By the regulation of selected medical treatment, extra schedule of fee and item will be defined[349] and noticed by head of selected medical institute.

Date: Month/Day/Year

Patient Name: (Signature)

Contractor: (Signature)

Relationship with the Patient:

6-12 조영제 사용 동의서

〈Case〉 조영제 사용 동의서

APPLICATION FOR CT/MRI CHECK-UP USING CONTRAST MEDIA			
Registered Number			
If Korean, Identification Number			
Name			
Gender	Male ( ) Female ( )	Age	
Ward		Department	
Checkup Venue[350]		Reservation Date	Month/Day/Year
Physician in Charge		Name of Disease	

346) the cause 46 of the medical law: 의료법 제46조
347) appoint to: 지명하다.
348) anesthesia: 마취제
349) define: 명확히 하다.
350) venue: 장소

This is a checkup giving an injection of medicine, contrast media[351] to blood vessels[352].

So, in spite of preliminary inspection for adverse reaction[353] and physician's advise, it could be brought light overreacting[354] such as a skin rash[355], sickness, emesis[356] cause of patient's physical constipation[357].

In most cases, it could be recovered under the treatment of a doctor easily.

But, we have to put up with danger against overreacting (difficulty in breathing, shock, low blood pressure etc.).

---

351) contrast media: 조영제 = contrast agent
조영제 부작용: 알레르기, 천식환자와 심장병 등 심질환자, 또한 과거 약물 부작용의 경험이 있는 경우에는 부작용 발생이 있을 수 있다.

352) blood vessel: 혈관

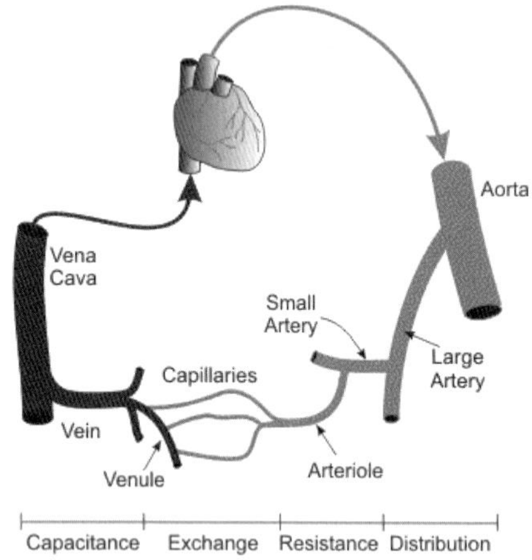

aorta: 대동맥
artery: 동맥
arteriole: 소동맥
venule: 작은 정맥
vein: w정맥
vena cava: 대정맥

353) adverse reaction: 부작용

354) overreaction: 과잉반응

355) rash: 뾰루지, 두드러기

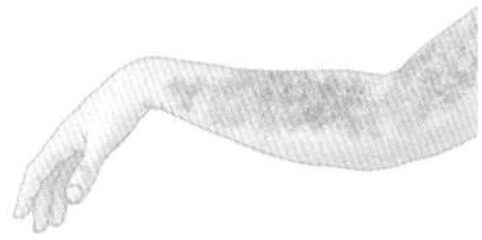

356) emesis: 구토

357) constipation: 변비

But, there is very little probability that it will do so.

Attention and Medical History

1. Prohibit[358] checkup using contrast media to patient of hyperthyroidism[359].
2. Keep out of checkup, if you are pregnant or be expected to be pregnant.
3. Have you ever been examined CT[360] checkup using contrast media[361] in the past?
   Yes ( ) No ( )
4. Is there adverse contrast media reaction[362]?
   Yes ( ) No ( )
5. Do you have diathesis[363]?
   (Allergic rhinitis[364], bronchial asthma[365], nettle rash[366], adverse drug[367])
   Yes ( ) No ( )
6. Are you suffering from disease as followings?
   (Hypertension[368], hypotension[369], heart disease, diabetes[370], liver trouble, nephropathy[371])
   Yes ( ) No ( )

---

358) prohibit: 금지하다.

359) hyperthyroid: 갑상선 기능 항진증 (갑상선에서는 갑상선 호르몬이 나와 우리 몸의 여러 기능을 조절하는데 갑상선에서 갑상선 호르몬이 정상보다 많이 분비되어 몸이 에너지를 빨리 소모하고 많은 기능들이 항진되는 질병이다.)

360) CT: Computer tomography (컴퓨터 단층촬영)

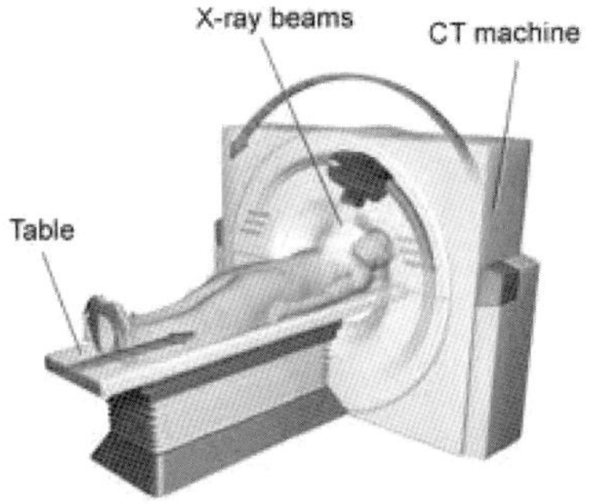

361) contrast media: 조영제

362) adverse reaction: 부작용 = side effect, adverse effect
composition: 합병증
sequela: 후유증

363) diathesis: 특이체질 = idiosyncrasy

364) rhinitis: 비염

365) bronchial asthma: 기관지 천식

I agree that I will take this checkup for exact diagnosis of disease.

Name of Patient: (Signature)

Name of Guardian: (Signature)

Relation to the patient:

ABC Hospital

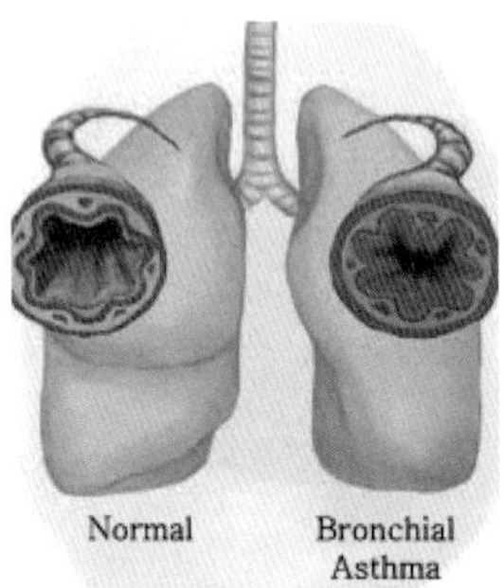

366) nettle rash: 두드러기

367) adverse drug: 부작용 약물

368) hypertension: 고혈압

369) hypotension: 저혈압

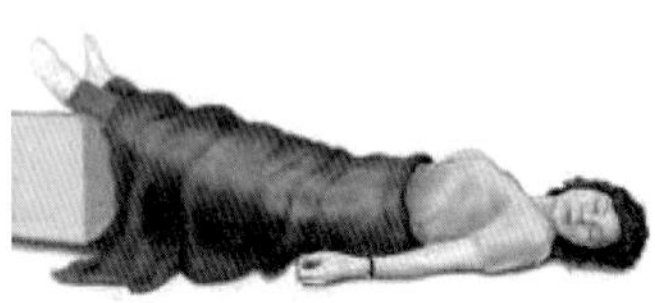

370) diabetes: 당뇨병

371) nephropathy: 신장 장애

kidney transplantation: 신장 이식

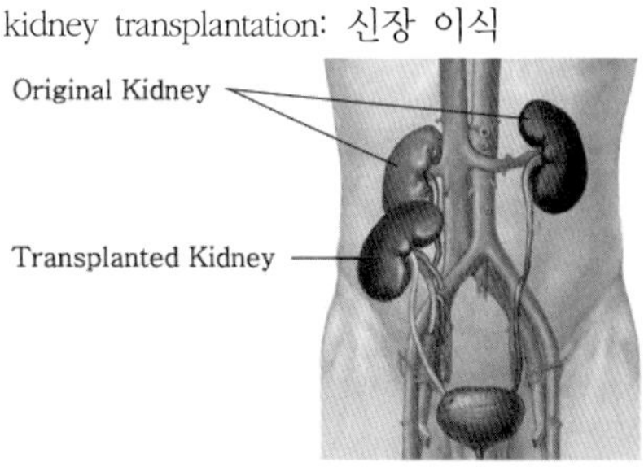

6-13 수혈 동의서

의료관광객은 수혈에 대해서 민감한 편이며, 의료관광객 중에는 무수혈 수술을 원하는 경우도 있다.

〈Case〉 수혈 동의서

BLOOD TRANSFUSION CONSENT			
Registered Number		If American, Social Security Number	
Name		Gender/Age	Male ( ) Female ( ) Age:
Ward		Department	
Inspection location		Booking Date	Month/Day/Year
Physician (Description Doctors)		Diagnosis	
Transfusion Type		Capacity (Unit)	

I (or Guardian[372]) have received sufficient explanation from the doctor regarding blood transfusion[373], and I understand the risk of complications[374] and chance[375] of accident due to the patient's unique physical condition[376].

I agree that treatment is needed and therefore consent[377] this treatment.

Date: Month/Day/Year

Name of Patient: (Signature)

Address:

372) guardian: 보호자
373) blood transfusion: 수혈
374) complications: 합병증
sequela: 후유증
adverse effect: 부작용 = adverse reaction = side effect
375) chance: 가능성
chance of accident: 사고 가능성
376) unique physical condition: 특이체질
377) consent: 동의하다.

Social Security Number:

Name of Guardian: (Signature)

Address:

Tel.:

Mobile Phone Number:

This agreement is valid[378] through your signature or seal[379].

As for minors[380] or those who have difficulty signing this form due to physical or mental handicaps, a guardian[381] may fill out this form instead.

Hospital

〈Case〉 수혈 동의서

BLOOD TRANSFUSION CONSENT

Dr.(Name of doctor) has explained to me that I need or may need during treatment a transfusion of blood and/or one of its products for the following reasons:

I understand in general what a blood transfusion[382] is, the procedures that will be used, the benefits of receiving a transfusion and possible risks.

These risks include hepatitis[383], allergic reactions, fever, transfusion-related acute[384] lung injury, hemolysis[385], volume overload[386] or rarely death.

Other risks include exposure to the AIDS[387] virus but that risk is very remote.

I understand that these risks exist despite the fact that the blood has been carefully tested.

378) valid: 유효한
379) seal: 도장, 인감
380) minor: 미성년자
381) guardian: 보호자
382) blood transfusion: 수혈
383) hepatitis: 간염
384) acute: 급성의
chronic: 만성의
385) hemolysis(용혈): 적혈구가 파괴 또는 분해되는 현상
386) volume overload: 체액용적 과부하
387) AIDS: Acquired Immune Deficiency Syndrome

No assurance[388] or guarantees have been made to me about the outcome of the transfusion or the fitness or quality of the blood to be used.

Therefore, I give my informed and voluntary[389] consent to the transfusion.

By signing below I state that I have read the contents of this form and I agree to receive the care, treatment or services listed on this consent. I have had a chance to ask questions and all of my questions have been answered.

Patient: (Signature)

Physician: (Signature)

I have explained the procedures stated on this form, including possible risks, complications[390], alternative treatment and anticipated results to the patient and/or his/her representative[391].

The patient and/or their representative has communicated to me that they understand the contents of this form.

Interpreter Attestation[392]

Interpretation[393] has been provided by: (Signature)

〈Case〉 수혈 동의서

CONSENT FOR BLOOD TRANSFUSION

Patient Unit No: Name: / Age

Citizen/Foreign Registration No:

Diagnosis: ( ) Operation [Procedure, Test] to be performed: Laparoscopy-assisted Vaginal Hysterectomy

Attending physician/Operating Physician:

Date (YY/MM/DD/Time):

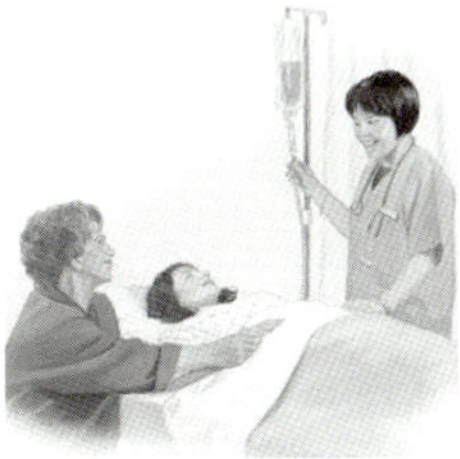

388) assurance: 확언, 장담
389) voluntary: 자발적인
390) complications: 부작용
391) representative: 대리인 = proxy
392) attestation: 공증, 증명
393) interpretation: 번역, 해석

I (Name of Patient or Guardian:), as an adult aged over 20 and conscious (   )

I am fully informed of the following(Please check in, if applicable):

I fully acknowledge that possible side effects can be caused by the blood transfusion during the operation/procedure/test.

If the attending physician decides to carry out blood transfusion for my treatment, I will respect the physician's decision and will not place any responsibility on the medical staff for possible accident(s)/side effects that may occur.

Past History (To be checked by the person consenting)

( ) None	( ) Hypotension/Hypertension
( ) Heart Disease	( ) Diabetes Mellitus[394]
( ) Allergy	( ) Diathesis[395] or Medication error
( ) Bleeding Tendency[396]	( ) Others (specify):

Name of Patient:	Name of Guardian:
Signature of Patient:	Signature of Guardian:
Date: Month/Day/Year	Date: Month/Day/Year
Counseling Physician	Confirming R.N.
Date: Month/Day/Year	Date: Month/Day/Year

394) diabetes mellitus: 진성 당뇨병

395) diathesis: 특이 체질

= idiosyncrasy

396) bleeding tendency: 출혈소인

6-14 통증관리 신청서

〈Case〉 통증관리 신청서

PAIN MANAGEMENT REQUEST			
Registration Number		Issuing Department	
Name of Patient			
Sex	Male ( ) Female ( )	Age	
Insurance		Patient's Insurance Type	
Health status		Date of Issue	Month/Day/Year
Room			

Postoperative pain management

I wish to receive procedures for the alleviation[397] of continuous postoperative[398] pain.

I will bear all expenses for such procedure not covered by the insurance without any objectives.

For detailed inquiries, please contact the department of anesthesiology[399].

Date: Month/Day/Year

Name of Patient: (Signature)

Name of Guardian: (Signature)

Relationship with patient:

397) alleviation: 경감, 완화
398) postoperative: 수술 후
399) anesthesiology: 마취학

6-15 CT/MRI/PET-CT 검사

6.15.1 CT/MRI 검사 동의서

〈Case〉 CT/MRTI 검사 동의서

CONSENT FOR CT/MRI			
Registration Number			
Name of Patient		Date of Birth	Month/Day/Year
Gender		Age	
Ward		Department	
Examination location		Reservation Date	Month/Day/Year

This is a medical test by injecting a medical contrast media[400] into the blood vessels.

In spite of a preliminary assessment for adverse reaction[401] by physician side effects such as skin rash[402], nausea[403], vomiting may occur due to the patient's physical condition. In most cases, these symptoms can be treated by doctor without difficulty. Nevertheless, there is still the risk of side effects such as, hyperventilation[404], shock, and others.

Although these are very rare.

1. A patient with hyperthyroidism[405] may not use a contrast media.

---

400) contrast media: 조영제
401) adverse reaction: 부작용 = adverse effect = side effect
402) rash: 뾰루지, 발진
403) nausea: 구역질
404) hyperventilation: 과호흡 증후군

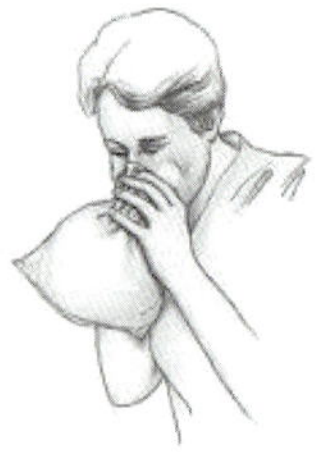

405) hyperthyroidism: 갑상선 기능 항진증 (갑상선에서 갑상선 호르몬이 정상보다 많이 분비되어 몸이 에너지를 빨리 소모하고 많은 기능들이 항진되는 질병이다.)

2. We discourage pregnant ladies, or those who may be pregnant to undergo this type of study.
3. Have you ever done CT test using a contrast media before?
   ( ) Yes ( ) No
4. Did you have any side effects from using a contrast media?
   ( ) Yes ( ) No
5. Do you have a special physical condition? (Allergic Rhinitis[406], Bronchial Asthma[407], Skin Rash, side effect from different drugs) ( ) Yes ( ) No
6. Are you suffering from any of the following diseases?
   (Hypertension[408], Hypotension[409], Heart Disease, Liver disease, Kidney

---

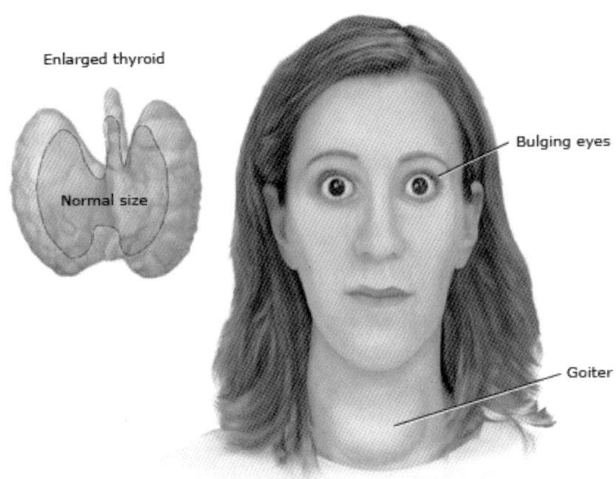

406) rhinitis: 비염

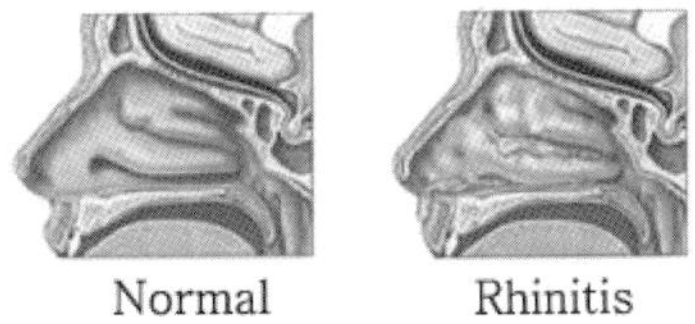

407) bronchial asthma: 기관지 천식

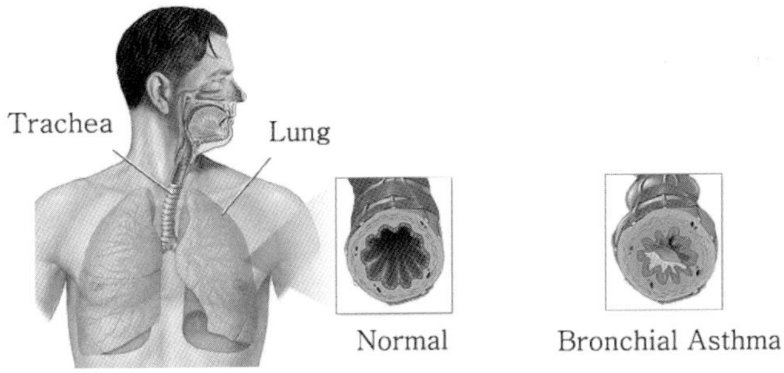

disease)

( ) Yes ( ) No

7. Please write down any other disease you are afflicted[410] with.

I agree to take this examination for the sake of an accurate diagnosis.

Date: Month/Day/Year

Patient: (Signature)

Guardian: (Signature)

Relation to the patient:

6.15.2 MRI 조영제 사용 동의서

〈Case〉 MRI 조영제 사용 동의서

CONSENT FOR MRI
WITH CONTRAST INJECTION

Patient Name:

I, the undersigned[411], being either the patient named above or legally authorized representative of the patient named above, do hereby consent to the performance of medical diagnostic[412] and imaging procedures known as magnetic resonance[413] imaging(MRI), on the terms and conditions more fully set out below.

I understand that I have the right to be informed about the diagnostic imaging procedure being used so that I may make the decision whether or not to undergo the procedure.

1. Consent to Imaging Procedure: Your attending physician believes it beneficial

408) hypertension: 고혈압
409) hypotension: 저혈압
410) afflict: 괴롭히다.
411) the undersigned: 서명자
412) diagnostic: 진단의
413) resonance: 반향, 울림

for you to undergo an MRI scan[414] to obtain additional information that may aid in diagnosing and treating your medical condition.

It has been explained to me that MRI does not use x-rays or radiation. Instead a magnetic field and radio waves are used to create an image of internal body structures. MRI is a painless[415] procedure that only requires that you lie quietly on a padded table that gently glides[416] you into the magnet.

While the scanner is performing your scan, you will hear some humming[417] and thumping[418] sounds. These are normal and should not worry you. In some cases, a contrast agent[419] may be injected into your vein[420] in order to give a clearer image of the area being examined.

The MRI study may be conducted without the injection of contrast, but the images may not be as helpful to the radiologist and your physician. Inform the technologist if you wish to refuse the contrast injection.

---

414) undergo an MRI scan: MRI를 받다.
= have an MRI taken
have an MRI taken on the legs: 다리를 MRI로 찍다.
CT: X-ray을 이용하여 영상을 얻는다.
MRI: 자기장 내에서 고주파를 주사하여 영상을 획득한다.

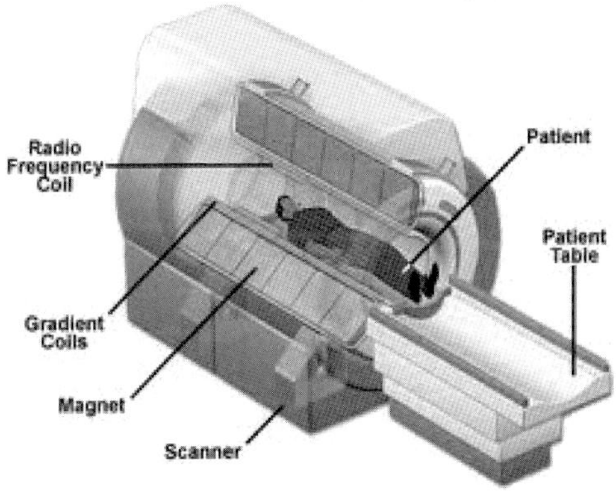

415) painless: 고통없는
416) glide: 미끄러지듯 가다.
417) humming: 윙윙거리다.
418) thumping: 쿵쿵거리다.
419) contrast agent: 조영제 = contrast medium(contrast media)
조영제 부작용: 알레르기, 천식환자와 심장병 등 심질환자, 또한 과거 약물 부작용의 경험이 있는 경우에는 부작용 발생이 있을 수 있다.
420) vein: 정맥
artery: 동맥

2. Because of the magnetic field and radio frequencies, people with a heart pacemaker[421], brain aneurysm[422] clips, and some implanted metallic[423] or electrical devices should not have an MRI. It is important that you inform the technologist if you have any of these metallic appliances[424].
   Please inform the technologist if you are pregnant or think that you may be pregnant.
3. Potential[425] Risks: Anytime an injection is given there is the potential for bruising[426] or swelling[427] at the injection site. Occasionally, minor allergic reactions[428] occur in the form of itching, sneezing[429], hives[430], swelling of the eyes, wheezing[431] or nausea[432].
   These symptoms may require treatment with medication we have at hand[433]. Rarely, a more serious reaction will occur. A radiologist will evaluate the situation and determine if additional medical treatment is necessary. Even though it is rare, medical statistics indicated that a fatality[434] might occur

421) pacemaker: 인공심박 조율기

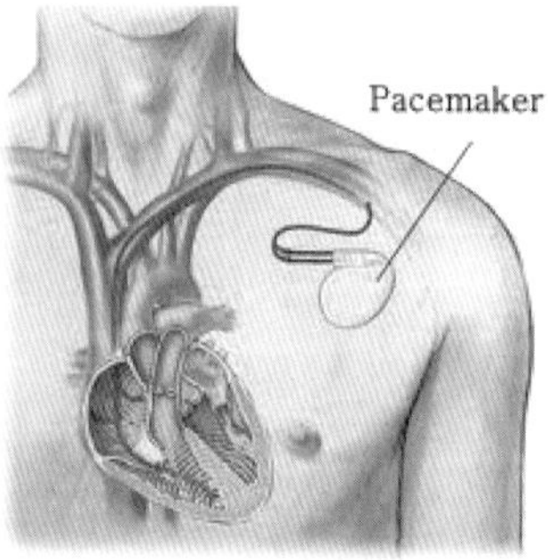

422) aneurysm: 동맥류
423) metallic: 금속성의
424) appliance: 기기
425) potential: 잠재적인
426) bruising: 타박상
427) swelling: 부종, 부기
428) reaction: 반응
minor allergy reactions: 작은 알레르기 반응
429) sneeze: 재채기하다.
430) hives: 두드러기, 발진
431) wheeze: 헐떡거리다.
432) nausea: 욕지기, 구역질
433) have at hand: 가까이에 두다.

from the injection of contrast. If you have had a reaction to a sickle cell anemia[435] or if you have kidney disorder, or if you are pregnant, or if you have breast feeding, you MUST inform the technologist.

4. The benefit of this exam is to assist your physician with making a diagnosis[436]. There may be other imaging alternatives, however your physician believes the MRI to be the best diagnostic test for you, after evaluating your symptoms and medical condition.
   By my signature below, I hereby certify that I have fully read this consent, had it explained to me or have had it read to me.
   I have been given an opportunity to ask questions about my condition, alternative forms of treatment, and the procedures to be used, and the risks and hazards[437] involved.
   I understand its contents and have sufficient information to give this informed consent.

Date: Month/Day/Year Time:

Patient/Parent/Legal Guardian (Signature)
Date: Month/Day/Year Time:

Witness:
Signature:

6.15.3 양전자 단층촬영(PET-CT) 검사 동의서

〈Case〉 양전자 단층촬영(PET-CT) 검사 주의사항

PET-CT APPOINTMENT SLIP

Hospital Number:

434) fatality: 사망자
435) sickle cell anemia: 겸상 적혈구성 빈혈(미국 흑인들에게 발병하는 상염색체 열성 유전질환)
436) diagnosis: 진단
make a diagnosis: 진단하다.
437) hazard: 위험

Consulting Department:

Name of Patient:

Sex:

Date and Time of Appointment:

Name of Test:

Nothing by mouth (including cigarette and coffee) except water for 6 hours prior to test.

If the test is scheduled in the morning, please come without breakfast.

Drink sufficient pure water (about 1 liter) 2 or 3 hours prior to test.

Do not drink any beverage containing sugar content such as barley tea or orange juice.

Those who have been taking glucose[438] injection should be changed to normal saline[439] such as physiological saline[440] without any glucose in it one day prior to the test.

In case of high or low blood sugar level, the appointment date may be changed.

Avoid strenuous[441] exercise and do not run to meet an appointment time for the test, even if it is late.

Test will be conducted after you get intravenous[442] injection of radiation medicine (F-18 FDG) and wait for about an hour until the injection is permeated[443]

438) glucose: 포도당

439) saline: 염분

440) physiological saline: 생리 식염수

441) strenuous: 맹렬한

442) intravenous: 정맥의

Intravenous injection: 정맥 주사 (IV)

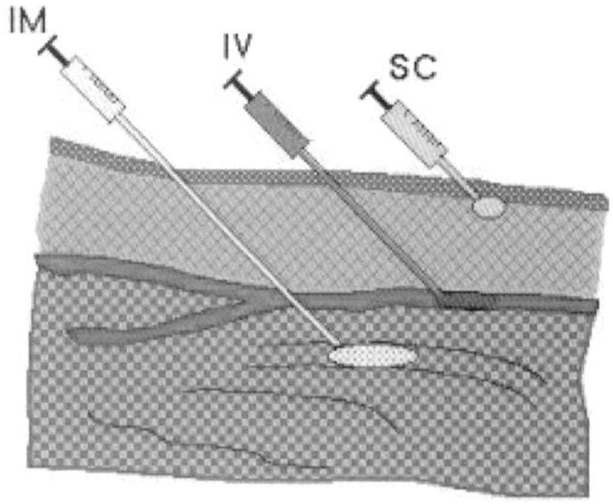

Intramuscular Injection: IM

Subcutaneous Injection: SC

into your whole body.

The test will take 30 to 40 minutes.

In case of you had taken upper GI series CT scan using contrast[444] you should wait at least a few days before you take PET-CT[445].

The test will be scheduled through an appointment for the preparation of radiation medicine.

Please call PET-CT center at least two days prior to the test, if you want to cancel or change your appointment.

PET-CT Center

〈Case〉 양전자 단층촬영(PET-CT) 검사 동의서

CONSENT FOR POSITRON EMISSION TOMOGRAPHY(PET) SCAN		
Name of Patient		
Registration Number		
Date	Month/Day/Year Hour:	 Minute:
Examination Area		

Procedure and duration of PET-CT:

One hour rest after injection of the radiation medicine: 30 minutes scanning

443) permeate: 스며들다.

444) contrast: 조영제

조영제 부작용: 알레르기, 천식환자와 심장병 등 심질환자, 또한 과거 약물 부작용의 경험이 있는 경우에는 부작용 발생이 있을 수 있다.

445) PET-CT

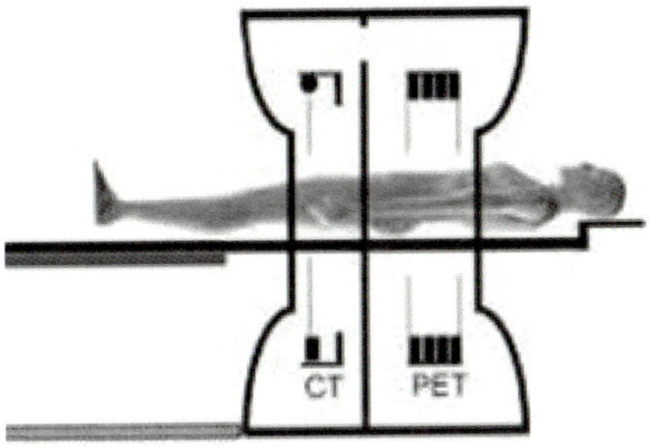

Caution	Check (√)
Make sure to fast six hours before the examination. (drink mineral water without sugar)	
Have enough sleep and avoid strenuous[446)] exercise before the examination.	
Avoid talking while resting and keep your eyes closed.	
Any kind of food is prohibited[447)] after getting the injection[448)].	
Pass urine as much as you can before the examination. Try not to get urine on your body or clothes during urination[449)].	
Patients with diabetes[450)] should inform the doctor and should receive a diet consultation.	
Patients on medication like a headache medicine related to cerebral[451)] disease should have a consultation in advance.	
Do not drink anything like black tea, coffee or cola.	
Do not smoke on the day of the PET-CT scan.	
Muscle relaxant or diuretic[452)] medicine may be administered and a blood glucos e[453)] test may be taken during the examination if needed.	
Patients with a chance of pregnancy, who are breast feeding[454)], have allergic reaction or other idiosyncrasies[455)] (individual conditions) should inform the doctor in advance.	
For the smooth process of the examination, make sure to be on time for the examination. If an appointment needs to be rescheduled, please contact the hospital 2 days before the examination.	
Please note that the examination fee[456)] after the expense of medicine has been deducted[457)] will be refunded if the cancellation or postponement[458)] of the examination is made 1 day before the examination or without any notice to the hospital in advance.	

446) strenuous: 맹렬한
447) prohibit: 금지하다.
448) injection: 주사

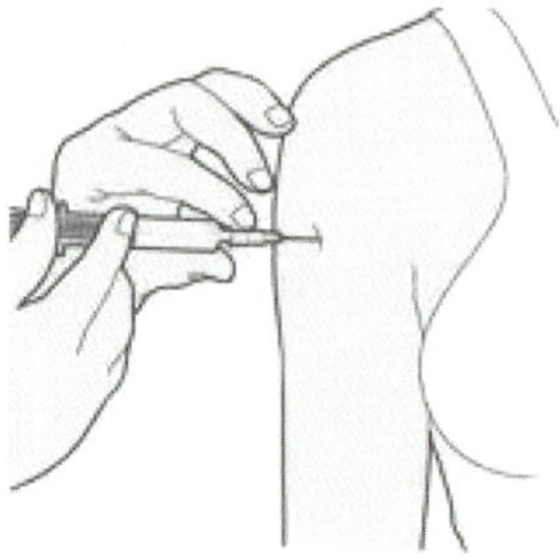

I, the patient, or guardian understand the above details and consent to having the examination.

Date: Month/Day/Year

Name of Patient: (Signature)

Name of Guardian: (Signature)

ABC Hospital

6-16 의약품 성분 증명서

6.16.1 한약 성분 증명서

한약은 국제택배로 보내기도 하고, 의료관광객이 비행기 탁송화물로 Check-in해서 가지고 갈 수도 있다. 해외에서 출입국 절차를 통과하는 과정에서 한약 성분에 대한 증빙서가 필요할 수도 있다.

〈Case〉 한약 성분 증명서

CERTIFICATE OF CONTENTS
IN THE ORIENTAL MEDICINE

Name:

Sex[459]:

Date of Birth:

449) urination: 배뇨 작용
450) diabetes: 당뇨병
451) cerebral: 뇌의
452) diuretic: 이뇨제의, 배뇨 촉진의
diuretic medicine: 이뇨제
453) glucose: 포도당
454) breast feeding: 모유 수유
455) idiosyncrasies: 특이체질
456) examination fee: 검사비
457) deduct: 공제하다.
458) postponement: 연기
459) Sex: 성별 = Gender

Nationality:

This is to certify that the oriental medicine does not contain narcotic or opium.

The contents of the oriental medicine are as follows:

A (성분 이름) B (성분 이름)

C (성분 이름) D (성분 이름)

Name of Doctor: (Signature)

License number of Doctor:

ABC Oriental Clinic

Address:

Tel.:

Fax:

Date:

〈Case〉 한약 성분 증명서

PRESCRIPTION

Name of patient:

Date of birth:

Nationality:

This is a herbal medicine without prohibited[460] substances.

The patient will take this medicine to treat (질병 이름)[461].

The contents of prescription are as follows;

A (성분 이름) B (성분 이름)

C (성분 이름) D (성분 이름)

Name of oriental medical doctor: (Signature)

460) prohibited: 금지된

461) take this medicine to treat his/her heart conditions.: 심장을 위해서 약을 복용하다.
take this medicine for better health.: 건강을 위해서 복용하다.
take the herbal medicine to decelerate the blood glucose.: 혈당을 낮추기 위해서 한약을 복용하다.
take the oriental medicine to sustain her pregnancy.: 태아를 위해 한약을 복용하다.

License number of oriental medical doctor:

ABC Oriental Clinic

Address:

Tel.:

Fax:

Date:

6.16.2 의약품 성분 증명서

〈Case〉 의약품 성분 증명서

의약품을 가지고 해외로 출국할 경우, 입국 심사에서 의약품을 설명할 필요가 있을 수도 있다.

CERTIFICATE OF MEDICINE

Patient's Name:

Date of Birth: Passport Number:

This is to certify that the above named person carries the following medications and utensil[462], which are for personal use in the treatment of the medical conditions mentioned.

Medical conditions and utensils:

Syringes[463]:

Needles:

Other Utensils:

Date:

Physician

Signature:

ABC Hospital

462) utensils: 기구

463) syringe: 주사기

6-17 수술 · 검사 · 마취 동의서

6.17.1 수술 · 검사 동의서

■ 수술 동의서의 법적 효력

환자가 의사로부터 설명을 듣고 수술을 승낙한다는 의사를 서면으로 표시하는 수술 동의서는 대부분의 내용이 환자 또는 보호자가 수술 전 및 수술 후에 발생하는 사태에 대하여 수술담당의사에게 일체의 책임을 묻지 않기로 약정하는 것이다.

수술동의서는 장래 발생할지 모르는 수술 후 후유증으로 인한 손해배상청구권을 미리 포기하겠다고 내용을 서면으로 약정한 것이지만, 의사가 최대한의 주의의무를 다하여 수술을 시행하였음에도 결과가 불량한 경우 이에 대한 책임을 묻지 않는다는 의미이지 의사의 고의, 과실로 인한 피해가 발생하였을 경우 배상책임까지도 포기한다는 취지는 아니다.

따라서 수술 전에 수술결과로 인한 후유증에 대하여 의사에게 책임을 묻지 않겠다는 수술동의서를 환자 측이 작성하고 서명, 날인한 경우라도 수술의 결과인 후유증이 의사의 과실로 인한 경우라면 이러한 수술 전 동의서의 존재와는 무관하게 의사에게 손해배상책임을 물을 수 있는 것이다.

그렇지만 수술 후 후유증이 의사가 최대한의 업무상 주의의무를 다하였음에도 불구하고 발생한 경우 즉, 의사의 고의나 과실이 없이 발생한 후유증에 대하여는 수술동의서에 의하여 그 책임을 물을 수 없게 된다.

〈Case〉 수술 · 검사 동의서

APPLICATION FOR
OPERATION(PROCEDURE, TEST)

Patient Unit Number:

Patient Name: Patient Age:

Citizen/Foreign Registration No:

Diagnosis: ( ) Operation [Procedure, Test] to be performed:

Attending physician/Operating Physician:

Date: Month/Day/Year

I (Name of Patient), as an adult aged over 20 and conscious (   )

I am fully informed of the following(Please check in, if applicable):

Common

I understand the necessity and purpose of the operation [procedure, test], possible alternative treatment methods, dangers and possible complications due to the operation[procedure, test].

Consent for Operation/Procedure/Test

I am fully aware that mental, physical change and/or accidents can result from the operation[procedure, test] process.

I consent that all medical treatment decisions can be made by the attending physician[464] during the operation process and treatment. As such, I will not place responsibility on the medical staff for any unforeseen[465] accident(s) that may occur. I would like to apply for selective consultation[466] for this operation from the attending physician.

Name of Patient:	Name of Guardian:
Signature of Patient:	Signature of Guardian:
Date: Month/Day/Year	Date: Month/Day/Year
Counseling Physician:	Confirming R.N.[467]:
Date: Month/Day/Year	Date: Month/Day/Year

464) attending physician: 주치의 = physician in charge
= physician in charge
counseling doctor: 상담의사
physician: 내과의사
surgeon: 외과의사

465) unforeseen: 예기치 않은, 우연의

466) selective consultation: 선택 진료

467) R.N.: registered nurse

〈Case〉 수술 동의서

SURGERY AGREEMENT

Patient Personal Data

Name:

Date of Birth: Month/Day/Year

Surgery Physician:

Surgery Procedures

Clinical[468] disease/condition:

Surgery:

Reason of surgery:

Announcement of Physician

1. I have already verbally explained to the patient about this surgery and any related information, especially the following certain things:

   (　　) Reason of this surgery, surgery procedure and area, surgery risk and success, possible of blood transfusion[469]

   (　　) Any complication[470] and treatment

   (　　) Other replaced treatment and possible sequela[471] if without doing the surgery

   (　　) Temporary or temporal symptom might happen after the surgery

   (　　) I have told patient every related information and another surgery

Signature of Physician:

Date: Month/Day/Year　　　　　　Time:

468) clinical: 임상의
469) blood transfusion: 수혈
470) complication: 합병증
adverse effect: 부작용 = side effect = adverse reaction
471) sequela: 후유증

Announcement of Patient

1. The physician had explained to me about this surgery, and I already understand the procedure, risk and possible success of this surgery.
2. The physician had explained to me, and I already understand the risk if chose another treatment.
3. The physician had explained to me, and I already understood what condition might happen after the surgery also the risk if without doing the surgery.
4. I understand it might do the blood transfusion during the surgery; and (   ) agree (   ) disagree it.
5. The physician had already explained to me and solved my questions, which I worry.
6. I understand during the surgery procedure, if any organ[472)] or tissue[473)] be cut cause of the necessary treatment, the hospital would keep in a certain time for testing and which would be carefully treated.
7. I realized this surgery would be the proper decision for the patient, though the results cannot be guaranteed.

For all above announcement, I have read the understand this authorization and consent.

Signature of Guarantor:
Relations with Patient:
Patient's Address:
Telephone Number:
Date: Month/Day/Year Time:

Signature of Witness:
Date: Month/Day/Year Time:

---

472) organ: 장기
artificial organ: 인공 장기
473) tissue: 조직

Notice:

1. The medical unit and group will endeavor[474] during the surgery and treatment. Not every surgery is successful; somehow the accident might happen and even cause death.
2. If the guarantor isn't same as the patient then please do explain the relations in detail.
3. Please pretermit[475] it if without any witness.

〈Case〉 수술 동의서

OPERATION CONSENT FORM

Diagnosis:

Name of Operation(Surgical Operation/Examination):

Expected Date of Appointment: Month/Day/Year

Patient's current condition:

(Write Yes or No or Unknown according to the results of the examination and the patient's answers.)

Question	Check (√)
Past illness history (Disease, Injury)	
Idiosyncrasy[476]	
Hypertension[477] / Hypotension[478]	
Current Medications[479]	
Narcotic[480] Accident	
Cardiac Disease (Myocardial infarction[481], etc)	
Smoking	
Renal[482] Disease (Edema[483], etc)	
Allergy	
Diabetes[484]	
Respiratory[485] Disease (Cough, Sputum, etc)	
Airway Abnormality[486]	
Bleeding Factor	
Other	

474) endeavor: 노력하다.
475) pretermit: 간과하다, 무시하다.

Details of the Explanation

Details of the explanation for the operation (surgical operation, examination)

The purpose and effect of the operation, examination

The procedure and method, area to be operated on, expected time required.

Details of possible complications[487], degree of severity and countermeasures[488].

Cautions and care guidelines related to the operation and examination (necessary details for health management after the operation)

The additional possibility of changing the method of the operation or examination and the scope of the operation.

---

476) idiosyncrasy: 특이체질
477) hypertension: 고혈압
478) hypotension: 저혈압

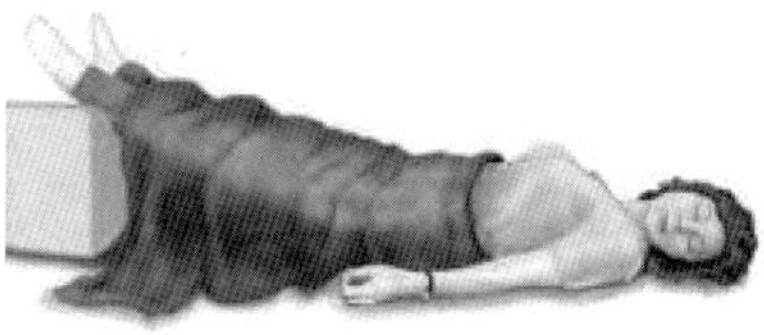

479) current medication: 현재 복용 약
= medications you are currently taking
480) narcotic: 마취약의
481) myocardial infarction: 심근 경색
heart failure: 심장마비 = heart attack
angina: 협심증
482) renal: 신장의
483) edema: 부종

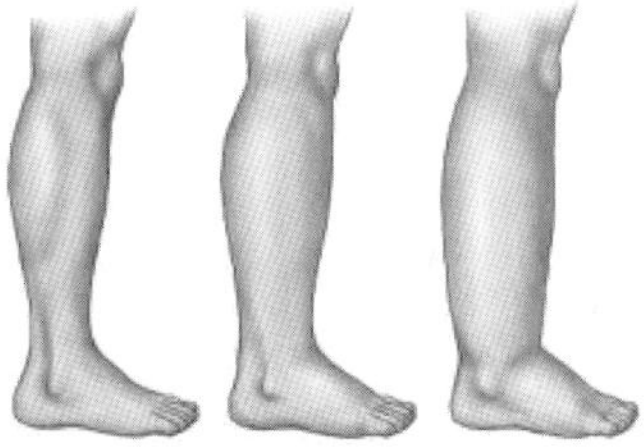

484) diabetes: 당뇨병
485) respiratory: 호흡기관의
486) airway abnormality: 기도 기형
487) complications: 합병증
sequela: 후유증
adverse effect: 부작용 = side effect = adverse reaction
488) countermeasures: 대책

There may be a possibility of having to change the method or the scope of the operation (surgical operation, examination) depending on the patient's condition during the operation.

Because of this, further explanation to the patient and/or a proxy[489] is needed, and a signed consent form from them will be required before performing the operation.

Details of the explanation for anesthesia

Appropriate anesthesia method for the patient's present condition.

General anesthesia[490] ( ) Spinal anesthesia[491] ( )

Local anesthesia ( ) Other ( )

Possible complications of anesthesia (sequela)

The anesthesia will be chosen according to the patient's condition; additional possible complications are respiratory[492] side effects like atelectasis[493], pneumonia,

489) proxy: 대리인

490) general anesthesia: 전신마취

local anesthesia: 국소 마취

491) spinal anesthesia: 척추마취

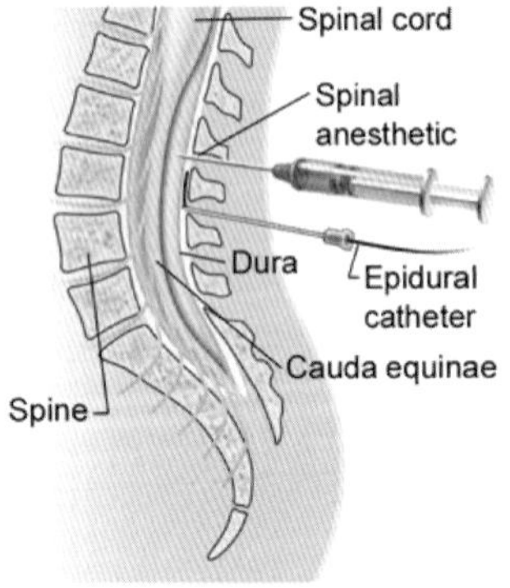

spinal cord: 척수

spinal fluid: 척수액

dura: 경질막

epidural catheter: 경막외 catheter

epidural space: 경막외 공간

epidural anethesia: 경막외 마취 (무통분만 등에 사용)

cauda equinae: 말총

492) respiratory: 호흡기관의

493) atelectasis: 무기폐

laryngeal spasm[494)], bronchial spasm[495)], acute dyspnea[496)] and cardiovascular[497)] side effects like hypotension, arrhythmia[498)], shock and hypersensitivity[499)] against the medicine, liver function damage, renal function failure[500)], paralysis[501)], brain damage,

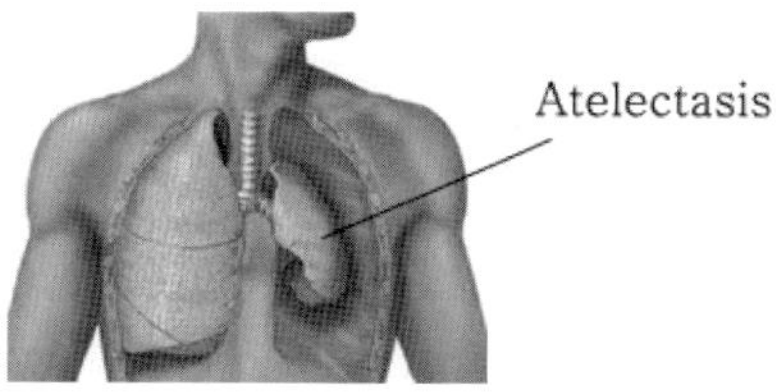

494) laryngeal spasm: 후두 경련
495) bronchial spasm: 기관지 경련
496) dyspnea: 호흡곤란
acute dyspnea: 급성 호흡곤란
497) cardiovascular: 심장 혈관의
498) arrhythmia: 부정맥

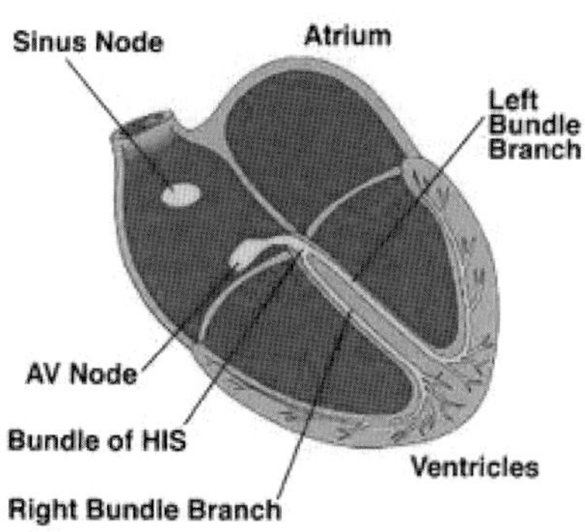

sinus node: 동방결절
atrium: 심방
ventricles: 심실
499) hypersensitivity: 과민반응
500) renal function failure: 신장 기능 장애
kidney transplantation: 신장 이식

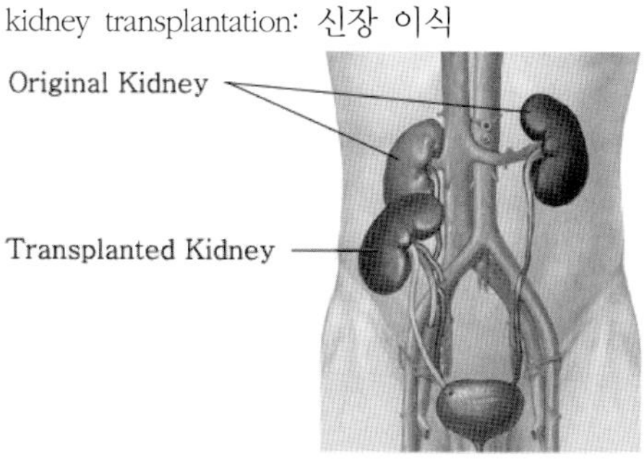

501) paralysis: 마비, 중풍(palsy)
facial paralysis: 얼굴 마비

and death. (For general anesthesia[502]): vocal cord[503]) damage, teeth and eye damage)

Complications related to a blood transfusion[504]) (blood transfusion may be needed): Infection, transfusion reaction.

There may be possibility of the need to admit the patient to the intensive[505]) care unit and for treatment by artificial ventilation.[506])

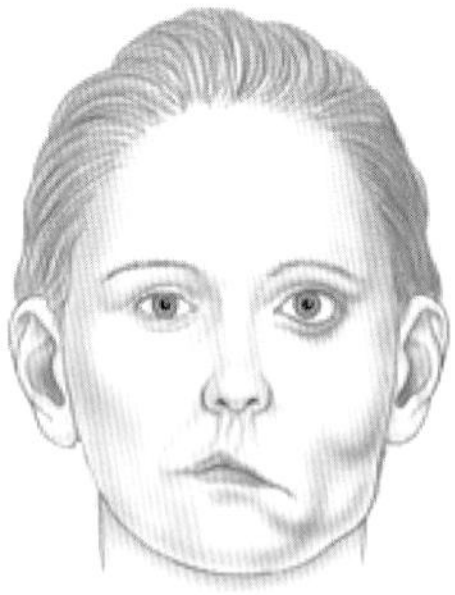

502) general anesthesia: 전신마취
  spinal anesthesia: 척추마취
  local anesthesia: 국부마취
503) vocal cord: 성대

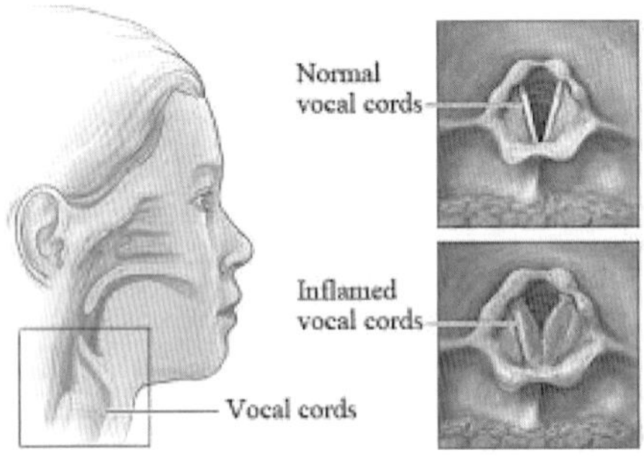

504) blood transfusion: 수혈
505) intensive: 집중
  intensive care: 집중 치료
506) artificial ventilation: 인공 환기

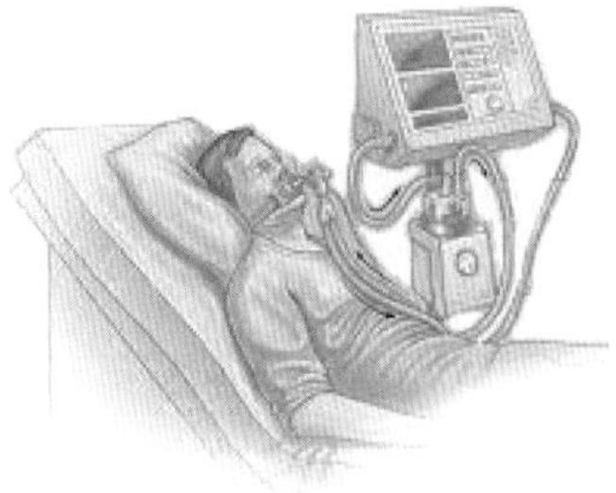

Hospital Number	
Consultation Department	
Name of Patient	
Gender	
Age	
Room Number	

The chances of the above complications[507] happening are higher for patients of old age, with idiosyncrasy[508], having over a moderate degree of systemic disease.

There may be a rare occurrence of a delay of recovery after the operation or the patient awakening during the operation.

The possibility of changing the anesthesia[509] method

There may be a possibility of having to change the method of anesthesia depending on the partner's condition during the preparation for the operation.

Because of this, further explanation to the patient and/or a proxy is needed, and a signed consent form from them will be required before performing the operation.

Other details (example: the risks of the anesthesia method specially required by a patient)

I wish to have a pain control device after the operation.

Name of Patient: (Signature)

Date: Month/Day/Year

I (or the patient) have received an explanation about the purpose, effect, procedure, expected, complications, and sequela[510] of the operation (surgical operation, examination, anesthesia, sedation under consciousness) from the doctor and I understand completely

---

507) complication: 합병증
sequela: 후유증
adverse effect: 부작용 = side effect = adverse reaction

508) idiosyncrasy: 이상체질

509) anesthesia: 마취
local anesthesia: 전신마취
general anesthesia: 국소마취
spinal anesthesia: 척추마취

510) sequela: 후유증

that unavoidable possible complications or unexpected accidents caused by the patient's idiosyncrasy may occur before the operation.

Therefore, I agree to cooperate with the doctor for the operation (surgical operation, examination, anesthesia, sedation under consciousness) and to inform the doctor of the patient's present condition sincerely according to this agreement article number 1.

I also consent to the operation (surgical operation), examination, anesthesia, sedation under consciousness) being performed according to the doctor's medical judgement.

Name of Patient:

Telephone Number: Address:

Name of Proxy[511]:

Relation to the patient:

Telephone Number: Address:

Please make sure to check the reason that the proxy signed the form.

	Check (√)
The patient was not able to understand the agreement due to his/her physical or mental condition.	
The patient was not able to understand the agreement due to being underage.	
The details of the explanation would have a bad effect on the patient's physical or mental health.	
The patient him/herself authorized the consent to a specially designed person. (In this case, a separate authorization contract should be attached to this consent.)	
Other	

Doctor who gave the explanation: (Name of Doctor) (Signature)

The detailed explanation by the doctor can be written on a separate sheet of paper or on the other side of the paper (attached to this consent) and the copy of

511) proxy: 대리인

this consent can be issued if needed.

An additional special examination may need to be performed for a more accurate diagnosis after the operation (examination, surgical operation).

In this case, additional costs may be charged.

〈Case〉 수술 동의서

SURGERY/PROCEDURE CONSENT FORM

Name of Surgery/Procedure:

Name of Counseling Doctor:

Name of Patient:

I understand the above Surgery/Procedure to be: (Name of Surgery)

I understand the nature and goals of the above Surgery/Procedure.

I understand the potential benefits, risks and complications[512] of the above Surgery/Procedure.

I understand the potential risks of not undergoing the above Surgery/Procedure.

I have been informed of medical research which the above counseling doctor believed relevant[513] to the above Surgery/Procedure.

I have been informed by the counseling doctor of alternative treatments and their potential benefits, risks and complications.

In cases of emergency, I understand that the Counseling Doctor may not have time to effectively carry out this task.

I am aware that the above Surgery/Procedure may require a blood transfusion or use of blood products, and that this entails the risk of disease transmission, including hepatitis and Human Immunodeficiency Virus (HIV).

I am aware that the above Surgery/Procedure may require general anesthesia and I understand the potential risks and complications of this.

512) complications: 합병증
sequela: 후유증
adverse effect: 부작용 = side effect = adverse reaction

513) relevant: 적절한, 관련이 있는

Name of Patient:

Signature

Date: Month/Day/Year

Name of Guardian(if the Patient is under 19 years old or is unable to give consent):

Name of Counseling Doctor:

Signature

Name of Counseling Doctor's clinic/hospital:

Date and time when the above Surgery/Procedure is due to be performed:

Hospital where the above Surgery/Procedure is to be performed:

Name(s) of doctor(s) who will perform the above Surgery/Procedure:

〈Case〉 치과 수술 동의서

CONSENT FOR SURGERY

Date: Month/Day/Year

Patient' Name:

Procedure:

Tooth Number[514]:

514) 치아 번호

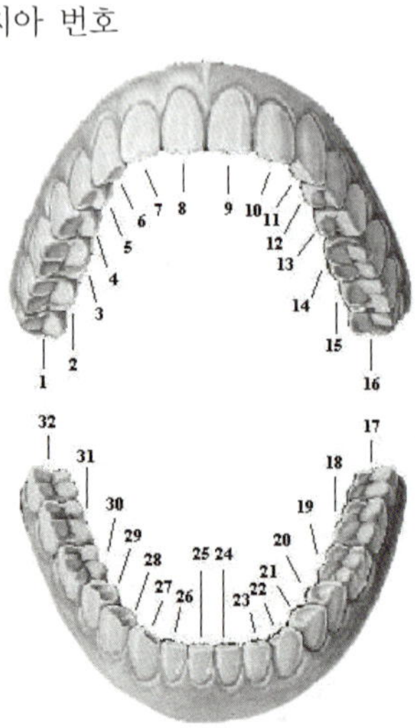

I hereby grant authorization to: (Name of doctors)

To administer any treatment, anesthetics, and to perform such operations as may be deemed necessary in the diagnosis and treatment of my dental needs.

We do our best to achieve the greatest result possible.

On rare occasions, complications may occur. It has been explained to me that a perfect result cannot be guaranteed or warranted, and furthermore, that the procedure may involve the possibility of the following complications.

- Post-operative infection[515)]
- Bleeding
- Trismus (inability to open mouth)
- Injury to the adjacent teeth
- Soreness or discoloration[516)] at the injection site or along the vein[517)]
- Bruising[518)]
- Failure or rejection[519)] of implant, graft, etc.
- Antral communication (sinus involvement)
- Severe reaction to medication administered
- Alteration of the nerve sensation including numbness of the lip and/or tongue for an indefinite period of time or permanently.

I acknowledge that I have been informed of the risks and possible consequences[520)] of the operation proposed and do authorize the above named doctor(s) to proceed.

Signed: (Patient, parent, or legal Guardian)

Date: Month/Day/Year

Doctor/Assistant signature:

515) infection: 감염
516) discoloration: 퇴색, 변색
517) vein: 정맥
518) bruising: 타박상
519) rejection: 거부
520) consequence: 결과

〈Case〉 피부 · 성형수술 동의서

CONSENT FOR SURGERY

I, (Name of patient), hereby authorize (Name of doctor(s)) to perform the (Name of surgery).

I acknowledge that I have requested that these surgical procedures be done.

I also authorize (Name of doctor(s)) to perform any other procedures which he may deem[521] necessary or desirable to improve my health or appearance.

I authorize (Name of doctor(s)) to have photographs taken of me.

I know that the practice of medicine and surgery is not an exact science and that, therefore, (Name of doctor(s)) cannot guarantee[522] results.

I acknowledge that no guarantee or assurance[523], express or implied[524], has been made by anyone regarding the operation which I have herein[525] requested and authorized.

I realize that the procedure may not be successful and that the result may not be as I fully desire.

The effect and nature of the operation to be performed, risks involved, as well as possible alternative methods of treatment have been fully explained to me.

I have had sufficient opportunity to discuss my condition with the doctor(s) and my questions have been answered to my satisfaction.

I believe that I have adequate knowledge upon which to give an informed consent to the proposed treatment.

Some of the possible complications from cosmetic surgery are:

Infection; bleeding; poor wound healing; scarring; keloid[526] formation; discoloration; nerve damage causing temporary and permanent loss of feeling and weakness and paralysis[527]; personality changes and mental difficulties following the

521) deem: 생각하다. 간주하다.
522) guarantee: 보장하다.
523) assurance: 확언, 확신
524) imply: 임시하다. 함축하다.
525) herein: 이 문서 중에서
526) keloid: 융기된 흉터

surgery, sometimes occurring even when the operation has been a cosmetic success; and allergic or other severe reactions to one or more of the substances used in the operation.

I understand that some of the other complications that may occur include, but are not limited to the following:

Eyelid[528] surgery - loss of vision, a pulling down of the lower lid, a pulling up of the upper lid with inadequate closure, eye irritation, drooping[529] of the lid.

Liposuction-hematoma,[530] poor healing of the skin (especially in smokers), scars, pigment[531] changes, nerve problems (numbness[532] and/or muscle weakness), irregularities.

Some of the complications of any operation can cause the need for further treatment or surgery; some of the complications can cause prolonged illness, scarring and permanent deformity and death.

Allergic reactions have also been known to cause death. Furthermore, there may

---

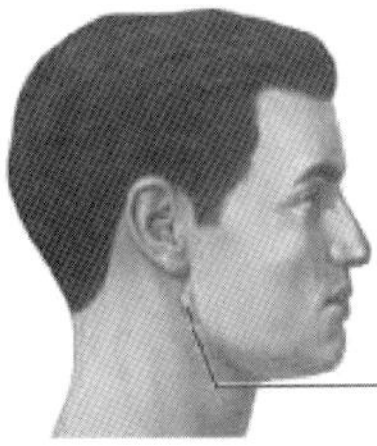

527) paralysis: 마비
528) eyelid: 눈꺼풀
double-eyelid surgery: 쌍꺼풀 수술

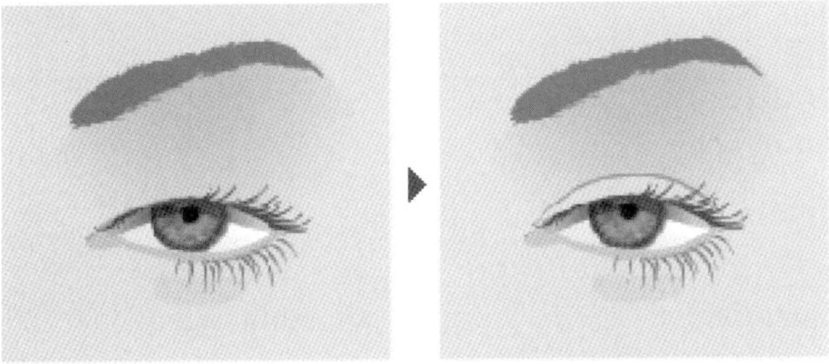

Double-eyelid surgery

double-eyelid surgery: 쌍꺼풀 수술
529) droop: 축 늘어지다.
530) hematoma: 혈종
531) pigment: 색소
532) numbness: 무감각, 마비, 저림

be alternatives to this surgery, such as the use of cosmetics or merely accepting your present appearance and doing nothing.

However, these alternatives carry their own risk of complications and have a varying degree of success.

I have read the above "Informed Consent For Surgery" and I understand and accept the risks involved with this operation.

Patient:

Signature:

Date: Month/Day/Year

Physician:

Signature:

Date: Month/Day/Year

6.17.2 마취 동의서

〈Case〉 마취 동의서

CONSENT FOR ANESTHESIA

Patient Unit No:

Name:

Age:

Citizen/Foreign Registration No:

Diagnosis: (   ) Operation [Procedure, Test] to be performed:

Attending physician/Operating Physician:

Date (Month/Day/Year/Time):

I (Name of Patient or Guardian:), as an adult aged over 20 and conscious (   )

I am fully informed of the following(Please check in, if applicable):

I understand the necessity and purpose of the operation [procedure, test], possible alternative treatment methods, dangers and possible complications due to the operation[procedure, test].

I understand that the most appropriate anesthesia method will be selected during the operation process, considering my physical condition, operation method and safety. If the anesthesia taken is not perfect, any alternative anesthesia method can be either applied or changed. I agree to have anesthesia and follow-up pain treatment. For the result of the treatment, I will not place responsibility on the hospital or the attending physician. All medical decisions will be made by anesthesiologist and I would like to apply for selective consultation.

Confirmed (   )
Name and Signature of Patient:
Date: Month/Day/Year
Name and Signature of Guardian:
Date: Month/Day/Year

Citizen/Foreigner Registration Number:
Telephone:
Cellular Phone:
Address:
Counseling Physician (Date)
Confirming R.N. (Date)

〈Case〉 전신마취 동의서

CONSENT FROM FOR GENERAL ANESTHESIA

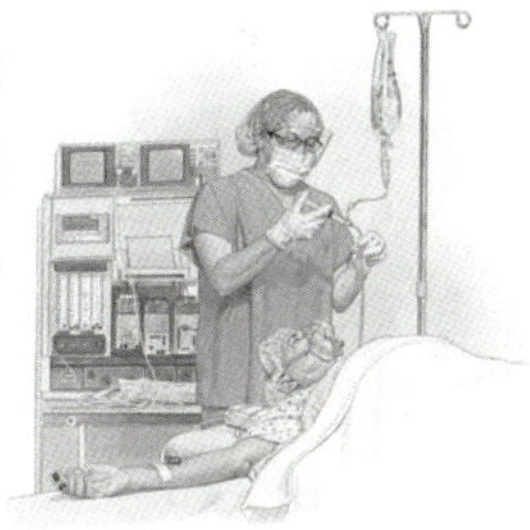

The necessity of the operation, the details, the expected complications[533], and the possibility of reoperation[534] based on the medical decision made by the physician were fully

533) complications: 합병증
adverse reaction: 부작용 = adverse effect = side effect
sequela: 후유증
534) reoperation: 재수술

explained to me by the doctor.

I was fully informed prior to the general operation that the possibility of uncontrollable complications or unforeseen[535] accidents caused by my idiosyncrasy[536] (individual condition) can occur.

In spite of the above possibility, I promise to cooperate for the sake of the operation and I agree to inform all the following details to the doctor and to delegate the responsibility for the operation to the doctor under the doctor's discretion[537] according to the given details.

Psychiatric Medicine:	Diabetes:	Psychiatric Diagnosis:
Hypertension:	Hepatitis:	Asthma[538]:
Tuberculosis[539]:	Heart Disease:	Bleeding Factor:
Currently Taken Medication:		
Other Sickness:		

This consent form is valid with the patient's signature or seal[540].

However, a guardian or a proxy[541] can sign in case the patient has a physical or mental impairment[542] or is underage[543].

535) unforeseen: 뜻밖의, 의외의
536) idiosyncrasy: 특이체질 = diathesis
537) discretion: 결정권, 자유재량
538) asthma: 천식
539) tuberculosis: 결핵

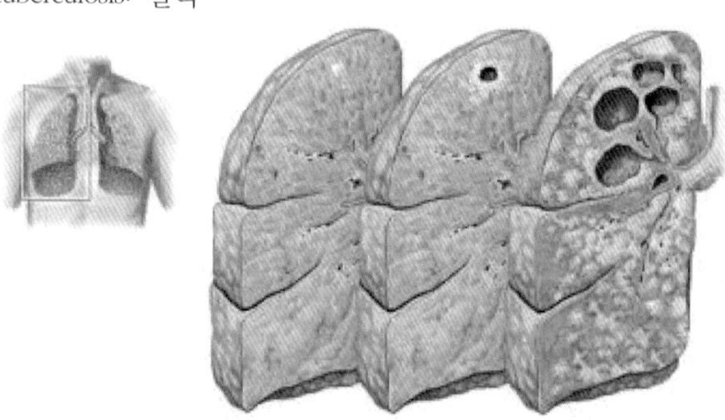

540) seal: 도장
541) proxy: 대리인
542) impairment: 손상, 장애
543) underage: 미성년의

If a legal dispute[544] occurs, the hospital and the patient will first try to come to a mutual agreement individually.

In the case of dispute unable to be settled, both parties will have to abide by the arbitration[545] of the MJAC(the Medical Judgement Arbitration Committee) which has been established according to the Article 27 of the Act of the Damage Relief on the Medical Malpractice and Mediation for Medical Dispute[546].

---

544) dispute: 분쟁

545) arbitration: 조정, 중재

546) the Act of the Damage Relief on the Medical Malpractice and Mediation for Medical Dispute: 의료사고 피해구제 및 의료분쟁 조정 등에 관한 법률 제27조 (조정의 신청)

① 의료분쟁(이하 "분쟁"이라 한다)의 당사자 또는 그 대리인(이하 "신청인"이라 한다)은 보건복지부령으로 정하는 바에 따라 조정중재원에 분쟁의 조정을 신청할 수 있다.

② 당사자는 다음 각 호의 어느 하나에 해당하는 사람을 대리인으로 선임할 수 있다. 다만, 제4호의 경우에는 제1호에 해당하는 사람이 없는 경우에 한정한다.

1. 당사자의 법정대리인, 배우자, 직계존비속 또는 형제자매
2. 당사자인 법인의 임직원
3. 변호사
4. 당사자로부터 서면으로 대리권을 수여받은 자

③ 원장은 제1항에 따른 조정신청이 다음 각 호의 어느 하나에 해당하는 경우 신청을 각하한다.

1. 이미 해당 분쟁조정사항에 대하여 법원에 소(訴)가 제기된 경우
2. 이미 해당 분쟁조정사항에 대하여 소비자기본법 제60조에 따른 소비자분쟁조정위원회에 분쟁조정이 신청된 경우
3. 조정신청 자체로서 의료사고가 아닌 것이 명백한 경우

④ 원장은 조정신청을 접수하면 조정위원회와 감정단에 각각 이를 통지하고 피신청인에게 조정신청서를 송달하여야 한다.

⑤ 위원장은 제4항에 따른 조정신청의 통지를 받은 때에는 지체 없이 관할 조정부를 지정하고 해당 사건을 배당하여야 한다.

⑥ 단장은 제4항에 따른 조정신청의 통지를 받은 때에는 지체 없이 관할 감정부를 지정하고 해당 사건을 배당하여야 한다.

⑦ 위원장 또는 단장은 다음 각 호의 어느 하나에 해당하는 경우 지체 없이 그 사실을 원장에게 통지하여야 한다. 이 경우 원장은 조정신청을 각하한다.

1. 신청인이 조사에 응하지 아니하거나 2회 이상 출석요구에 응하지 아니한 때
2. 신청인이 조정신청 후에 의료사고를 이유로 의료법 제12조 제2항을 위반하는 행위를 한 때 또는 형법 제314조 제1항에 해당하는 행위를 한 때
3. 조정신청이 있은 후에 소가 제기된 때

⑧ 제4항에 따라 조정신청서를 송달받은 피신청인이 조정에 응하고자 하는 의사를 조정중재원에 통지함으로써 조정절차를 개시한다. 피신청인이 조정신청서를 송달받은 날부터 14일 이내에 조정절차에 응하고자 하는 의사를 통지하지 아니한 경우 원장은 조정신청을 각하한다.

⑨ 제7항 또는 제8항에 따라 조정신청이 각하된 경우 원장은 지체 없이 위원장과 단장에게 이를 알려야 한다.

⑩ 제1항에 따른 분쟁의 조정신청은 다음 각 호에 해당하는 기간 내에 하여야 한다.

Any and all legal hearings will only be tried under the jurisdiction[547] of Korean law.

Date: Month/Day/Year

Name of Patient: (Signature)

Name of Proxy: (Signature)

Address:

Telephone Number:

Fax Number:

ABC Hospital

6.17.3 수술 · 검사 · 마취 · 수혈 동의서

〈Case〉 수술 · 검사 · 마취 · 수혈 동의서

수술 · 검사와 마취 동의서, 수혈 동의서를 분리하지 않고 한꺼번에 일괄적으로 받는 양식이다.

APPLICATION FOR OPERATION
(PROCEDURE, TEST)
ANESTHESIA AND BLOOD TRANSFUSION

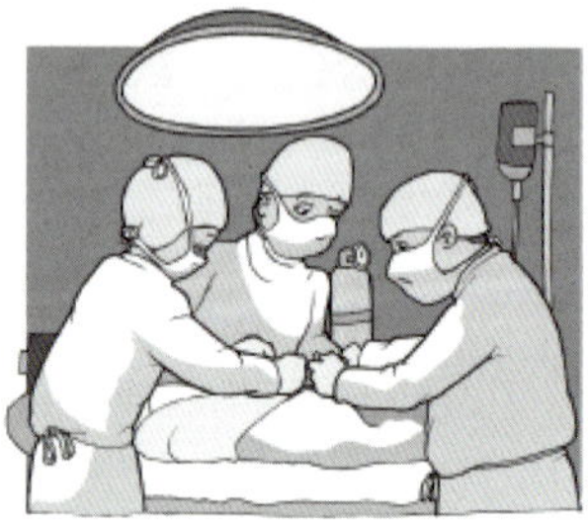

Patient Unit No: Name: / Age

Citizen/Foreign Registration No:

Diagnosis: ( ) Operation [Procedure, Test] to be performed:

Attending physician/Operating Physician:

---

1. 의료사고의 원인이 된 행위가 종료된 날부터 10년
2. 피해자나 그 법정대리인이 그 손해 및 가해자를 안 날부터 3년

⑪ 신청인이 피신청인을 잘못 지정한 것이 명백한 때에는 조정부는 신청인의 신청에 따라 결정으로 피신청인의 경정을 허가할 수 있다.

⑫ 제11항에 따른 경정허가결정이 있는 경우 새로운 피신청인에 대한 조정신청은 제11항의 경정신청이 있는 때에 한 것으로 보고, 종전의 피신청인에 대한 조정신청은 신청인의 경정신청이 있는 때에 취하된 것으로 본다.

547) jurisdiction: 사법권

Date (YY/MM/DD/Time):

I (Name of Patient), as an adult aged over 20 and conscious ( )

I am fully informed of the following(Please check in, if applicable):

Common

I understand the necessity and purpose of the operation [procedure, test], possible alternative treatment methods, dangers and possible complications due to the operation[procedure, test].

Confirmed ( )

Consent for Operation/Procedure/Test

I am fully aware that mental, physical change and/or accidents can result from the operation[procedure, test] process. I consent that all medical treatment decisions can be made by the attending physician during the operation process and treatment. As such, I will not place responsibility on the medical staff for any unforeseen accident(s) that may occur. I would like to apply for selective consultation for this operation from the attending physician.

Confirmed ( )

Consent for Anesthesia

I understand that the most appropriate anesthesia[548)] method will be selected during the operation process, considering my physical condition, operation method and safety. If the anesthesia taken is not perfect, any alternative anesthesia method can be either applied or changed. I agree to have anesthesia and follow-up pain treatment. For the result of the treatment, I will not place responsibility on the hospital or the attending physician. All medical decisions will be made by anesthesiologist and I would like to apply for selective consultation.

Confirmed ( )

Consent for Blood Transfusion

548) anesthesia: 마취

I fully acknowledge that possible side effects can be caused by the blood transfusion during the operation/procedure/test. If the attending physician decides to carry out blood transfusion for my treatment, I will respect the physician's decision and will not place any responsibility on the medical staff for possible accident(s)/side effects[549] that may occur.

Confirmed ( )

- Past History (To be checked by the person consenting)

( ) None ( ) Hypotension/Hypertension

( ) Heart Disease ( ) Diabetes Mellitus[550]

( ) Allergy ( ) Bleeding Tendency[551]

( ) Diathesis[552] or Medication error

( ) Others (specify):

Name and Signature of Patient

Date

Name and Signature of Guardian

Date

Citizen/Foreigner Registration Number

Telephone

Cellular Phone

Address

Counseling Physician (Date) Confirming R.N. (Date)

549) side effect: 부작용 = adverse effect = adverse reaction
complication: 합병증
sequela: 후유증

550) diabetes mellitus: 진성 당뇨병 (신체 내 탄수화물의 신진대사 이상(異常)을 일으키는 증세이며 췌장(膵臟)의 인슐린 생성에 장애가 있다.)

551) bleeding tendency: 출혈소인

552) diathesis: 특이 체질
= idiosyncrasy

〈Case〉 수술 동의서

SURGERY AGREEMENT

Patient Personal Data

Name:

Date of Birth: Month/Day/Year

Surgery Physician:

Surgery Procedures:

Clinical disease/condition:

Surgery

Reason of surgery:

Announcement of Physician

1. I have already verbally explained to the patient about this surgery and any related information, especially the following certain things:

   (　) Reason of this surgery, surgery procedure and area, surgery risk and success, possible of blood transfusion

   (　) Any complication and treatment

   (　) Other replaced treatment and possible sequela[553] if without doing surgery

   (　) Temporary or temporal symptom might happen after the surgery

   (　) I have told patient every related information and another surgery

Signature of Physician:

Date: Month/Day/Year　　　　　　　　Time:

Announcement of Patient

1. The physician had explained to me about this surgery, and I already understand the procedure, risk and possible success of this surgery.
2. The physician had explained to me, and I already understand the risk if chose another treatment.

---

553) sequela: 후유증

3. The physician had explained to me, and I already understood what condition might happen after the surgery also the risk if without doing the surgery.
4. I understand it might do the blood transfusion during the surgery; and ( ) agree ( ) disagree it.
5. The physician had already explained to me and solved my questions, which I worry.
6. I understand during the surgery procedure, if any organ or tissue be cut cause of the necessary treatment, the hospital would keep in a certain time for testing and which would be carefully treated.
7. I realized this surgery would be the proper decision for the patient, though the results cannot be guaranteed.

For all above announcement, I have read the understand this authorization and consent.

Signature of Guarantor:
Relations with Patient:
Patient's Address:
Telephone Number:
Date: Month/Day/Year Time:

Signature of Witness:
Date: Month/Day/Year Time:

Notice:
1. The medical unit and group will endeavor during the surgery and treatment. Not every surgery is successful; somehow the accident might happen and even cause death.
2. If the guarantor isn't same as the patient then please do explain the relations in detail.
3. Please pretermit[554] it if without any witness.

554) pretermit: 간과하다, 무시하다. = disregard

〈Case〉 검사 · 마취 · 수술 동의서

OPERATION (SURGICAL OPERATION, EXAMINATION, ANESTHESIA) CONSENT FORM

Diagnosis:

Name of Operation(Surgical Operation/Examination):

Expected Date of Appointment: Month/Day/Year

Patient's current condition:

(Write Yes or No or Unknown according to the results of the examination and the patient's answers.)

Question	Check (√)
Past illness history (Disease, Injury)	
Idiosyncrasy[555]	
Hypertension[556] / Hypotension[557]	
Current Medication[558]	
Narcotic[559] Accident	
Cardiac Disease (Myocardial infarction[560], etc)	
Smoking	
Renal Disease (Edema[561], etc)	
Allergy	
Diabetes	
Respiratory[562] Disease (Cough, Sputum[563], etc)	
Airway Abnormality[564]	
Bleeding Factor	
Other	

555) idiosyncrasy: 특이체질
　= idiosyncrasy
556) hypertension: 고혈압
557) hypotension: 저혈압
558) current medication: 현재 복용 약
559) narcotic: 마취약의
560) myocardial infarction: 심근 경색
　angina: 협심증
　heart failure: 심장마비 (heart attack)
561) edema: 부종

Details of the Explanation

Details of the explanation for the operation (surgical operation, examination)

The purpose and effect of the operation, examination

The procedure and method, area to be operated on, expected time required.

Details of possible complications (sequela[565]), degree of severity and countermeasures[566].

Cautions and care guidelines related to the operation and examination (necessary details for health management after the operation)

The additional possibility of changing the method of the operation or examination and the scope of the operation.

There may be a possibility of having to change the method or the scope[567] of the operation (surgical operation, examination) depending on the patient's condition during the operation.

Because of this, further explanation[568] to the patient and/or a proxy[569] is needed, and a signed consent form from them will be required before performing the operation.

Details of the explanation for anesthesia

Appropriate anesthesia method for the patient's present condition.

General anesthesia[570] ( )　　Spinal anesthesia[571] ( )

Local anesthesia[572] ( )　　Other ( )

Possible complications of anesthesia (sequela)

The anesthesia will be chosen according to the patient's condition; additional possible complications[573] are respiratory[574] side effects like atelectasis[575], pneumonia,

562) respiratory: 호흡기관의
563) sputum: 가래
564) airway abnormality: 기도 기형
565) sequela: 후유증
566) countermeasures: 대책
567) scope: 범위
568) explanation: 설명
569) proxy: 대리인
570) general anesthesia: 전신마취
571) spinal anesthesia: 척추마취

laryngeal spasm[576], bronchial spasm[577], acute dyspnea[578] and cardiovascular side effects like hypotension, arrhythmia[579], shock and hypersensitivity[580] against the medicine, liver function damage, renal[581] function failure, paralysis[582], brain damage, and death. (For general anesthesia[583]: vocal cord[584] damage, teeth and eye damage)

Complications related to a blood transfusion[585] (blood transfusion may be needed):

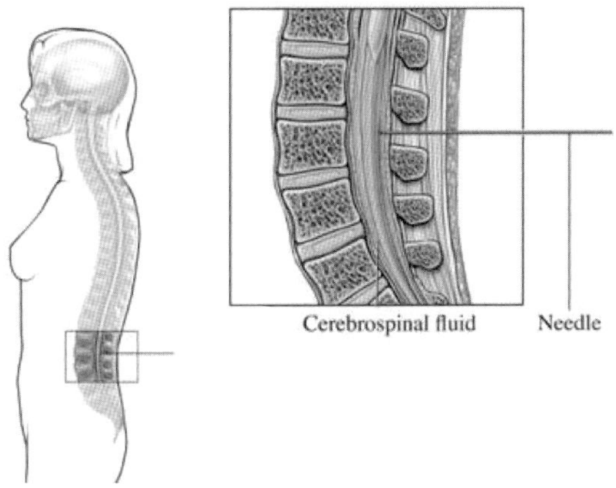

572) local anesthesia: 부분마취, 국소마취
573) complications: 합병증
sequela: 후유증
adverse effect: 부작용 = side effect = adverse reaction
574) respiratory: 호흡기관의
575) atelectasis: 무기폐

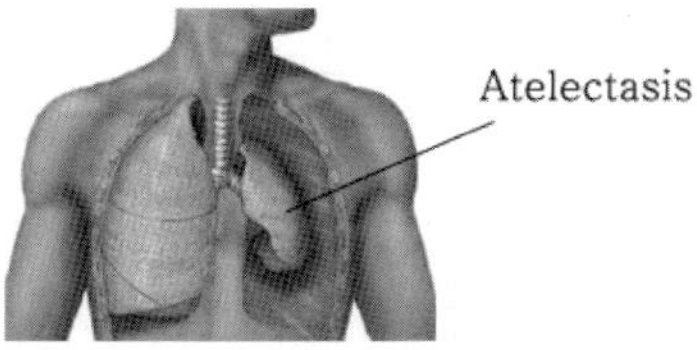

576) laryngeal spasm: 후두 경련
577) bronchial spasm: 기관지 경련
578) dyspnea: 호흡곤란
acute dyspnea: 급성 호흡곤란
579) arrhythmia: 부정맥
580) hypersensitivity: 과민반응
581) renal: 신장의
renal function failure: 신장 기능 장애
582) paralysis: 마비, 중풍(palsy)
583) general anesthesia: 전신마취
spinal anesthesia: 척추마취
local anesthesia: 국부마취
584) vocal cord: 성대

Infection, transfusion reaction.

There may be possibility of the need to admit the patient to the intensive[586] care unit and for treatment by artificial ventilation[587].

Hospital Number	
Consultation Department	
Name of Patient	
Gender	Male ( ) Female ( )
Age	
Room Number	

The chances of the above complications[588] happening are higher for patients of old age, with idiosyncrasy[589], having over a moderate degree of systemic disease.

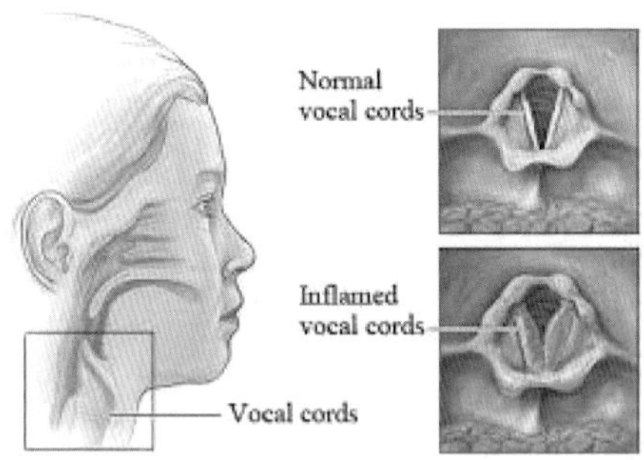

585) blood transfusion: 수혈
586) intensive: 집중
intensive care: 집중 치료
587) artificial ventilation: 인공 환기

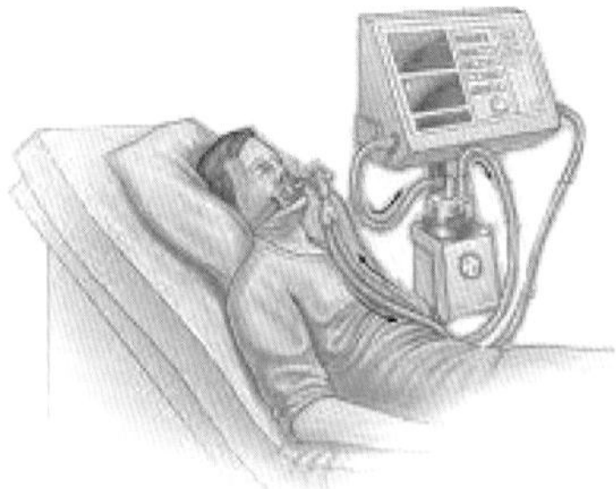

588) complications: 합병증
589) idiosyncrasy: 이상체질
= diathesis

There may be a rare occurrence of a delay of recovery after the operation or the patient awakening during the operation.

The possibility of changing the anesthesia[590] method

There may be a possibility of having to change the method of anesthesia depending on the partner's condition during the preparation for the operation.

Because of this, further explanation to the patient and/or a proxy[591] is needed, and a signed consent form from them will be required before performing the operation.

Other details (example: the risks of the anesthesia method specially required by a patient)

I wish to have a pain control device after the operation.

Name of Patient: (Signature)

Date: Month/Day/Year

I (or the patient) have received an explanation about the purpose, effect, procedure, expected, complications, and sequela[592] of the operation (surgical operation, examination, anesthesia, sedation under consciousness[593]) from the doctor and I understand completely that unavoidable possible complications[594] or unexpected accidents caused by the patient's idiosyncrasy may occur before the operation.

Therefore, I agree to cooperate with the doctor for the operation (surgical operation, examination, anesthesia[595], sedation under consciousness) and to inform the doctor of the patient's present condition sincerely according to this agreement article number 1.

I also consent to the operation (surgical operation), examination, anesthesia, sedation under consciousness) being performed according to the doctor's medical

590) anesthesia: 마취
591) proxy: 대리인
592) sequelae: 후유증
593) consciousness: 의식
594) complications: 합병증
adverse effect: 부작용 = side effect = adverse reaction
595) anesthesia: 마취의

judgement.

Name of Patient: Social Security Number:

Telephone Number: Address:

Name of Proxy[596] Relation to the Patient:

Social Security Number: Telephone Number:

Address:

Please make sure to check the reason that the proxy signed the form.

	Check (√)
The patient was not able to understand the agreement due to his/her physical or mental condition.	
The patient was not able to understand the agreement due to being underage.	
The details of the explanation would have a bad effect on the patient's physical or mental health.	
The patient him/herself authorized the consent to a specially designed person. (In this case, a separate authorization contract should be attached to this consent.)	
Other	

Doctor who gave the explanation: (Signature)

The detailed explanation by the doctor can be written on a separate sheet of paper or on the other side of the paper (attached to this consent) and the copy of this consent can be issued if needed.

An additional special examination may need to be performed for a more accurate diagnosis after the operation (examination, surgical operation).

In this case, additional costs may be charged.

596) proxy: 대리인

6-18 내시경 동의서

6.18.1 내시경 동의서

〈Case〉 내시경 동의서

CONSENT FOR ENDOSCOPY

Inspection of the upper and lower gastrointestinal[597] tract[598] with a flexible endoscope (with or without biopsy[599], photography, removal of polyps[600], injection treatment).

Statement of patient

You have the right to change your mind at any time, including after you have signed this form.

I have read and understood the information in the attached booklet including the benefits and any risks.

I agree to the procedures described on the form.

I understand that you cannot give me a guarantee that a particular person will perform the procedure. The person will, however, have appropriate experience.

Where a trainee performs this examination, this will be undertaken under supervision by a fully qualified practitioner.

Signed:

Date: Month/Day/Year

Name:

597) gastrointestinal: 위장의
598) tract: 관
599) biopsy: 생체 검사
600) polyp: 용종

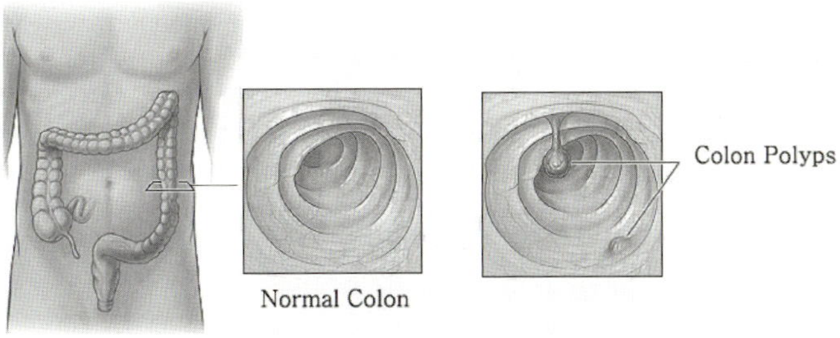

6.18.2 수면 내시경 동의서

〈Case〉 수면 내시경 동의서

CONSENT FOR UPPER GASTROINTESTINAL ENDOSCOPY

Do not sign this form without reading and understanding its contents.

INTRODUCTION: Your doctor, (Name of doctor), had scheduled you for an examination of the esophagus[601], stomach, and duodenum[602] using endoscopy while you are sedated.

The endoscopy[603] is being performed for the following reason(s):

We are asking you to read and sign this form to indicate that you understand the procedure and its benefits, and accept its risks.

Please ask any questions about the procedure or this form that you do not understand.

PROCEDURE: An intravenous[604] will be started for intravenous sedation[605].

The endoscopy will be passed though your mouth, into your esophagus, stomach and duodenum[606].

The sedation will be light enough that you may respond to spoken requests but you may not remember the examination.

Your esophagus, stomach and duodenum will be examined in detail and samples

601) esophagus: 식도
602) duodenum: 십이지장

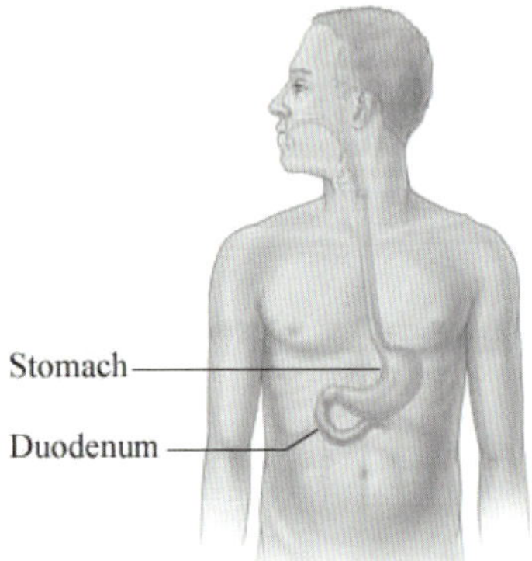

603) endoscopy: 내시경
604) intraveous: 정맥 주사
605) intravenous sedation: 정주 진정법
inhalation sedation: 흡입 진정법
606) duodenum: 십이지장

(biopsies[607])) may be taken. The following related diagnostic procedure may be performed during the endoscopy:

The physician(s) responsible for the performance of the endoscopy is (are):

If I choose not to have the endoscopy, your future medical condition (prognosis[608])) is:

The endoscopy usually takes less than 30 minutes, with a 30 to 60 minute recovery period.

RISKS: In general, endoscopy is a safe test, but there are some risks associated with the procedure and with the intravenous sedation.

The risks associated with the procedure range from minor[609]) discomfort to significant medical problems.

Following the procedure, many patients note:

① Sore throat lasting less than 24 hours

② Bloating and gas. The significant medical risks include:

③ Bleeding

④ Tearing or perforation of the gastrointestinal tract

⑤ Aspiration or inhaling[610]) stomach contents.

These complications may be serious and may necessitate[611]) hospital admission, antibiotics[612]), transfusions or surgery.

In addition, there have been reports of serious, unpredicted complications culminating[613]) in death. The possibility of missing a diagnostic finding also exists.

Patient Name:

Date of Birth: Month/Day/Year

---

607) biopsy: 생체 검사
608) prognosis: 예후
609) minor: 사소한
610) inhale: 빨아들이다.
611) necessitate: 필요로 하다.
612) antibiotics: 항생제
613) culminate in: 마침내 --가 되다.
culminate in death: 마침내 사망하다.

The risks of intravenous sedation include:

① Inflammation[614] or bruising[615] (phlebitis[616]) at the site of the intravenous[617];

② Allergic reactions (such as hives[618], wheezing[619], anaphylaxis); and

③ Problems with cardiac[620] and pulmonary[621] function (irregular heartbeat[622] and slowed breathing).

AGREEMENT: By signing this consent form, I acknowledge that I have read or had this consent form read and/or explained to me, and that I understand the information contained[623] in this consent form.

I also acknowledge that I have been given an opportunity to ask my physician any other questions I might have and that my questions have been answered satisfactorily.

---

614) inflammation: 염증
615) bruising: 타박상
616) phlebitis: 정맥염 (정맥벽에 생기는 염증)
617) intravenous: 정맥 주사의
618) hives: 두드러기, 발진
619) wheeze: 헐떡거리다.
620) cardiac: 심장의

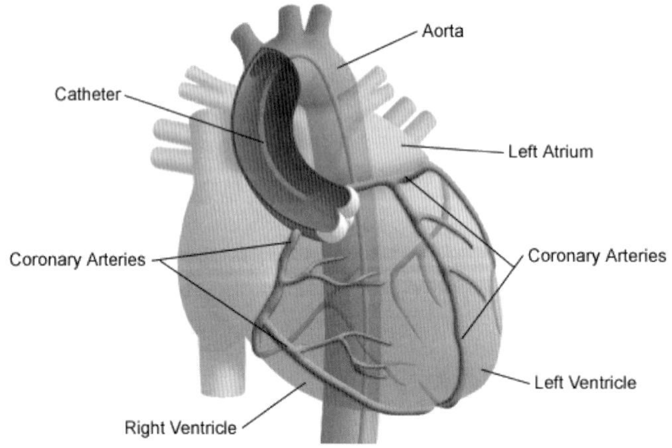

aorta: 대동맥
atrium: 심방
ventricle: 심실
catheter: 관

621) pulmonary: 폐의
622) heartbeat: 심장 박동
623) contain: 포함하다.

I agree to have the procedure performed and accept the risks.

Signature:
Patient or Relative: Date: Month/Day/Year
Signature:
Witness: Date: Month/Day/Year

CERTIFICATION OF PHYSICIAN

I certify that I have discussed and explained endoscopy with the above-named patient and, in my opinion, he/she fully understands what I told him/her and the matters set forth in this consent form, which he/she has signed voluntarily[624] in my presence.

Signature:
Physician:
Date: Month/Day/Year

6.18.3 대장 내시경 동의서

〈Case〉 대장 내시경 동의서

CONSENT FOR COLONOSCOPY	
Registration Number	
Name of Patient	
Gender	
Consultation Department	
Passport Number	

Colonoscopy[625] is an examination to observe the large intestine[626], rectum[627]

624) voluntarily: 자발적으로

and anus[628] with an endoscopy[629], it might be necessary to use a blue colored substance to enhance the view and also to take a biopsy[630] if anything unusual is found.

If polyps[631] are defected, they can be removed by the endoscope and treatment

625) colonoscopy: 대장 내시경

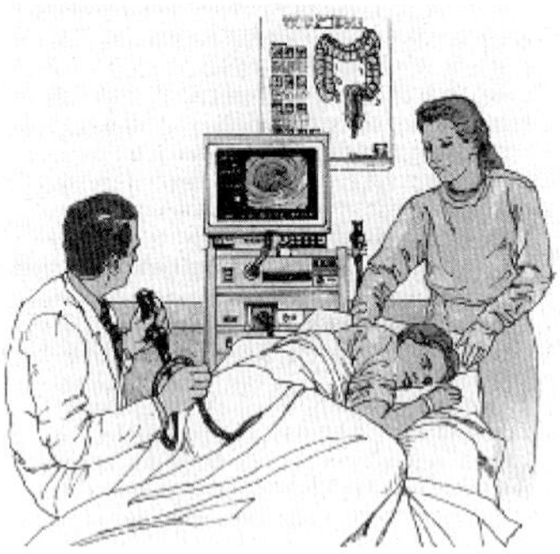

626) large intestine: 대장
small intestine: 소장

627) rectum: 직장

628) anus: 항문

629) endoscopy: 내시경

630) biopsy: 생체 검사 (질병의 진단이나 치료 경과의 검사를 위해서 내장 기관에서 체액을 뽑아내거나 조직을 잘라내어 검사)

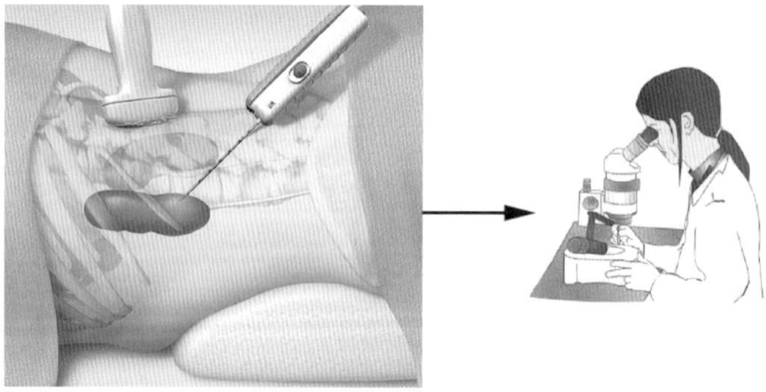

631) polyp: 용종

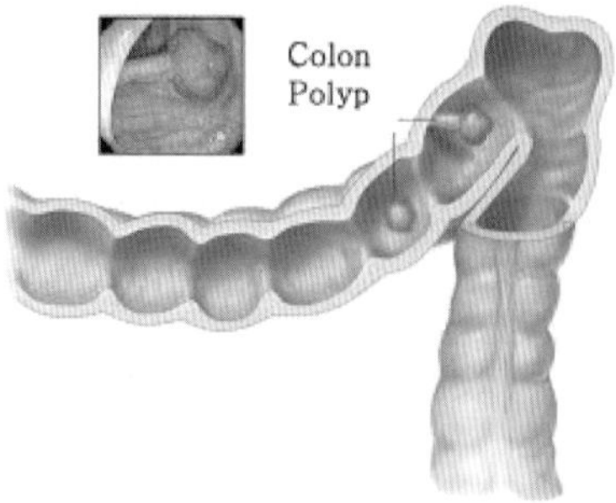

to stop the bleeding can be given, if needed.

Complications[632]:

- Perforation[633]
- Bleeding
- Torsion[634] of the bowel
- Unbalanced electrolytes[635] and fluid during cleansing of the colon
- Bacteremia
- Infection[636]
- Complication[637] in the cardiovascular[638] system
- Abdominal distension[639]

---

632) complications: 합병증
633) perforation: 천공

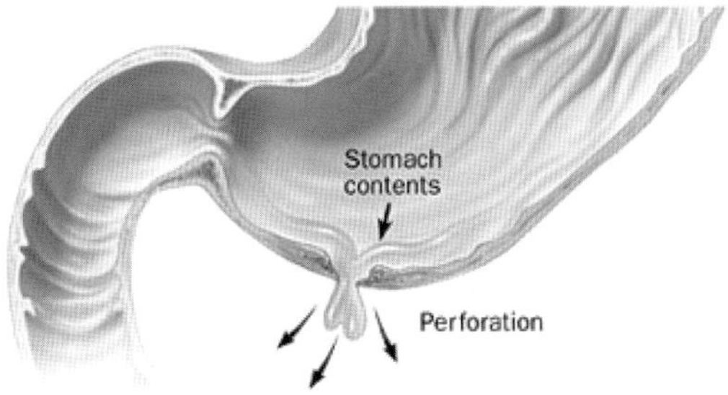

634) torsion: 비틀기
635) electrolyte: 전해질
636) infection: 감염
637) complication: 합병증
sequela: 후유증
adverse effect: 부작용 = side effect = adverse reaction
638) cardiovascular: 심장 혈관의
639) abdominal distension: 복부 팽창

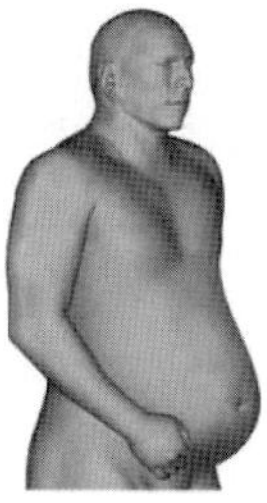

Generally, the incident rate of the complications is 1 ~ 2.3 percent and the death rate of the complications is 0.1 percent.

The above complications have been fully explained and we will do our best to make the examination comfortable for the patient.

Please inform the doctor at any time if you feel uncomfortable.

Date: Month/Day/Year

Doctor who gave the explanation: (Signature)

Name of Patient (Signature)

Name of Guardian (Signature)

6-19 전원 신청서

〈Case〉 전원 신청서

HOSPITAL TRANSFER FORM	
Transfer from	
Transfer to	
Referring hospital UR label	Name: Address: DOB (Date of Birth): Telephone Number:
Receiving hospital UR label	Name: Address: DOB(Date of Birth): Telephone Number:
Major reason for transfer (More detail in accompanying letter or overleaf)	
Name of doctor (at Referring hospital) arranging transfer	Consultant ( ) Register ( ) Resident ( ) Emergency ( ) ICU[640] ( ) Telephone Number:

640) intensive care unit: 집중 치료실, 중환자실

Consultant Physician / Doctor / Surgeon involved (at Referring hospital)	Address: Telephone Number: Fax: Does physician/Surgeon wish to be involved in continued follow-up of patient? Yes ( ) No ( )
Name of patient's general practitioner[641]	Address: Telephone Number: Fax:
Referring hospital	Please send copies of all relevant investigation results and X rays include laboratory telephone numbers if there are outstanding results.
Receiving hospital	Please contact the patient's referring specialist with progress reports, and at the time of hospital discharge[642] to discuss follow-up plans. Dates specialist was contacted: Month/Day/Year

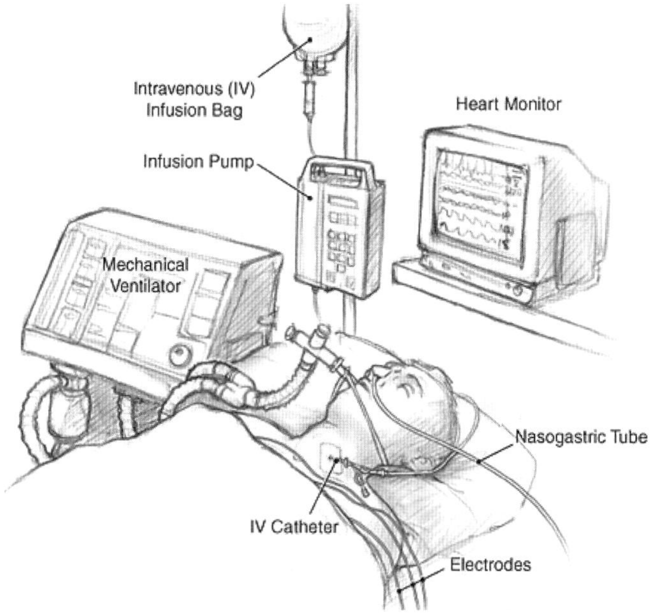

nasogastric tube: 비위관

IV Catherter: Intravenous Catheter

infusion pump: 의약품 자동 주입기

heart monitor: 심장 모니터

mechanical ventilator: 인공 환기기, 인공 호흡기

641) general practitioner(GP): 일반의

642) discharge: 퇴원

6-20 외출 신청서

〈Case〉 외출 신청서

의료관광객이 병원 밖으로 외출하고자 할 때, 외출 신청서를 작성한다.

APPLICATION FOR AN OUTING
(STAYING OUT)

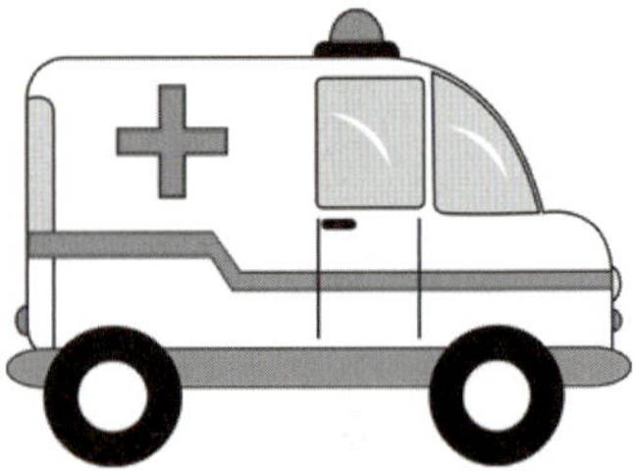

Name of Patient:
Social Security Number or Passport Number:
Address:
Reason:

Telephone Number of the Proxy:

Outing Date: Month/Day/Year
Attending Doctor: (Signature)

Return Date: Month/Day/Year
Attending Doctor: (Signature)

I, the above mentioned person, apply for the outing for personal reasons during my stay in the hospital.

I agree not to raise any objections or to take any legal action against this hospital even if an unfortunate or unexpected accident occurs while on the outin g.[643)]

Name of Patient: (Signature)

Date: Month/Day/Year

ABC Hospital

643) while on the outing = while staying out

6-21 예방접종 증명서

6.21.1 예방접종 증명서

〈Case〉 예방접종 증명서

CERTIFICATE OF IMMUNIZATION

Clinic Information

Name of Clinic:

Address:

Patient Information

Passport Number:

Name:

Date of Birth: Month/Day/Year

Sex: Male( ) Female ( )

VACCINE	TIME	Date Given (Month Day Year)	Remarks
DPT • Diphtheria[644] • Pertussis[645] • Tetanus[646]	First		
	Second		
	Third		
	First Booster		
Hepatitis B	First		
	Second		
	Third		
	First Booster		
Measles[647]	First		
B.C.G	First		
	Second		

644) diphtheria: 간균의 일종인 디프테리아균 때문에 생기는 급성 감염 질환

645) pertussis: 백일해 (백일해는 보르데텔라 백일해균에 의한 감염으로 발생하는 호흡기 질환이다. 여름과 가을에 증가하는 경향을 보이며 가족 내 2차 발병률이 80%에 달한다. 연령이 어릴수록 사망률이 높아 1세 미만의 사망률이 가장 높지만, 현재는 예방 접종으로 발생이 현저히 감소한 질환이다.)

I hereby certify that the above named person has been immunized according to the schedule listed above.

Name of Doctor:
Signature:
Date:

6.21.2 독감 백신 동의서

〈Case〉 독감 백신 동의서

INFLUENZA VACCINE CONSENT FORM

NOTE: You must remain in ABC Clinic 15 minutes after the needle is given.
Last Name:
First Name: Sex: Male ( ) Female ( )
Date of Birth: Month/Day/Year
Age:
Address:
Telephone:

- Day:
- Evening:

I have read the information about the flu[648] vaccine. I have had the chance to ask questions which were answered to my satisfaction.

646) tetanus: 파상풍 (상처에 있던 균이 생성하는 독소가 사람의 신경에 이상을 초래하여 근육 경련, 호흡마비 등의 증상을 일이키는 질환이다.)

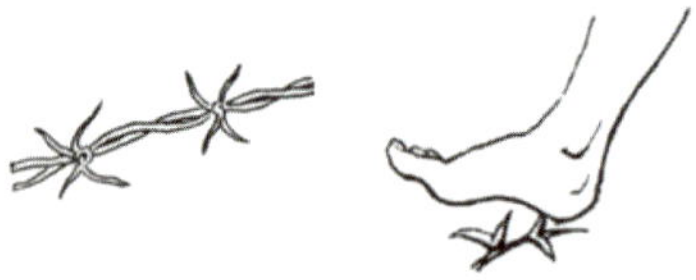

647) measles: 홍역
648) flue: 독감
influenza: 독감
get the flue vaccine: 독감 예방 주사를 맞다.
have the flue vaccine administered: 독감 예방 주사를 맞다.
administer the flue vaccine: 독감 예방주사를 놓다.

I understand the benefits and risks associated with this vaccine.

I give consent to ABC Clinic to administer the flu vaccine.

Signature:

Date: Month/Day/Year

Are you pregnant? No ( ) Yes ( )

Do you have a chronic[649] medical condition? (diabetes[650] or a condition affecting your heart, lungs, immune[651] system and /or kidneys, etc.) No ( ) Yes ( )

Please describe:

Contraindications[652] to the Influenza Vaccine.

Please answer the following questions so we can determine if you can receive the flu shot.

Do you have a fever or acute respiratory[653] illness today? No ( ) Yes ( )

Have you ever had any previous side effects[654] to a flu vaccine or any other vaccine? No ( ) Yes ( )

If Yes, please describe:

Do you have allergies to medications, antibiotics[655], foods, etc.: No ( ) Yes ( )

If Yes, please list:

Are you allergic to eggs, neomycin[656], thimerosal[657], formaldehyde[658] ? No ( ) Yes ( )

---

649) chronic: 만성의

650) diabetes: 당뇨병

651) immune: 면역의

652) contraindication: 금기

653) respiratory: 호흡기관의

654) side effect: 부작용 = adverse effect, adverse reaction
complications: 합병증
sequela: 후유증

655) antibiotics: 항생제
How long does it take for an antibiotic to work.: 항생제가 듣는데 어느 정도 시간이 걸리나요?

656) neomycin: 네오마이신, 항생제

657) thimerosal: 티메로살, 살균 소독제

658) formaldehyde: 프롬알데히드, 방부제
formalin: 프롬알데히드 37%를 물에 희석시킨 혼합물

Have you ever had an Oculo-Respiratory syndrome[659] requiring hospitalization?

No ( ) Yes ( )

Have you ever had the Guillain-Barré Syndrome[660]? No ( ) Yes ( )

For Clinic Use Only

Type of Vaccine:

0.5 ml intramuscular[661] ( ) 0.25 ml intramuscular ( )

Right-Left Arm ( ) Right-Left Thigh ( )

Date: Month/Day/Year

Time:

Registered Nurse's Signature

Registered Practical Nurse's Signature

Comments

659) Oculo-Respiratory syndrome: 눈호흡증후군

660) Guillain-Barré Syndrome: 길란 바레 증후군 (말초신경 장애를 초래하는 질환)

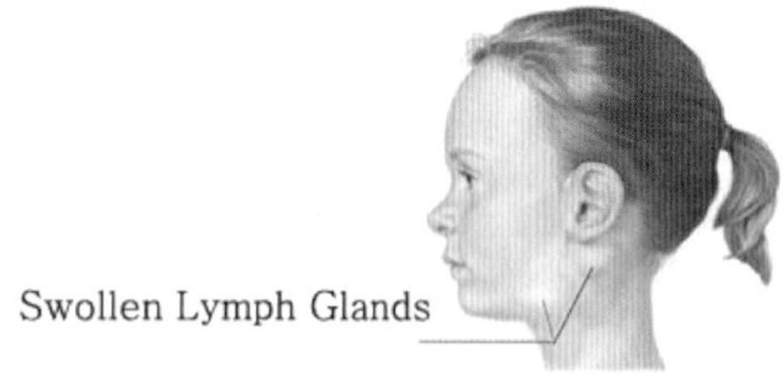

661) intramuscular: 근육내의

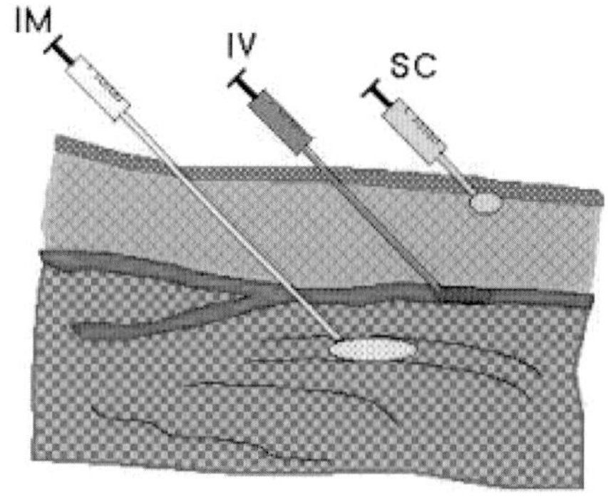

Intramuscular Injection: IM

Intravenous injection: 정맥 주사 (IV)

Subcutaneous Injection: SC

6-22 의료관광코디네이터 고용

6.22.1 의료관광코디네이터 재직증명서

〈Case〉 의료관광코디네이터 재직 증명서

CERTIFICATE OF EMPLOYMENT

Name in Full:

Date of Birth:

Resident Identification Number:

Present Address:

Date of Employment:

Position:

Employment Period:

Use of Certificate:

This is to certify that the above person is an employee as a medical tour coordinator of the clinic indicated.

Name of Clinic:

Address:

Telephone Number:

6.22.2 의료관광코디네이터 경력증명서

〈Case〉 의료관광코디네이터 경력증명서

CERTIFICATE OF CAREER

Document No.

Full Name:

Resident ID Number:

Present Address

DETAILS ON CAREER

Job title[662]:

Department:

Employment Period:

From: Month/Day/Year　　　　To: Month/Day/Year

For Use of Certificate:

This is to certify that the above mentioned fact is true and correct.[663]

Issued Date: Month/Day/Year

Company Name:

Name of the President:

6-23 사망 진단서

〈Case〉 사망 진단서

DEATH CERTIFICATE

(POST-MORTEM[664] EXAMINATION)

Name: First　　　　Middle　　　　Last

Sex:

Date of Birth:　　　　Age:

Passport Number:　　　　Nationality:

Permanent Domicile:

Present Address:

Date of Onset of Illness:　　　　Date of Death:

662) job title: 직책 = position

663) This is to certify that the above mentioned fact is true and correct.
= This is to certify that the above mentioned person has worked during the above mentioned period.

664) post-mortem: 사후의
A post-mortem examination is a detailed study of a body after death.

Place of Death:

( ) Home ( ) Hospital

( ) Clinic ( ) Maternity[665] Hospital

( ) Other

Type of Death:

( ) Disease ( ) Accident

( ) Poison ( ) Intoxication[666]

( ) Suicide ( ) Homicide

( ) Cause of Death Unknown ( ) Other

Cause of Death

Direct Cause of Death:

Contributing Cause of Death:

Precipitating Cause of Death:

Other Contributing Causes of Death:

Period from Onset[667] of Illness to Death:

From: To:

Major findings of Operation:

Date of Operation:

Major Findings of Autopsy[668]:

Date of Autopsy

Additional Details of Accidental Death:

Date of Accident Occurred

( ) am/pm Month ( ) Day ( ) Year ( )

Mode and circumstances of Accident:

665) maternity: 산부의
666) intoxication: 중독
667) onset: 개시
668) autopsy: 부검, 검시
When a person dies in a hospital, the physician caring for the patient will ask the patient's family for permission to perform an autopsy.: 병원에서 환자가 사망하면, 환자의 가족에게 환자의 부검을 요청합니다.

Place Accident Occurred:

On-duty: Off-duty:

Part of Injury:

I hereby certify that the above statement is true and correct to the best of my knowledge.

Date:

Physician:

Name of Hospital:

Note: In case no authorized hospital signature is shown on this certificate then it is not legally valid, and therefore, void.

6-24 출생증명서

〈Case〉 출생증명서

BIRTH CERTIFICATE

Date: Month/Day/Year

Name of Child: Sex:

Date of Birth: Time of Birth:

Place of Birth:

Name of Mother: Name of Father:

Nationality of Mother: Nationality of Father:

Name of Attending Physician[669]:

Certified by

Name of Doctor

669) attending physician: 주치의 = physician in charge
counseling doctor: 상담의사
physician: 내과의사
surgeon: 외과의사

Signature
Name of Clinic:

6-25 사진 및 동영상 배포 동의서

홈페이지에 수술 전과 후를 업로드할 경우, 의료관광객으로부터 사진 배포 동의서를 미리 받을 필요가 있다. 만약 사진 배포 동의서를 받지 않으면 개인정보보호법에[670] 어긋나게 된다.

〈Case〉 사진 및 동영상 배포 동의서

LEGAL RELEASE FOR PHOTO/VIDEO

I hereby give(allow) permission[671] for images during medical service through video, photo and digital camera, to be used for promotional material and

670) 개인정보 보호법 제17조(개인정보의 제공)
① 개인정보처리자는 다음 각 호의 어느 하나에 해당되는 경우에는 정보주체의 개인정보를 제3자에게 제공(공유를 포함한다. 이하 같다)할 수 있다.
1. 정보주체의 동의를 받은 경우
2. 제15조 제1항 · 제2호 · 제3호 및 제5호에 따라 개인정보를 수집한 목적 범위에서 개인정보를 제공하는 경우
② 개인정보처리자는 제1항 제1호에 따른 동의를 받을 때에는 다음 각 호의 사항을 정보주체에게 알려야 한다. 다음 각 호의 어느 하나의 사항을 변경하는 경우에도 이를 알리고 동의를 받아야 한다.
1. 개인정보를 제공받는 자
2. 개인정보를 제공받는 자의 개인정보 이용 목적
3. 제공하는 개인정보의 항목
4. 개인정보를 제공받는 자의 개인정보 보유 및 이용 기간
5. 동의를 거부할 권리가 있다는 사실 및 동의 거부에 따른 불이익이 있는 경우에는 그 불이익의 내용
③ 개인정보처리자가 개인정보를 국외의 제3자에게 제공할 때에는 제2항 각 호에 따른 사항을 정보주체에게 알리고 동의를 받아야 하며, 이 법을 위반하는 내용으로 개인정보의 국외 이전에 관한 계약을 체결하여서는 아니 된다.

671) permission: 허락, 허가
We may disclose your medical information without your permission to a physician or other health provider to treat you.: 진료를 위해서 귀하의 허가 없이 의사 또는 다른 의료기관에 귀하의 정보를 제공할 것입니다.

publications of ABC Hospital.

Name of patient:

Signature

Date: Month/Day/Year

〈Case〉 사진 배포 동의서

PATIENT PHOTOGRAPH RELEASE FORM

Patient information

Patient's name:

Date of birth:

Photograph consent and release

I hereby acknowledge that I have been advised that photographs will be taken of me or parts of my body before and after surgery. The photographs will be taken by one of the members of ABC Plastic Surgery Clinic, hereinafter referred to ABC Clinic. I hereby give my consent for ABC Clinic to use the photographs under one of the following circumstances.

Please initial one of the following;

(   ) Internet: Photographs taken of me or parts of my body as well as details regarding medical services that I have received at ABC Clinic can be used on the clinic's website in order to inform the public about plastic surgery methods.

(   ) All media: Photographs taken of me or parts of my body as well as details regarding medical services that I have received at ABC Clinic can be used in any print or broadcast media, including, but not necessarily limited to newspapers, pamphlets, educational films, internet, and television, in order to inform the public about plastic surgery methods.

(   ) Medical care only: Photographs taken of me or parts of my body can be used solely for the purpose of my medical care with ABC Clinic The photographs and all details regarding medical services rendered to me will be kept confidential within my personal medical history file at ABC Clinic.

By signing this form, I acknowledge my consent as initialed above, and I further recognize that this consent form will supersede any other photo consent forms with a date prior to the date written below. This consent may be revoked at any time by written request or by completion of a new form.

Date: Month/Day/Year

〈Case〉 사진 배포 동의서

PATIENT PHOTOGRAPH RELEASE FORM

I (name in full), hereby authorize ABC Clinic to take photograph and or videos of my face. I understand that the photographs/videos will be used as a record of my care, and may be used for educational purposes in lectures, demonstrations, advertising including web site publication, magazines, phonebooks, television, and professional publications including magazines and journals.

I further understand that if the photographs, and or videos are used in any publication or as a part of a demonstration, my name or other identifying information could be used unless stated differently below. I do not expect compensation[672], financial or otherwise, for the use of these photographs.

Please initial:

( ) I do not mind if my name and or face are used in any of the above situations.

Exceptions:

( ) I do not wish to have my name shown, or released

( ) I do not wish to have my face shown.

Signature:

Date:

672) compensation: 보상

6-26 특별식 신청서

환자와 동반자를 위해서 종교 및 식이요법관련 특별식을 마련해 줄 필요가 있다. 음식의 사진과 영양 성분을 표시해서 특별식 선택에 참고하도록 배려한다.

〈Case〉 특별식 신청서

SPECIAL MEAL

For patients with special dietary requirements such as medical or religious reasons, we offer a selection of special meals.

Please place your order at least 24 hours before the meal time.

Special meals are especially prepared for you.

Should you decide to change or cancel your special meal request, or would prefer to select from our menu, please notify us at least 24 hours before the meal time.

	Menu	
Hindu (Non-vegetarian Meal)	Picture:	Ingredients[673]:
Kosher Meal[674]	Picture:	Ingredients:
Kosher Vegetarian	Picture:	Ingredients:
Muslim Meal	Picture:	Ingredients:
Vegetarian Indian Meal	Picture:	Ingredients:
Vegetarian Oriental Meal	Picture:	Ingredients:
Diabetic[675] Meal	Picture:	Ingredients:
Fat Free[676] Meal	Picture:	Ingredients:
Low Calorie Meal	Picture:	Ingredients:
Low Fat Meal	Picture:	Ingredients:

673) ingredient: 재료, 성분
674) kosher meal: 유대식 음식
675) diabetic: 당뇨병 환자의
diabetes: 당뇨병
676) fat free: 무지방의
sugar free: 무설탕의

6-27 퇴원서

〈Case〉 퇴원서

DISCHARGE SUMMARY

Date of admission: Month/Day/Year

Admission Diagnosis:

Discharge Diagnosis:

Discharge Condition:

Consultations:

Procedures:

Brief HPI(Healthcare Performace Improvement):

Discharge Physical Examination:

Activity:

Diet:

Medications:

Follow-up:

- Scheduled appointment time: Month/Day/Year

Discharge Instructions:

ABC Hospital

Address

Tel.:

Fax:

〈Case〉 퇴원서

MEMORANDUM

I agree not to raise any objections against the attending physician or the hospital for any complications that may result from discharging[677] myself from the hospital at my own volition[678] instead of staying in the hospital for the full and recommended treatment period.

Date:

Name of Patient: (Signature)

Name of physician in charge: (Signature)

ABC Hospital

〈Case〉 퇴원서

POST–OPERATIVE HOSPITAL DISCHARGE FORM

Patient's name:

Date of birth: Month/Day/Year

Name of Surgeon:

Date of hospital admission: Month/Day/Year

Date of surgery: Month/Day/Year

Date of hospital discharge: Month/Day/Year

Diagnosis:

Medications

Signature:

ABC Hospital

677) discharge: 퇴원하다.

678) volition: 의지

Address

Tel.:

Fax:

〈Case〉 퇴원 확인서

DISCHARGE NOTICE (For Inpatient only)			
Patient's Details			
Surname		Given Name	
Age		Date of Birth	Month/Day/Year
Sex	Male ( ) Female ( )	Hospital ID	
Detail of Hospitalization			
Physician		Department	
Discharge Date			
Room Number			

Your doctor and the hospital have determined that you are no longer required care in this hospital and will be ready for discharge.

If you agree with this decision, you will be discharged.

Be sure you have already received your written discharge plan which describes the arrangements for any future health care you may need.

I have received this notice on behalf of myself as the patient or the representative of the patient.

Signature:

Relationship:

Date:

ABC Hospital

6-28 영수증

〈Case〉 건강검진 영수증

HEALTH SCREENING (PATIENT'S RECEIPT)		
Hospital Registration Number		
Hospital Address		
Patient's Number		
Patient's Name	Last Name Given Name	
Examination Date(s)		
Examination Details		
	Item	Price
Packages	Basic (Hight, Weight, BMI[679])	
	Hearing Test	
	Ophthalmology[680]	
	Inspection	
	Blood Test	
	Liver Function Test	
	Kidney Function Test	
	Urinal[681] Test	
	Brain Scan	
	Spine Scan	

679) BMI: 체질량지수 (Body Mass Index)

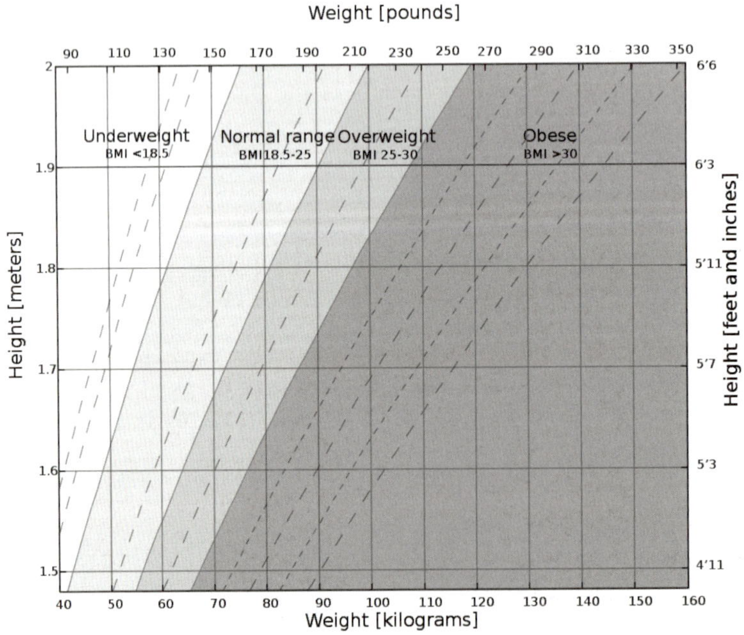

Optional Items	Ultrasonography[682]	
	Echocardiography[683]	
	Lung CT[684]	
	CT	
	MRI[685]	
	MRA[686]	
	Endoscopy[687]	
	Colonoscopy[688]	
	Allergy Test	
	Others	
Total		

680) ophthalmology: 안과
681) urinal: 소변의
682) ultrasonography: 초음파 검사

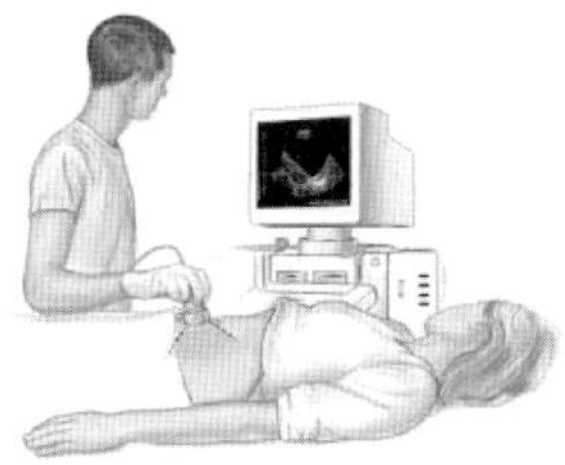

683) echocardiography: 심장 초음파 검사

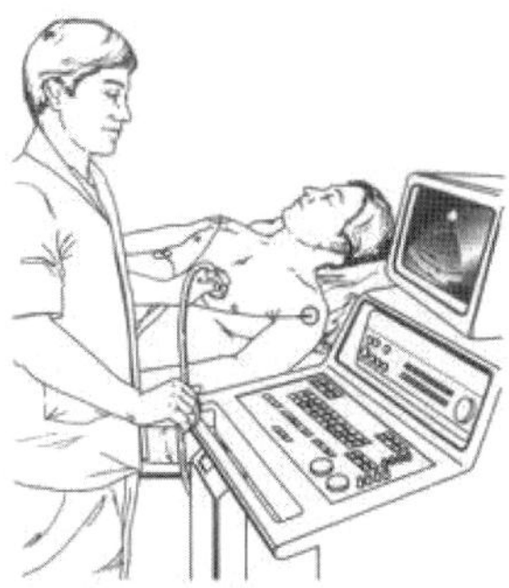

684) Lung CT: 폐 CT

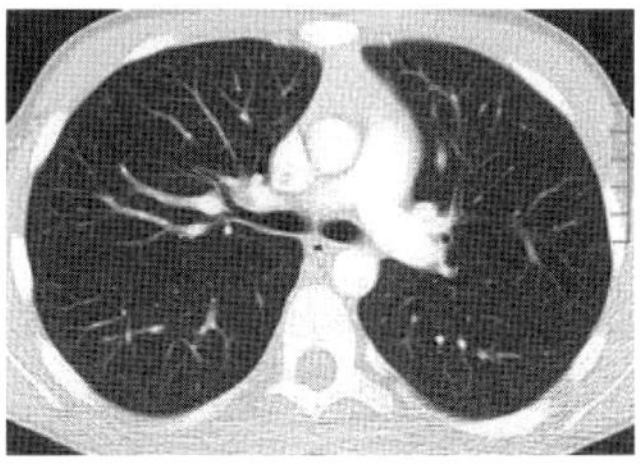

685) MRI: Magnetic Resonance Imaging

〈Case〉 영수증

ITEMIZED RECEIPT

Item	USD
Fee for initial office visit	
Fee for follow-up office visit	
Fee for home visit	
Fee for hospital visit	
Hopitalization[689]	
Consultation	
Operation	
X-Ray Examination	
Medication	
Anesthesia[690]	
Operating Room Charge	
Others (Specify)	
Total	

Important: The amount irrelevant to the treatment and extra charge for a bed are excluded.

Name of Attending Physician[691]:

Signature:

ABC Hospital

Address:

Date:

686) MRA: Magnetic Resonance Angiography (뇌혈관을 자세하게 볼 경우)
687) endoscopy: 내시경 검사
688) colonoscopy: 결장경 검사, 결장 내시경

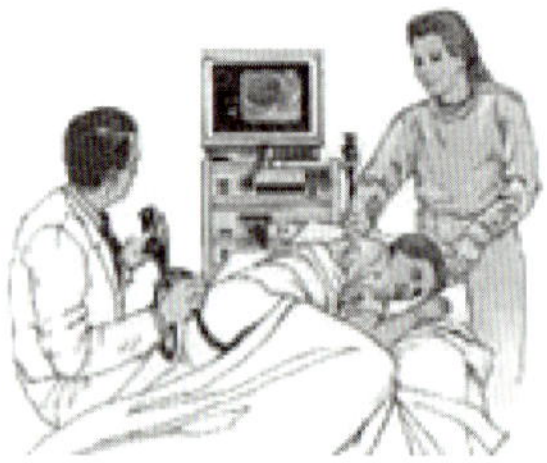

689) hospitalization: 입원
690) anesthesia: 마취
691) attending physician: 주치의 = physician in charge
counseling doctor: 상담의사
physician: 내과의사
surgeon: 외과의사

6-29 치료 확인서

6.29.1 치료 확인서

〈Case〉 치료 확인서

MEDICAL CERTIFICATION

Date of Issue:

To whom it may concern:

Name:

Date of Birth: Sex:

Home Address:

This is to certify that above named patient was examined on (Month/Day/Year) with the following results.

1. Diagnosis: ( ) Impression ( ) Conclusion
2. Treatment:
3. Duration of Treatment: ( ) Done ( ) Process

Examined by

Name of Doctor

Signature:

Name of Clinic:

Address:

Telephone Number:

6.29.2 성형수술 확인서

성형수술을 받은 의료관광객이 귀국할 때 수술 전·후의 얼굴 변화를 설명하여 출입국 절차의 편리성을 위해서 발급한다.

〈Case〉 성형수술 확인서

CERTIFICATE OF PLASTIC SURGERY

Name of Patient:

Date of Birth: Month/Day/Year

Passport Number:

The purpose of this certificate is to help the above person to explain to the immigration officers about the difference between the current appearance and the photo on the passport.

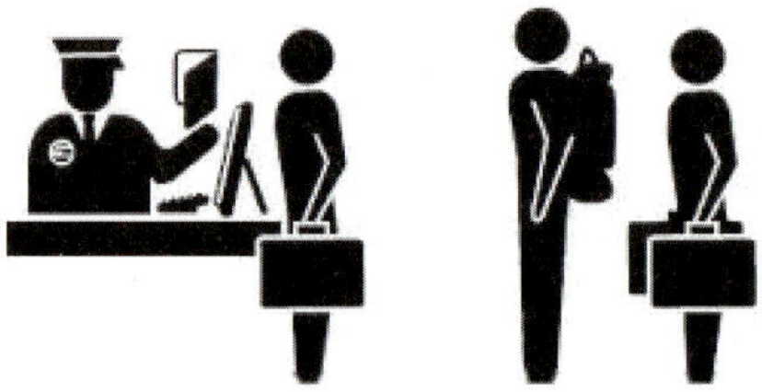

I confirm that the above person had received a plastic surgery on his/her(수술 부위) on the 21st of June at ABC Hospital.

Name of Plastic Surgery:

Operation Date: Month/Day/Year Operation Time:

Name of Doctor in charge[692]:

License Number:

Telephone Number: Fax Number:

ABC Hospital

Address:

692) doctor in charge: 주치의 = attending doctor

6-30 처방전

〈Case〉 처방전

CERTIFICATE OF THE PATIENT'S MEDICATION

Date of Issue: Month/Day/Year

Name of Patient:

Date of Birth: Month/Day/Year

Sex[693]:

Nationality:

Medication	
Note	

ABC Hospital

Address

Telephone Number:

〈Case〉 처방전

<table>
<tr><th colspan="6">CERTIFICATE OF THE PATIENT'S MEDICATION</th></tr>
<tr><td>Type of Insurance</td><td colspan="2"></td><td rowspan="2">Hospital</td><td colspan="2" rowspan="2"></td></tr>
<tr><td>Number</td><td colspan="2"></td></tr>
<tr><td rowspan="4">Patient Information</td><td>Name</td><td></td><td rowspan="4">Hospital Information</td><td>Hospital Name</td><td></td></tr>
<tr><td rowspan="3">Registration Number</td><td rowspan="3"></td><td>Telephone Number</td><td></td></tr>
<tr><td>Fax</td><td></td></tr>
<tr><td>E-mail</td><td></td></tr>
</table>

693) Sex: 성별 = Gender

Diagnosis[694]		Doctor's Name		Title	
				License Number	
Name of Medication Brand name(Generic name[695])) of medication	Dose per one time	Frequency per day	Total day	Total Amount	Method
Injection Prescription Inside of the hospital ( ) Outside hospital ( )					Remarks
This prescription is valid for ( )					
Details of Prescription Medication					
Name of Pharmacy		Signature			
Pharmacist's Name					
Amount of Preparation					
Date of Preparation					

6-31 검진결과

〈Case〉 건강검진 결과

CERTIFICATE OF HEALTH

Name: (Family name) (First name) (Middle name)

Sex: ( ) Male ( ) Female

Date of Birth: Month/Day/Year

Present Address:

694) diagnosis: 진단
695) generic name: 일반명

Height: cm

Weight: kg

Blood Pressure: / mmHg

Visual acuity: (R) (L) without glasses

(R) (L) with glasses or contact lenses

Hearing: (R)( ) Normal ( ) Abnormal

(L)( ) Normal ( ) Abnormal

History of past illness: (Please indicate , if any.)

Present condition of health: (If you find any disease or physical abnormality, please describe in detail.)

Physical examination of the applicant's lungs and the result of chest X-ray[696] with the date. (If you find any abnormality, please describe in detail.)

The applicant's health and physical condition : (Please check)

( ) Poor ( ) Fair ( ) Good

Date of Examination: Month/Day/Year

Signature:

Name and title of Physician (Please print):

ABC Hospital or this authorization "My health information" means:

---

696) X-ray

PA View: 후전면

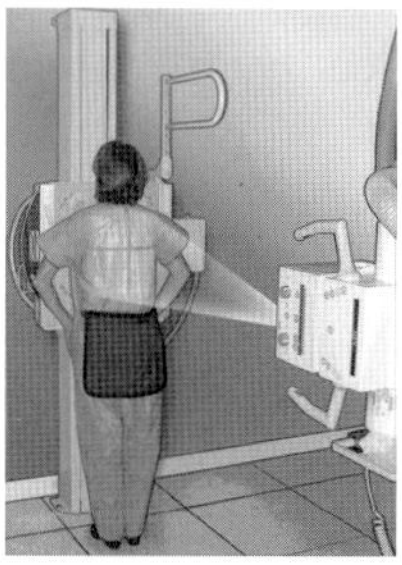

AP View: 전후면

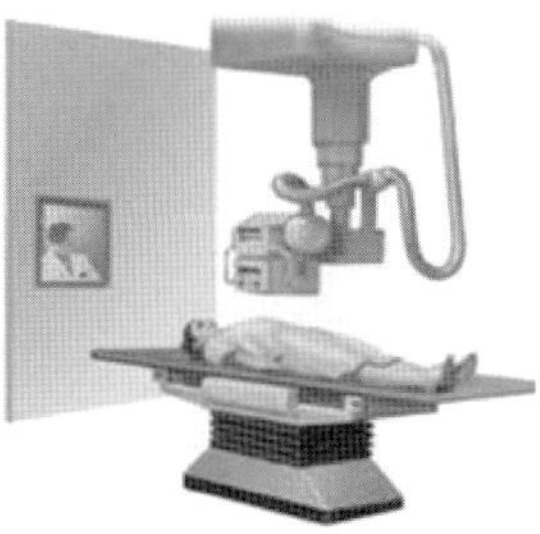

Lateral View: 측면

Oblique View: 사면

〈Case〉 건강검진 결과

AUTHORIZATION FOR RELEASE OF HEALTH INFORMATION			
All items on this authorization must be completed or request will not be honored. Use N/A if not applicable.			
Patient Name	First:	Middle:	Last:
Address			
Date of Birth			

( ) Abstract (discharge summary, operative notes, clinic notes, diagnosis testing)

( ) Billing record

( ) Discussion with healthcare provider

( ) Discharge[697] summary

( ) Outpatient record

( ) Mental health records

( ) Diagnosis[698] test/results (lab, X-rays and other test results)

( ) Operative report

( ) Drug and alcohol treatment record

( ) Admission history and physical

( ) Pathology[699] report

( ) Immunization[700] record

( ) Emergency room record

Other:

I authorize to provide "My Health Information"

( ) to me

( ) to another person or entity (Name of other person or entity, of applicable)

for (목적)

697) discharge: 퇴원
698) diagnosis: 진단
699) pathology: 병리학
700) immunization: 면역, 예방접종

My Health Information should be sent to:

Address

〈Case〉 건강검진 결과

CERTIFICATE OF HEALTH

Photo of Patient

Hospital No.: Serial No.:

Name:

Date of Birth: Month/Day/Year

Sex: ( ) Male ( ) Female

Home Address:

Telephone Number:

1. PHYSICAL EXAMINATION

① Height: cm

② Weight: kg

③ Distant Vision:

Uncorrected Rt. ( ), Lt. ( )

Corrected Rt. ( ), Lt.( )

④ Color Vision:

⑤ Eye Disease:

⑥ Hearing[701]: Rt.(db), Lt.(db)

701) 청력 검사

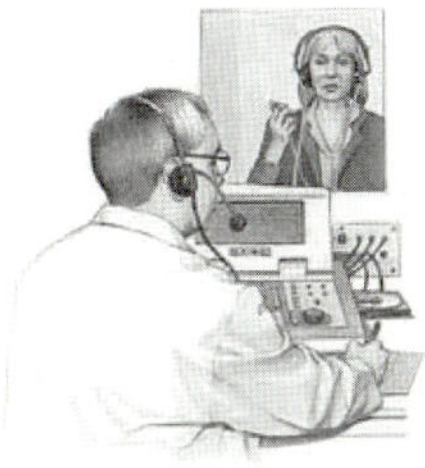

⑦ Blood Pressure: (/   mmHg)

⑧ Lungs & Heart:

⑨ Abdomen:

⑩ Infectious[702] Disease:

⑪ Dentistry:

2. NEUROPSYCHIATRIC EXAMINATION

① Neurologic[703]: (   ) Normal (   ) Abnormal

② Psychiatric[704]: (   ) Normal (   ) Abnormal

3. X-RAY Examination(Date: Month/Day/Year)

① Film Number:

② Result:

4. LABORATORY FINDINGS

① Urinalysis[705]: (   ) Normal (   ) Abnormal

② Stool Test[706]: (   ) Normal (   ) Abnormal

③ Hemoglobin[707]:   g/dl

④ E.S.R[708]:   mm/hr

⑤ AIDS: (   ) Positive (   ) Negative

⑥ VDRL[709]: (   ) Positive (   ) Negative

⑦ Hepatitis[710] test :

HBsAg: (   ) Positive (   ) Negative,

HBsAb: (   ) Positive (   ) Negative

702) infectious: 전염성의
703) nurologic: 신경계의
704) psychiatric: 정신의학의
705) urinalysis: 소변검사
706) stool test: 분변검사
707) hemoglobin: 혈색소, 헤모글로빈(적혈구에서 산소를 운반하는 단백질)
708) ESR: 적혈구 침강속도 (Erythrocyte Sedimentation Rate)
면역질환, 감염, 염증질환, 악성 종양, 외상성 질환 등 다양한 질병의 진단 및 추적 관찰에 널리 이용된다. 그러나 진단적 가치보다는 질환의 활동성을 평가하고 관찰하는데 훨씬 유용하며 예후의 중요한 지표로 활용되고 있다.
709) VDRL: 매독 (Venereal Disease Research Laboratory)
710) hepatitis: 간염
hepatitis test: 간염 검사

⑧ Tuberculin[711]: ( ) Positive ( ) Negative

⑨ Others:

5. SUMMARY OF THE EXAMINING PHYSICIAN

Examined by

Name of Doctor: (Signature)

License Number:

The Date of Issue: Month/Day/Year

Name of Department:

Telephone Number of Clinic:

Doctor's Name:

6-32 의료관광 평가 설문서

평가 설문서는 의료서비스 종료 후 및 출국하기 전에 무작위로 받는다. 귀국 후에 e-mail로 받으려고 하면 회수율이 낮다.

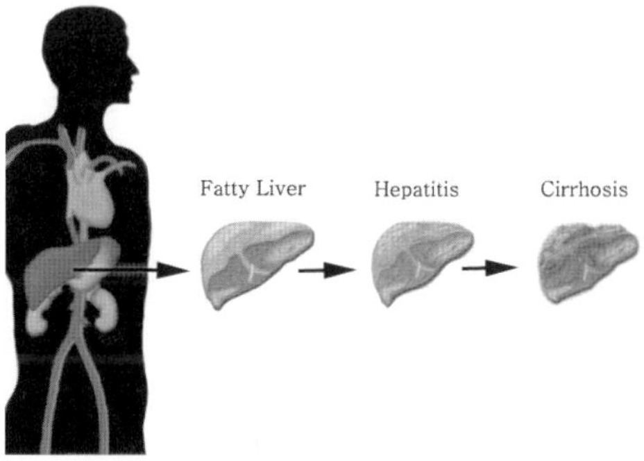

fatty liver: 지방간

cirrhosis: 간경변

711) tuberculin: 결핵 진단을 위한 피부 검사

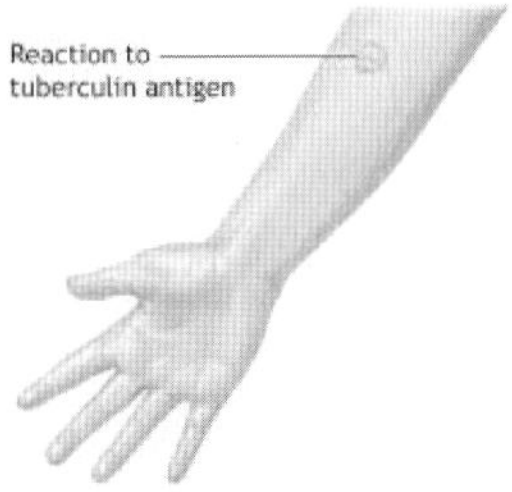

설문조사를 이용한 통계조사 분석 방법

분석 기법	의료관광 마케팅 조사 사례
빈도분석	인구통계적 분포
기술분석	만족도 평균
교차분석	인구통계적 분포별 만족도 비교
상관분석	의료비와 만족도 상관관계
t-검정	국적별 만족도 비교 (모집단 2개)
분산분석	소득별 만족도 비교 (모집단 3개 이상)
판별분석	의료관광 선택과 중도포기 분류
요인분석	의료관광 선택 요인 분석
군집분석	의료관광 구매 특성별 의료관광객 분류
다차원척도	경쟁력 비교
컨조인트분석	의료관광상품 구성

단순한 합계를 계산하는 것에 그치지 않고, 통계분석을 해야만 하는 이유는 설문지에 응답한 샘플 집단에 대한 분석이 아니라 모집단에 대한 분석이 가능하기 때문이다.

설문서 분석은 백산출판사에서 발간한 『엑셀활용 마케팅통계조사분석』을 참고한다. 초보자도 따라하기만 하면 설문서로부터 손쉽게 과학적인 통계분석결과를 얻을 수 있도록 구성되어 있다.

〈Case〉 평가 설문서

설문서를 만들 때 낮은 점수를 왼쪽에 높은 점수를 오른쪽으로 배치하면 통계를 위한 코딩 작업 및 분석 작업에 편리하다.

(예) 1: 매우 불만족　2: 불만족　3: 보통　4: 만족　5: 매우 만족

EVALUATION FORM

Gender: Male ( ) Female ( )

Age:

20s and younger ( ) 30s ( ) 40s ( ) 50s ( ) 60s and older ( )

Country:

Please complete this evaluation form.[712)]

Your comments will help us know how much you are satisfied with the medical service and help us to plan the better service.

Please rate each of the following aspects of the medical service you received as;

Poor ( ) Fair ( ) Good ( ) Excellent ( )

Overall Rating of the medical service:

Poor ( ) Fair ( ) Good ( ) Excellent ( )

Overall rating of the pick-up service:

Poor ( ) Fair ( ) Good ( ) Excellent ( )

Overall rating of the hotel service:

Poor ( ) Fair ( ) Good ( ) Excellent ( )

Overall rating of the tour program:

Poor ( ) Fair ( ) Good ( ) Excellent ( )

Please comment:

(Please feel free to write additional comments.)

Thank you very much for taking time to answer these questions. And once again, welcome to ABC Clinic. We are delighted to have you in our practice and look forward to serving you.

〈Case〉 평가 설문서

EVALUATION FORM

Gender: Male ( ) Female ( )

Age:

Younger than 29 ( ) 30~39 ( ) 40~49 ( ) 50~59 ( ) Older than 60 ( )

Country:

---

712) Please complete this evaluation form.: 설문서를 작성해 주시기 바랍니다.

= Please fill out the questionnaire

= Please fill in the survey.

= Please answer the evaluation form.

Please take a few minutes to tell us what you thought about the Korea Medical Tour Program took place from 21st of June to the 23rd of June.

Your comments will help us know how much you are satisfied with the medical service and help us to plan the better service.

1. What suggestions do you have for improving the medical arrangement and medical service?
2. What comments or suggestions do you have to ensure a comfortable, fully accessible, enjoyable and safe stay at Seoul(Busan, Daegu, Daejeon, Jeju) in Korea?
3. Additional Comments or suggestions:

Thank you very much for completing the evaluation!

〈Case〉 평가 설문서

SURVEY

We would like to know how you feel about the service so we can make sure we are meeting your needs.

Your suggestions will help us plan for the better medical tour program.

All responses will be kept confidential and anonymous.

Access to reservations/scheduling

Strongly disagree ( ) Disagree ( ) Normal ( ) Agree ( ) Strongly agree ( )

Ease of providing information requested

Strongly disagree ( ) Disagree ( ) Normal ( ) Agree ( ) Strongly agree ( )

Courtesy of the reservation staff

Strongly disagree ( ) Disagree ( ) Normal ( ) Agree ( ) Strongly agree ( )

Ease of scheduling

Strongly disagree ( ) Disagree ( ) Normal ( ) Agree ( ) Strongly agree ( )

Courtesy of scheduling staff

Strongly disagree ( ) Disagree ( ) Normal ( ) Agree ( ) Strongly agree ( )

Chart completion and result coordination

Strongly disagree ( ) Disagree ( ) Normal ( ) Agree ( ) Strongly agree ( )

Nurse communication to physicians about abnormal results

Strongly disagree ( ) Disagree ( ) Normal ( ) Agree ( ) Strongly agree ( )

Courtesy of financial counseling staff

Strongly disagree ( ) Disagree ( ) Normal ( ) Agree ( ) Strongly agree ( )

Chart completion and result coordination

Strongly disagree ( ) Disagree ( ) Normal ( ) Agree ( ) Strongly agree ( )

Nurse communication to physicians about abnormal results

Courtesy of nurse

Strongly disagree ( ) Disagree ( ) Normal ( ) Agree ( ) Strongly agree ( )

Timeliness of insurance verification[713)]

Strongly disagree ( ) Disagree ( ) Normal ( ) Agree ( ) Strongly agree ( )

Communication to physician of insurance problems

Strongly disagree ( ) Disagree ( ) Normal ( ) Agree ( ) Strongly agree ( )

Courtesy of financial counseling staff

Strongly disagree ( ) Disagree ( ) Normal ( ) Agree ( ) Strongly agree ( )

Helpfulness of having the hospital perform this service

Strongly disagree ( ) Disagree ( ) Normal ( ) Agree ( ) Strongly agree ( )

Communications between nurse and physician/physician office

Strongly disagree ( ) Disagree ( ) Normal ( ) Agree ( ) Strongly agree ( )

Courtesy of nurses

Strongly disagree ( ) Disagree ( ) Normal ( ) Agree ( ) Strongly agree ( )

Timeliness of bed availability

Strongly disagree ( ) Disagree ( ) Normal ( ) Agree ( ) Strongly agree ( )

Appropriateness of bed assignments[714)]

Strongly disagree ( ) Disagree ( ) Normal ( ) Agree ( ) Strongly agree ( )

Courtesy of "bed board" staff

Strongly disagree ( ) Disagree ( ) Normal ( ) Agree ( ) Strongly agree ( )

---

713) insurance verification: 보험 확인

714) bed assignment: 병실 배정

Courtesy of nurse facilitators

Strongly disagree ( ) Disagree ( ) Normal ( ) Agree ( ) Strongly agree ( )

Thank you for your time to compete the survey.

ABC Hospital

〈Case〉 평가 설문서

QUESTIONNAIRE

1. What was the reason for your hospital visit?

( ) Outpatient procedure

( ) Pregnancy/Childbirth

( ) Chronic[718] condition

( ) Planned surgical procedure

( ) Heart attack[715]/Stroke[716]

( ) Pneumonia[717]/Respiratory illness

( ) Ulcers[719]/Digestive disorder

( ) Other

---

715) heart attack: 심장 마비

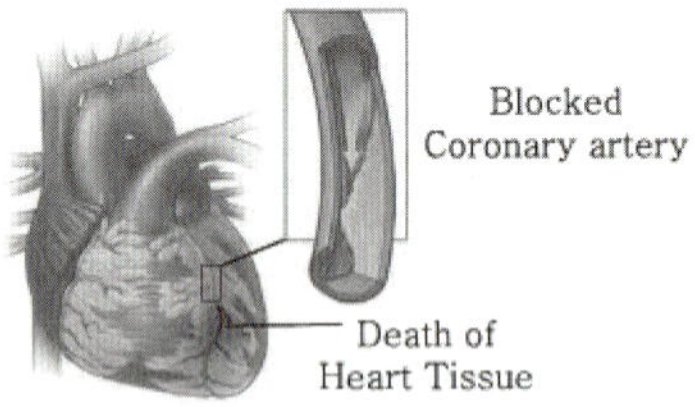

coronary artery: 관상 동맥

heart tissue: 심장 조직

716) stroke: 뇌졸중

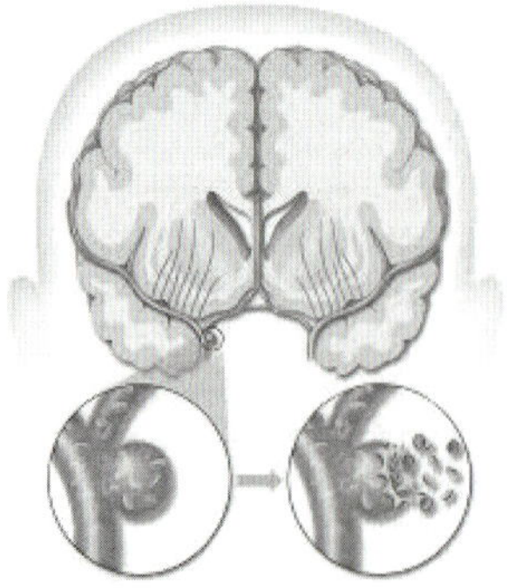

717) pneumonia: 폐렴

2. During this hospital visit, how well did the staff explain procedures and instructions to you that you could understand.

   ( ) Poorly ( ) OK ( ) Very well

3. During this hospital visit, how well did the doctor explain details about illness, related procedure and medications that you could understand.

   ( ) Poorly ( ) OK ( ) Very well

4. Were your requests for assistance answered in a reasonable amount of time?

   ( ) No ( ) Sometimes ( ) Yes

5. During this hospital visit, was the area around your room kept quiet?

   ( ) No ( ) Sometimes ( ) Yes

6. During this hospital visit, was your room kept clean and comfortable?

   ( ) No ( ) Sometimes ( ) Yes

7. Was the check-in/check-out process conducted professionally and within a reasonable amount of time?

   ( ) Poorly ( ) OK ( ) Very well

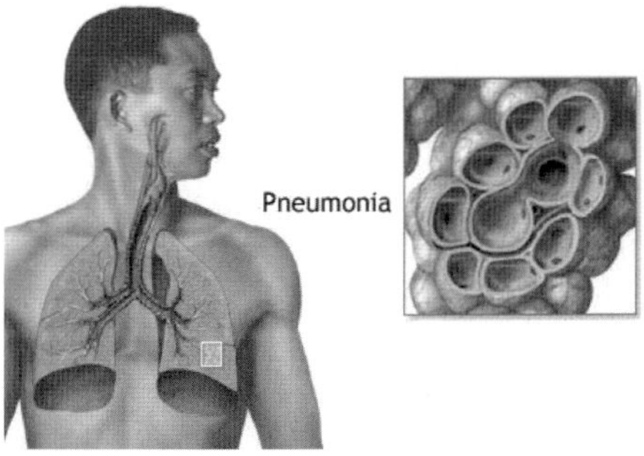

718) chronic: 만성의
719) ulcer: 궤양

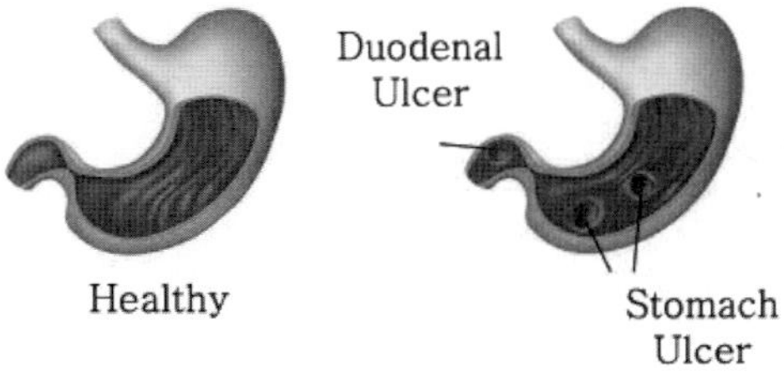

duodenal ulcer: 십이지장궤양
stomach ulcer: 위궤양

8. Would you recommend this hospital to your friends and family?
   ( ) No ( ) Maybe ( ) Yes
9. Please let us know if there was anything else we could have done to improve your experience during this visit?

〈Case〉 평가 설문서

SURVEY

Please help us to improve our services by answering these four questions.

1. How would you evaluate the steps staff took to prevent or relieve the stress and anxiety surrounding your surgery?
   Disappointing ( ) Adequate ( ) Good ( ) Impressive ( )
2. How well did staff keep you informed about what to expect at every point in your experience with us?
   Poor ( ) Fair ( ) Good ( ) Impressive ( )
3. How responsive have staff been when you've needed them for any reason?
   Very unresponsive ( ) Somewhat unresponsive ( ) Somewhat responsive ( ) Very responsive ( )
4. How well do you think your care was coordinated?
   Poor ( ) Fair ( ) Good ( ) Impressive ( )

Please provide any comments or suggestion related to our care or service.

Please leave your survey on your meal tray[720] or ask any staff or family member to drop it into the survey box at the nurses' station.

Thank you for your time to compete the survey.

ABC Hospital

720) meal tray: 식사 쟁반

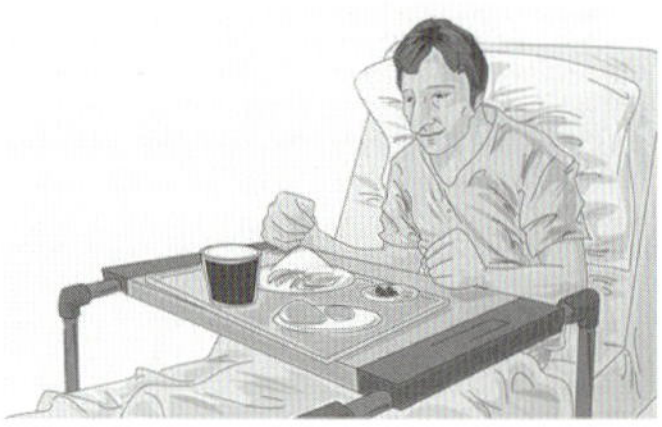

〈Case〉 성형수술 만족도 설문서

PATIENT SATISFACTION QUESTIONNAIRE

Have you been wanting to tell us what you think?
We would love to know.
Will you please help us improve our patient care by completing this questionnaire?
We welcome your comments.

Office staff and procedures
In your initial contact by phone, were our receptionists:

- Courteous? : ( ) Yes ( ) No
- Helpful?: ( ) Yes ( ) No

During your visits to the office, were our receptionists:

- Friendly? ( ) Yes ( ) No
- Responsive? ( ) Yes ( ) No

Did the waiting time seem reasonable? ( ) Yes ( ) No

What was your source of referral to our practice? If more than one applies, please indicate order of importance.

Family/friends ( ) Physician ( )
Print/Media ( ) Website ( )

Consultation process
Was your consultation educational and helpful in understanding:

The surgery to be done: ( ) Yes ( ) No
The potential risks and complications: ( ) Yes ( ) No
Were all of your questions answered? ( ) Yes ( ) No
Was accreditation of the facility important to you? ( ) Yes ( ) No
Did you consider another plastic surgery office? ( ) Yes ( ) No
If yes, why did you choose our office rather than the others?
If no, why did you only consider our office?

ABC Hospital

〈Case〉 환자 보호자용 설문서

SURVEY

Please help us to improve our services by answering these four questions about our care and services.

1. How effective have care-givers been in keeping you informed about your loved one's status?
   Very ineffective[721] ( ) Somewhat ineffective ( )
   Somewhat effective ( ) Impressive ( )
2. To what extent have staff welcomed your questions and concerns?
   Hardly at all ( ) To a moderate extent ( )
   To a considerable extent ( ) It's been impressive ( )
3. How responsive have staff been to your needs?
   Very unresponsive[722] ( ) Somewhat unresponsive ( )
   Somewhat responsive ( ) Very responsive ( )
4. How respectful have staff been to you about your key role in the patient's care and healing?
   Hardly respectful at all ( ) Somewhat disrespectful ( )
   Somewhat respectful ( ) It's been impressive ( )

Please provide any comments or suggestions related to our care or service.

Please leave your survey on a meal tray or drop it into the survey box at the nurses' station.

Thank you for your time to compete the survey.

ABC Hospital

721) ineffective: 비효과적
722) unresponsive: 반응이 더딘

6-33 보험 청구서

〈Case〉 보험 청구서

CLAIM FORM

Forward[723] completed claim form to:

OPQ Insurance Company

Orange County

California

U.S.A.

To be completed by insured member.

All items must be answered in full before your claim can be processed.

Member's full name:

Member's mailing address:

Sex[724]:

Date of birth: Month/Day/Year

Member's subscriber ID:

Enrollment code:

- Self only
- Self and Family

If claim is for a dependent, given name:

Relationship:

Date of Birth: Month/Day/Year

Dependent's marital status (Check on) Single ( ) Married ( )

Describe sickness/accident suffered:

If accident

- Date of accident:

723) forward: 전달하다.

724) Sex: 성별 = Gender

• How and where did accident occur?

Was accident or sickness work related? Yes (   ) No (   )

If yes, please contact your worker's compensation[725] office for guidance.

Physician's name:
Address:

OTHER INSURANCE COVERAGE INFORMATION

Important:
This question must be answered and the form signed before claim can be processed.

• Are you or any other member of your family covered under any health plan other than OPQ Insurance Plan? Yes (   ) No (   )
  If answer is yes, complete the following:
  Person in whose name the other plan is issued:
  Name of all dependents covered under the other plan:
  Name of insurance company or plan:
  Effective date:
  Address of claims office:
  Is this insurance through active employment?
  Employment effective date:
  Policy or contract number:
  Is plan family (   ) or self only (   ) coverage?
  Authorization for direct payment of benefits.

I authorize payment directly to (Name of physician) for the Medicare and/or Surgical Benefits otherwise payable to me

Date: Month/Day/Year

725) compensation: 보상, 배상

Name: (Name of member)

Signature:

I certify the information on this form is complete and accurate.

Date: Month/Day/Year

Patient: (Signature)

Warning

Any intentional[726)] false statement in this application or willfull[727)] misrepresentation relative thereto[728)] is a violation[729)] of the law published by a fine of not more than USD 10,000, or imprisonment[730)] of not more than five years, or both.

Have you answered every question? ( )

Have you dated and signed this form? ( )

Incomplete claim forms will be returned to you for missing information.

This will delay the processing of the claim.

For faster, easier submission of claims, the provider may contact the claim processing center of OPQ Insurance Company for information regarding claim submissions.

〈Case〉 보험 청구서

CLAIM FORM

Please read the instructions prior to completing this form.

Provider Name (Legal Entity):

Tax Identification Number:

---

726) intentional: 고의적인
intentional false statement: 고의적인 거짓 진술
with intention: 고의적으로
by accident: 우연히

727) willfull: 고의적인, 계획적인
willfully: 고의적으로, 계획적으로

728) thereto: 앞에서 언급한 그 것에

729) violation: 위반

730) imprisonment: 감금, 투옥, 징역

Provers Billing Address:

Contact Name:

E-mail Address:

Telephone Number:

BANK ACCOUNT INFORMATION

Bank Account Name:

Bank Account Number:

Bank Routing Number[731]:

Listed number refers to: (Please check one)

( ) Business Checking Account

( ) Business Savings Account

( ) Other (Personal Account)

Bank Name:

Address:

Authorization Signature:

Printed Name and Title:

Date: Month/Day/Year

731) bank routing number: 은행 고유번호

수표에서 은행 고유번호 위치

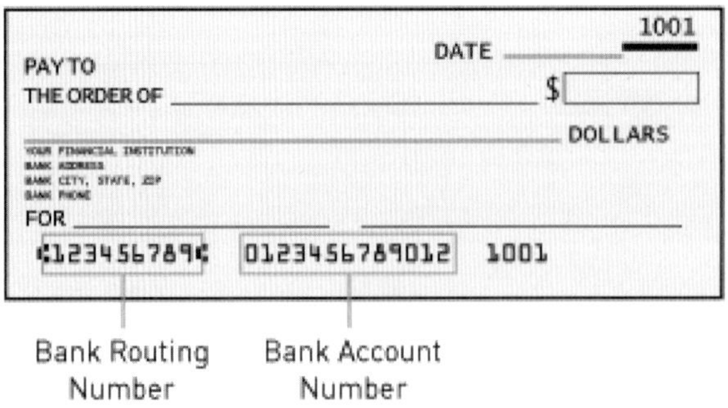

〈Case〉 보험 청구서

ACCIDENT, SICKNESS AND COMPLICATION CLAIM FORM AND CLAIMANT'S STATEMENT

PRIMARY PLAN PARTICIPANT'S INFORMATION

Policy Number:

Date of Birth: Month/Day/Year

Name:

Home Phone: Work Phone:

Fax:

E-mail Address:

Social Security Number:

Address:

TRAVEL SUPPLIER/PROVIDER INFORMATION

Company or Facilitator Name:

Address:

Contact:

Phone Number:

Date Travel Arrangements were made:

Date of Initial Payment Deposit:

Scheduled Date of Departure:

Scheduled Date of Return:

If not included in package, how was air travel arranged?

OTHER COVERAGE/AUTHORIZATION

Do you have any other type of coverage?

If so, please provide the company name and address:

Type of policy:

Policy Number:

Contact:

Phone Number:

Have you filed a claim with their office at this time?

Yes ( ) No ( )

If yes, please note their response:

If not, why not:

ILLNESS/ACCIDENT STATEMENT (To be completed by patient)

Name of person having sickness or injury:

His/Her date of birth:

His/Her relationship to primary plan participant:

Date sickness or injury began:

Date ended:

Claimed treatment is due to (Check all that apply)

( ) sickness ( ) accident ( ) complication of treatment

Nature of sickness or injury (If injury, describe accident, including date and place)

Period of hospitalization[732]:

From: Month/Day/Year

To: Month/Day/Year

AUTHORIZATION FOR RELEASE OF MEDICAL INFORMATION (To be completed by patient)

In order to process a claim for benefits, I authorize any physician, hospital, or other medical provider to release to the insurance claims administrator, for its representative, any information regarding my medical history, symptoms, treatment, examination results or diagnosis[733].

A photocopy of this authorization shall be considered as effective and valid[734] as the original.

732) hospitalization: 입원
733) diagnosis: 진단
734) valid: 타당한, 유효한

This authorization shall be considered valid for the duration of the claim, but not to exceed two and one-half years from the date signed.

I understand I have a right tro receive a copy of this authorization.

Date: Month/Day/Year

Signature:

(Signature of person suffering illness or injury or legally authorized representative)

PHYSICIAN'S STATEMENT (To be completed by physician[735] only)

Name of doctor:

Address:

Office phone: Office fax:

Name of patient:

Age:

Date symptoms first appeared or accident occurred:

Date of first treatment:

Was patient treated by someone else?

If so, by whom?

When?

Diagnosis[736] resulted cancellation/interruption:

Are you patient's usual medical practitioner:

Medical history of this or any associated condition:

Did you prohibit patient's travelling by air or otherwise due to this injury/illness (if so date: Month/Day/Year)?

Date completed:

Physician[737]'s signature:

Taxpayer ID Number:

---

735) physician: 내과의사
surgeon: 외과의사

736) diagnosis: 진단

737) physician: 내과의사
surgeon: 외과의사

IF CANCELLATION/DELAY/DISRUPTION DUE TO MEDICAL REASONS

Name of person having sickness or injury:

Date of birth:

Relationship to claimant[738]:

Date sickness or injury began:

Date ended:

Nature of sickness or injury (If injury, describe accident, including date and place)

Period of hospitalization (If applicable):

From: Month/Day/Year

To: Month/Day/Year

I authorize any insurance company, physician, hospital, and other health care providers, any travel organization or agency, airline carrier, rental agency, hotel, motel, or similar entity providing lodging on a rental/lease basis or any other person who may have knowledge regarding this claim, to release any information requested regarding this claim and the loss reported.

I understand that OPQ Insurance Plan does not cover losses caused by injury or sickness to the extent[739] that they are eligible[740] under a primary group insurance, group-type insurance, prepayment, group practice or individual practice coverage and coverage other than school accident-type coverage, now therefore, as a condition for my receipt of immediate benefits under the OPQ Insurance Company, for claims in connection with injury or sickness beginning on the date shown above, I irrevocably[741] agreed to:

- assign all benefits payable from my primary insurer to OPQ Insurance Company
- promptly reimburse OPQ Insurance Company if and when I receive payment(s) from my primary insurance

738) claimant: 원고, 요구인

739) to the extent: --의 한에서, 할 정도까지

740) eligible: 적임의, 적격의

741) irrevocably: 돌이킬 수 없는, 변경할 수 없는

- allow OPQ Insurance Company to file a claim with my primary insurer to receive direct reimbursement[742)]
- when requested by OPQ Insurance Company, to furnish OPQ Insurance Company with copies of my primary insurer's schedule of benefits.

I understand the information obtained by use of authorization, will be used by OPQ Insurance Company to determine eligibility for benefits under this plan.

Any information obtained will not be released by OPQ Insurance Company to any person or organization except to reinsuring companies, or other persons or organizations performing business or legal services in connection with my claim, or as may be otherwise lawfully required or as I further authorize.

I know that I may request to receive a copy of the authorization.

I agree that a photographic copy of this authorization is as valid as the original.

I agree that this authorization shall be valid for two and one half years from date shown below.

I understand that it is illegal to knowingly file a false or fraudulent[743)] claim or to knowingly help someone else file one.

I have read and understand the fraud[744)] notices of this document.

Signature:

Date: Month/Day/Year

Mailing instructions:

Send this form and any accompanying document to:

OPQ Insurance Company

Orange County

California

U.S.A

For hospital: Please use this form to collect all the information required to verify

742) reimbursement: 상환

743) fraudulent: 사기적인, 속이는

744) fraud: 사기, 속임

the patient's hospitalization benefits and out-patient service.

SUBSCRIBER

Subscriber's Name:

Address:

Subscriber's ID

Policy Number:

Employer:

Contact Numbers:

- Home:
- Work:
- Cellular Phone:

PATIENT:

Patient's Name:

Patient's Sex: Male (   ) Female (   )

Patient's Date of Birth: Month/Day/Year

Relationship to subscriber:

Self (   ) Spouse (   ) Child (   )

Permanent Home Address:

Reason for Treatment:

- Accident (Specify):
- Other:

Date when symptoms of condition began: Month/Day/Year

HOSPITAL:

Date and Time of Outpatient Service:

Date and Time of Admission:

Name of Treating Doctor:

Telephone:

Diagnosis/Reason for Treatment:

Treatment planned (If surgery, please specify):

Expected length of stay or discharge time (If already discharged):

〈Case〉 보험 청구서 (CMS 1500)

1. MEDICARE (Medicare #) ☐ MEDICAID (Medicaid #) ☐ TRICARE CHAMPUS (Sponsor's SSN) ☐ CHAMPVA (Member ID#) ☐ GROUP HEALTH PLAN (SSN or ID) ☐ FECA BLK LUNG (SSN) ☐ OTHER (ID) ☐

1a. INSURED'S I.D. NUMBER (For Program in Item 1)

2. PATIENT'S NAME (Last Name, First Name, Middle Initial)

3. PATIENT'S BIRTH DATE MM DD YY SEX M ☐ F ☐

4. INSURED'S NAME (Last Name, First Name, Middle Initial)

5. PATIENT'S ADDRESS (No., Street)

6. PATIENT RELATIONSHIP TO INSURED Self ☐ Spouse ☐ Child ☐ Other ☐

7. INSURED'S ADDRESS (No., Street)

CITY STATE

8. PATIENT STATUS Single ☐ Married ☐ Other ☐

CITY STATE

ZIP CODE TELEPHONE (Include Area Code) ( )

Employed ☐ Full-Time Student ☐ Part-Time Student ☐

ZIP CODE TELEPHONE (Include Area Code) ( )

9. OTHER INSURED'S NAME (Last Name, First Name, Middle Initial)

10. IS PATIENT'S CONDITION RELATED TO:

11. INSURED'S POLICY GROUP OR FECA NUMBER

a. OTHER INSURED'S POLICY OR GROUP NUMBER

a. EMPLOYMENT? (Current or Previous) ☐ YES ☐ NO

a. INSURED'S DATE OF BIRTH MM DD YY SEX M ☐ F ☐

b. OTHER INSURED'S DATE OF BIRTH MM DD YY SEX M ☐ F ☐

b. AUTO ACCIDENT? ☐ YES ☐ NO PLACE (State)

b. EMPLOYER'S NAME OR SCHOOL NAME

c. EMPLOYER'S NAME OR SCHOOL NAME

c. OTHER ACCIDENT? ☐ YES ☐ NO

c. INSURANCE PLAN NAME OR PROGRAM NAME

d. INSURANCE PLAN NAME OR PROGRAM NAME

10d. RESERVED FOR LOCAL USE

d. IS THERE ANOTHER HEALTH BENEFIT PLAN? ☐ YES ☐ NO *If yes,* return to and complete item 9 a-d.

12. PATIENT'S OR AUTHORIZED PERSON'S SIGNATURE I authorize the release of any medical or other information necessary to process this claim. I also request payment of government benefits either to myself or to the party who accepts assignment below.

SIGNED ____ DATE ____

13. INSURED'S OR AUTHORIZED PERSON'S SIGNATURE I authorize payment of medical benefits to the undersigned physician or supplier for services described below.

SIGNED ____

PATIENT AND INSURED INFORMATION

14. DATE OF CURRENT: MM DD YY ILLNESS (First symptom) OR INJURY (Accident) OR PREGNANCY(LMP)

15. IF PATIENT HAS HAD SAME OR SIMILAR ILLNESS. GIVE FIRST DATE MM DD YY

16. DATES PATIENT UNABLE TO WORK IN CURRENT OCCUPATION FROM MM DD YY TO MM DD YY

17. NAME OF REFERRING PROVIDER OR OTHER SOURCE

17a.

17b. NPI

18. HOSPITALIZATION DATES RELATED TO CURRENT SERVICES FROM MM DD YY TO MM DD YY

19. RESERVED FOR LOCAL USE

20. OUTSIDE LAB? ☐ YES ☐ NO $ CHARGES

21. DIAGNOSIS OR NATURE OF ILLNESS OR INJURY (Relate Items 1, 2, 3 or 4 to Item 24E by Line)

1. ___ . ___ 3. ___ . ___

2. ___ . ___ 4. ___ . ___

22. MEDICAID RESUBMISSION CODE ORIGINAL REF. NO.

23. PRIOR AUTHORIZATION NUMBER

	24. A. DATE(S) OF SERVICE From MM DD YY	To MM DD YY	B. PLACE OF SERVICE	C. EMG	D. PROCEDURES, SERVICES, OR SUPPLIES (Explain Unusual Circumstances) CPT/HCPCS MODIFIER	E. DIAGNOSIS POINTER	F. $ CHARGES	G. DAYS OR UNITS	H. EPSDT Family Plan	I. ID. QUAL.	J. RENDERING PROVIDER ID. #
1										NPI	
2										NPI	
3										NPI	
4										NPI	
5										NPI	
6										NPI	

25. FEDERAL TAX I.D. NUMBER SSN EIN ☐ ☐

26. PATIENT'S ACCOUNT NO.

27. ACCEPT ASSIGNMENT? (For govt. claims, see back) ☐ YES ☐ NO

28. TOTAL CHARGE $

29. AMOUNT PAID $

30. BALANCE DUE $

31. SIGNATURE OF PHYSICIAN OR SUPPLIER INCLUDING DEGREES OR CREDENTIALS (I certify that the statements on the reverse apply to this bill and are made a part thereof.)

SIGNED DATE

32. SERVICE FACILITY LOCATION INFORMATION

a. NPI b.

33. BILLING PROVIDER INFO & PH # ( )

a. b.

PHYSICIAN OR SUPPLIER INFORMATION

■ 환자 부분

1. 보험 종류
   Group Health Plan: Blue Cross Blue Shield 플랜 대상자의 경우
2. 환자 이름(Patient's Name: Last name, First Name, Middle Initial)
   보험 카드에 기재된 이름
3. 환자의 생년월일 및 성별(Patient's Birth Date): M: 남자, F: 여자
4. 피보험자의 성명(Insured's Name: Last name, First Name, Middle Initial)
5. 환자의 주소(Patient's Address)
6. 환자와 피보험자와의 관계(Patient Relationship to Insured): Self, Spouse, Child, Other
7. 피보험자의 주소 (Insured's Address)
8. 환자의 결혼여부 및 직업(Patient's Status)
   결혼 여부: Single, Married, Other
   직업: Employed, Full-time Student, Part-time Student
9. 다른 보험자의 성명(Other Insured's Name)

9.a 다른 보험자의 보험 종류(Other Insured's Policy Or Group Number)

9.b 다른 보험자의 생년월일 및 성별(Other Insured's Date of Birth)
M: 남자, F: 여자

9.c 고용주의 이름 또는 학교명(Employer's Name Or School Name)

9.d 보험자의 보험 이름(Insurance Plan Name Or Program Name)

10. 환자의 상태(Patient's Condition Related to): Employment, Auto Accident, Other Accident
11. 보험자의 보험 종류(Insured's Policy Group Or FECA Number)

11.a 보험자의 생년월일(Insured's Date of Birth)

11.b 고용인의 성명 또는 학교명(Insured's Date of Birth)

11.c 보험 플랜의 이름 또는 프로그램 이름(Employer's Name Or School Name)

11.d 다른 의료보험 플랜(Insurance Plan Name Or Program Name)

12. 정보 활용에 대한 동의(Patients Or Authorized Person's Signature)

I authorize the release of any medical or other information necessary to process this claim. I also request payment of government benefits either to myself or to the party who accepts assignment below.

Signed

Date

13. 보험료 지급(Insured's Or Authorized Person's Signature)

I authorize payment of medical benefits to the undersigned physician or supplier for service described below.

■ 의료기관 부분

14. 최근 질환의 발생일자(Date of Current Illness [First Symptom] OR Injury[Accident] Or Pregnancy[LMP])
15. 유사 질병이나 질환의 발생 일자(If patient has had same Or similar illness give first date)
16. 근로가 불가능한 날짜(Dates Patient Unable To Work In Current Occupation)
    From Month/Day/Year To Month/Day/Year
17. 주치의 성명(Name of Referring Provider Or Other Source)
18. 입원 날짜(Hospitalization Dates Related To Current Services)
    From Month/Day/Year To Month/Day/Year
19. 지역 병원 의사 예약(Reserved For Local Use)
20. 외부 검사 의뢰(Outside Lab)
21. 진단명(Diagnosis Or Nature of Illness Or Injury)
22. Madicaid Resubmission(메이케이드 재제출)
23. 이전 승낙서 번호(Prior Authorization Number)

24\. A 서비스 날짜(Dates of Service)

24\. B 서비스 장소(Place of Service)

24\. C EMG(Emergency)

24\. D 서비스 종류(Procedures, Services, Or Supplies [Explain unusual Circumstances]): CPT/HCPCS, Modifier

24\. E 진단(Diagnosis Pointer)

24\. F 비용(Charges)

24\. G 날짜 및 횟수(Days or Units)

24\. H 훼밀리 플랜(EPSDT Family Plan)

24\. I ID 수량(ID Quality)

24. J 병원 ID(Rendering Provider I.D)
25. 연방정부 세금(Federal Tax I.D Number)
26. 환자 계좌번호(Patient's Account Number)
27. 보험 청구 정부 보고 동의(Accept Assignment for Government, Claims)
28. 비용 합계(Total Charge)
29. 지불 비용(Amount Paid)
30. 미지불 비용(Balance Due[745]))
31. 의사 서명(Signature of Physician Or Supplier)
32. 병원 위치(Service Facility Location Information)
33. 보험료 청구 병원 정보(Billing Provider Information)

6-34 병원 · 호텔 위치 안내 도움 요청용 카드

의료관광객이 병원 · 호텔을 혼자 나섰다가 길을 잃을 경우가 발생될 수 있다. 이런 경우를 대비해서 명함 크기로 한국어와 영어로 된 길 문의 도움 메시지를 나누어 주면 좋다.

〈Case〉 도움 요청용 카드

(앞면)
이분은 ABC 병원(호텔)의 고객이십니다. 만약 이분께서 길을 잃었다고 판단되시면 병원(호텔)으로 안내해 주시거나 저에게 핸드폰(010-8964-3308)으로 연락 부탁드립니다.
(뒷면)
Please show this card to anyone you meet in the street in the case of emergency or if you are lost. - Message - This gentleman(lady) is the guest of ABC Hospital(Hotel). If you think he/she is lost, then please guide him/her to the above Hospital(Hotel) or please contact me at 010-8964-3308.

745) 미지불비용(Balance Due) = 비용 합계(Total Charge) - 지불비용(Amount paid)

6-35 도난피해 신고확인서 및 분실 신고서(경찰서 발급)

〈Case〉 도난피해 신고확인서

의료관광객이 한국 체류기간 중 도난 피해를 당했을 때, 이에 대한 보험청구를 하기 위해서 한국 경찰서에서 발급한 도난피해 신고확인서가 필요하다.

분실신고의 경우, www.lost112.go.kr에서 온라인 분실신고도 가능하다.

<table>
<tr><td>발 급
번 호</td><td>제 호</td><td colspan="3">도난피해 신고확인원</td><td></td></tr>
<tr><td colspan="2">신고접수일시</td><td></td><td colspan="2">사건접수번호</td><td>제 호</td></tr>
<tr><td colspan="2">신 고 형 태</td><td colspan="4">112신고 · 일반전화 · 방문 · 현장구두신고</td></tr>
<tr><td rowspan="2">신
고
자</td><td>성 명</td><td colspan="2"></td><td>연 락 처</td><td></td></tr>
<tr><td>주 소</td><td colspan="4"></td></tr>
<tr><td rowspan="2">피
해
자</td><td>성 명</td><td colspan="2"></td><td>연 락 처</td><td></td></tr>
<tr><td>주 소</td><td colspan="4"></td></tr>
<tr><td colspan="2">사건발생일시</td><td colspan="4"></td></tr>
<tr><td colspan="2">사건발생장소</td><td colspan="4"></td></tr>
<tr><td colspan="2">피 해 상 황
(피 해 품)</td><td colspan="4"></td></tr>
<tr><td colspan="2">용 도</td><td colspan="4"></td></tr>
<tr><td colspan="6">위 사실을 확인하여 주시기 바랍니다.
신청인: ㊞
주민등록번호: 신고자와의 관계:
주 소: 연락처:</td></tr>
<tr><td colspan="6">상기와 같이 도난 피해신고를 접수한 사실을 확인함
○ ○ 경 찰 서 장
※ 위 신고내용의 사실 여부는 수사중에 있으며, 본 확인원은 보증 또는 증거로 사용할 수 없습니다.</td></tr>
</table>

〈Case〉 도난피해 신고서

THEFT REPORT

Report Number:
All theft must be reported to the police within 48 hours.

Name of person making report
Address:
Telephone Number:

Details of items lost and stolen:

Full description of stolen item(s) including serial numbers:
Replacement value: UDS

When and where was the stolen item last seen by you?

Date: Time:
Location:

How did the theft occur?
Where there signs of forced entry?
What precautions were taken to protect theft?
Were there any unusual circumstances?

Signature of person making report:
Theft report form received by:

Date:

〈Case〉 분실 신고서

LOST AND FOUND FORM

Date: Month/Day/Year
( ) Lost

( ) Found

Reported by:
Name:
Address:
Phone number:
E-mail:

Detailed description of the item(s) lost(found):
Location where item(s) were lost(found):
Security on duty:
Witness:

Found item(s) will be released to the rightful owner upon proper verification[746].

Remarks:

6-36 항공기 이용 서류

6.36.1 항공기 이용 특별관리 요청서

각 항공사 홈페이지에서 다운로드한 후 작성해서 환자가 탑승하기 전에 항공사에 보내야 된다.

〈Case〉 항공기 이용환자를 위한 특별관리 요청서

APPLICATION FOR TRANSPORTATION
OF SPECIAL PASSENGERS

승객 인적 사항 (이름, 성별, 나이, 연락처)
여행 계획 및 일정 (여행일, 목적지, 연결 항공기 예약 여부)
병명 또는 현재 상태
Stretcher 장착 필요여부

746) verification: 확인

( ) 아니오 ( ) 예 (반드시 동반인이 필요합니다. Stretcher 사용 시 추가 비용이 발생될 수 있습니다.)
동반인 인적 사항 (이름, 성별, 나이, 연락처, 전문 자격 소지 병부, 승객 여정과 다른 여행 구간 여부)

휠체어 사용이 필요합니까? ( ) 아니오 ( ) 예

- 본인의 휠체어입니까? ( ) 아니오 ( ) 예
- 접을 수 있습니까? ( ) 아니오 ( ) 예
- 전동 휠체어입니까? ( ) 아니오 ( ) 예
- 수액 전지를 사용합니까? ( ) 아니오 ( ) 예 (수액전지를 장착한 휠체어는 수하물로 운송할 수 없으며 항공사에서 요구하는 별도 조건에 부담되는 경우에만 항공기에 탑재가 가능합니다.)

앰블런스가 필요합니까? ( ) 아니오 ( ) 예

- 출발 공항에서 준비 사항 ( ) 아니오 ( ) 예
- 연결 공항에서 준비 사항 ( ) 아니오 ( ) 예
- 도착 공항에서 준비 사항 ( ) 아니오 ( ) 예
- 기타 요구사항: 구체적으로 기록하여 주십시오.

비행시 다른 준비사항이 필요합니까?
( ) 아니오 ( ) 예 (요청 구간, 비용 지불 주체, 산소와 같은 특수 장비가 필요할 경우 의사소견서가 필요하며 추가 비용이 발생될 수 있습니다.

승객이 Frequent Traveller's Medical Card(FREMEC)을 소지하고 있습니까?
( ) 아니오 ( ) 예

FREMEC	FREMEC Number	Issued by	Valid until	Sex/Age
Incapacitation				
Limitation				

본인은 항공사에서 본인의 항공운송 적합 여부를 판단하기 위해 요청하는 정보를 (주치의 성명)께서 제공하는 것을 승낙하며, 이와 관련된 의사의 업무상 비밀유지 의무를 면제하며, 진료 비용은 본인의 부담으로 함에 동의합니다.

본인의 운송요청이 받아들여지는 경우 본인에 대한 항공운송은 항공사의 운송약관 및 규정의 적용을 받으며, 동 약관 및 규정에서 규정한 범위를 초과하는 여하한 책임도 항공사에 묻지 않겠습니다. 또한 항공운송으로 인해 항공기 탑승 시나 탑승 중 혹은 탑승 후에 건강 상 유해한 결과가 발행한다 하더라도 항공사, 항공사 직원, 보조자 및 대리인에게 일체의 책임을 묻지 않겠습니다. 또한 본인의 항공운송과 관련하여 발생된 별도의 지출이나 비용에 대해서 항공사에 변제할 것을 서약합니다.

작성 장소:

작성일:

승객 서명:

6.36.2 특별 기내식 요청서

〈Case〉 특별 기내식 요청서

SPECIAL MEAL REQUEST

Korean Air Line(Asisna) Airlines offers a range of special meals on flights.

Meals must be requested at least 24 hours in advance of departure and Kosher meals must be requested at least 48 hours prior to departure. We will do our utmost to deliver your client's special meal request, however we cannot guarantee availability.

IATA[747] code for Special meal

AVML: Vegetarian Hindu	DBML: Diabetic
GFML: Gluten Intolerant	HNML: Hindu
KSML: Kosher	LCML: Low Calorie
LFML: Low Fat	LSML: Low Salt
MOML: Moslem	VLML: Vegetarian Lacto-Ovo
VGML: Vegetarian Vegan	BLML: Bland/Soft
CHML: Child	FPML: Fruit Platter
NLML: Low Lactose	SFML: Seafood

747) IATA: 국제항공운송협회 (International Air Transport Association)
IATA code for special meal: 기내 특별식 세계 공통 기호

Allergies

Please note that we cannot guarantee that any particular foods or ingredients(such as peanuts or peanut derivatives) will be excluded from our catering.

Customers with potentially dangerous allergies should ensure they carry appropriate emergency medication and that someone who can administer it accompanies them.

6.36.3 분실 수하물 신고서

〈Case〉 수하물 사고 신고서

PROPERTY IRREGULARITY REPORT

To be issued in BLOCK LETTERS.

City code:
Date:
Time:

Passenger's family name and mame on bag:
Class of travel
First ( ) Business ( ) Economy ( )
Carrier-bag tag number:

Routing and/or locations to be traced:

Carrier/Flight number
Date: Month/Day/Year

Baggage itinerary:

Color of baggage and type description:
Brand name of bag, distinctive outside identification:
Combination lock:

Contents:

Passenger's permanent address and deliver address:
Phone number:

Temporary address and date:
For more information:

Supplementary information

Ticket number:
Frequent flyer ID:
Passport number:
Total number and weight of checked baggage:
Total number and weight of bag(s) received:
Total number and weight of bag(s) mishandled:
Details of insurance:
Language:

Date: Month/Day/Year
Passenger's signature:

Agent name and signature:

6-37 사후관리 목적 재방문 예약 신청서

〈Case〉 사후관리 목적 재방문 예약 신청서

FOLLOW–UP APPOINTMENT SCHEDULE

To schedule a follow-up appointment please fill out the scheduling form.

After we verify your insurance benefits, we will contact you as soon as we receive insurance approval.

All communication is handled by secure e-mail submitted through our website.

If you use your own e-mail, communication will NOT be secure.

If medical management issues arise between appointments, please instruct your health care provider to call us directly for discussion.

Name: Date of birth:

E-mail: Phone number:

Insurance policy number:

Insurance carrier:

Date range of requested appointment:

From: Month/Day/Year To: Month/Day/Year

Comments:

ABC Hospital

Address

Tel.: Fax:

6-38 의료법 관련 서류

보다 많은 법률 양식은 국가법률정보센터 홈페이지(www.law.go.kr)에서 다운로드가 가능하다.

① 외국인환자 유치 의료기관 등록신청서

<table>
<tr><td colspan="4" rowspan="2">외국인환자 유치 의료기관 등록신청서</td><td>처리기간</td></tr>
<tr><td>20 일</td></tr>
<tr><td rowspan="3">신청인</td><td>대표자 성명</td><td></td><td>생년월일
(외국인등록번호)</td><td></td></tr>
<tr><td>상호</td><td></td><td>전화번호</td><td></td></tr>
<tr><td>소재지</td><td colspan="3"></td></tr>
<tr><td colspan="5">「의료법」 제27조의 2 제1항, 같은 법 시행령 제42조 제2항 제1호 및 같은 법 시행규칙 제19조의 6 제1항에 따라 외국인환자 유치 의료기관 등록을 신청합니다.

년 월 일

신청인 (인)

한국보건산업진흥원 귀하</td></tr>
<tr><td colspan="5">※ 구비서류
1. 별지 제15호서식의 의료기관 개설신고증명서 사본 또는 별지 제17호 서식의 의료기관 개설허가증 사본 1부
2. 사업계획서 1부
3. 「의료법 시행규칙」 제19조의 3에 따른 전문과목별 전문의의 명단 및 자격증 사본 각 1부</td></tr>
</table>

② 외국인환자 유치업자 등록신청서

<table>
<tr><td colspan="4">외국인환자 유치업자 등록신청서</td><td>처리기간
20 일</td></tr>
<tr><td rowspan="3">신청인</td><td>대표자성명</td><td></td><td>생년월일
(외국인등록번호)</td><td></td></tr>
<tr><td>상호</td><td></td><td>전화번호</td><td></td></tr>
<tr><td>소재지</td><td colspan="3"></td></tr>
<tr><td colspan="5">「의료법」 제27조의 2 제2항, 같은 법 시행령 제42조 제2항 제1호 및 같은 법 시행규칙 제19조의 6 제2항에 따라 외국인환자 유치업자 등록을 신청합니다.

년 월 일

신청인 (인)
한국보건산업진흥원 귀하</td></tr>
<tr><td colspan="5">※ 구비서류
1. 정관(법인인 경우만 해당합니다) 1부
2. 사업계획서 1부
3. 「의료법 시행규칙」 제19조의 4 제1항에 해당하는 보증보험에 가입하였음을 증명하는 서류
4. 「의료법 시행규칙」 제19조의 4 제2항에 따른 규모 이상의 자본금을 보유하였음을 증명하는 서류
5. 「의료법 시행규칙」 제19조의 4 제3항에 따른 사무실에 대한 소유권이나 사용권이 있음을 증명하는 서류</td></tr>
</table>

Chapter 7

주의사항 안내문

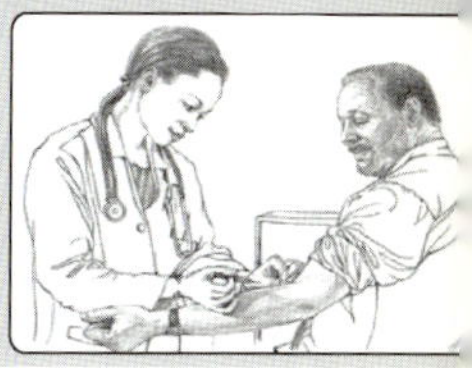

7-1 의료보험 혜택 안내문

7.1.1 한국 의료제도 안내문

〈Case〉 한국 의료제도 안내문

Medical system in Korea

Various medical institutions in Korea including private hospitals, general hospitals, oriental hospitals[1] and public health centers provide high quality medical services[2] through medical specialists and cutting-edge[3] medical equipment.

Highly advanced medical fields in Korea include ophthalmology[4], spine surgery, dentistry, plastic surgery, heart surgery and infertility[5] treatment.

With the rapidly increasing number of foreigners visiting or residing in Korea, more medical facilities have opened international clinics and have endeavored to

1) oriental hospital: 한의원
2) high quality medical services: 최고급 의료 서비스
   = top-of-the-line medical service
   = cutting edge medical service
   international standard medical service: 세계적 수준의 의료 서비스
3) cutting-edge: 최첨단의
   cutting-edge medical equipment: 최첨단의 의료 장비
4) ophthalmology: 안과
5) infertility: 불임
   infertility treatment: 불임 치료

provide medical services that best meet foreigners' medical needs and global standards.

Korean medical facilities are categorized into three types by the number of medical departments and the size of the medical facilities. To use third tier hospitals, a patient needs a referral letter from a first or second-tier medical facility. If the patient goes directly to a third-tier hospital without a referral letter[6], he/she cannot receive medical insurance coverage and will have to pay the high medical costs. Foreigners can use medical services from international clinics in third-tier hospitals directly, however, it is more costly.

Medical services

First-tier[7] medical facilities

These types of facilities include private hospitals and public health centers. First-tier medical facilities have a limited number of medical departments and provide a comprehensive medical service for treating and preventing early symptoms of diseases.

Second-tier medical facilities

Second-tier medical facilities have medical specialists and more than 4 medical departments and provide medical services for both inpatients and outpatients. In general, these types of facilities have 30 to 500 beds. Emergency treatment is available.

Third-tier medical facilities

General hospitals or hospitals belonging to medical schools are categorized as third-tier medical facilities. These types of facilities have medical specialists in all different medical departments, more than 500 hospital beds and offer specialized medical services for emergencies.

How to make medical appointments

6) referral letter: 진단서

7) first-tier medical facility: 1차 병원
second-tier medical facility: 2차 병원
third-tier medical facility: 3차 병원

To receive fast and convenient treatment it is recommended that you make medical appointments in advance. You can make appointments by visiting or calling the hospital. Also, appointments are available through fax or the hospital website. When you visit a hospital to make an appointment, bring your insurance card with you. Fill out an appointment application form[8] and submit it at the patient affairs department window.

Paying for medical treatment

For payment of medical costs, you need to go to the administration office of the hospital.

Most hospitals take credit cards for payment. At some hospitals with international clinics, you can pay the medical fees through the international clinics. Or international clinics can assist you in preparing documents needed for the payment.

In general, many hospitals can provide English receipts for medical treatment performed. The medical expenses vary depending on whether you have insurance or not. Some hospitals accept overseas health insurance from the insurance companies the hospital is affiliated with.

For overseas health insurance coverage, the foreigner needs to pay first and submit a claim to his/her insurance company.

7.1.2 의료보험 혜택 안내문

〈Case〉 의료보험 혜택 안내문

NATIONAL HEALTH INSURANCE

In case of patient with coverage of National Health Insurance, you need to submit your health insurance card if you want the coverage.

The co-payment[9] for outpatient is 60%.

---

8) appointment application form: 예약 신청서

9) co-payment: 의사 진료를 받을 때 마다 본인이 부담하는 금액이다. co-payment를 제외한 금액을 보험회사에서 지불한다.
deductible: 본인 부담금이 deductible 한계(Out of pocket maximum)에 다다르기 전까지 본인이 부담하고 deductible 금액을 초과하는 금액은 보험회사에서 지불한다. co-payment는 deductible에 포함되지 않는다.

The co-payment for hospitalization is 20%.

In case of foreigner without coverage of National Health Insurance, you can not be covered by the National Health Insurance. General charges are applied.

However, those who have the care request of foreigner-only hospitals will be charged commensurate[10) with the national health insurance charges.

〈Case〉 의료보험 혜택 안내문

BILLING AND INSURANCE

If you are covered by the Korean National Health Insurance either by employee insurance or local insurance, you would pay the same amount of money as Koreans do.

If you do not have any medical insurance, we recommend you to contact international private insurance providers, such as SOS International, Aetna, and Allianz.

If you are their insurance holder, please ask them to send us an insurance guarantee paper prior to your visit.

Then, your medical fees will be covered by the agencies.

7-2 예약방법 안내문

〈Case〉 예약방법 안내문

MAKING AN APPOINTMENT

Please call the International Healthcare Center as far in advance as possible to schedule your appointments.

This will make it easier to choose times that are most convenient for you.

An initial appointment can be made by calling the global healthcare center. between 9:00 am and 5:30 pm, Monday through Friday.

We will arrange direct referrals[11) to other specialists if necessary.

---

10) commensurate: 동등한, 상응한
Salary is commensurate with experience.: 급여는 경력에 상응한다.

11) referral: 소개, 의사 소견서
You can ask a referral to other doctors.: 다른 의사에게 진료받기 위해 의사 소견서를 요구할 수 있다.

For your first visit, please bring your health insurance card and ID card for identification.

ABC Clinic needs information to identify you.

We will ask you for the following information:

- Name and Gender
- Date of birth: Month/Day/Year
- Contact information
- Reason for consultation
- Date of appointment: Month/Day/Year
- Medical Insurance Information
- Whether you want a particular provider or the first available appointment

Cancelling an appointment

If you cannot keep your appointment, please call the clinic as soon as possible or no later than the day before.

We realize that sometimes emergencies come up and your plans may change. However, giving us as much notice as possible helps us better serve you and our other patients.

When you call, we will help you reschedule[12)] for another day and time.

〈Case〉 예약 문의 방법 안내

APPOINTMENT WITH DOCTORS

International Healthcare Center runs an appointment system for your convenience. If you wish to make an appointment, please call the center in advance at+82-2-123-4567.

We will provide you with a direct referral to our clinic doctors or to hospital specialists as required.

12) reschedule: 예약을 다시 하다.
reschedule the appointment at least 7 days from the scheduled appointment: 약속으로부터 최소 7일 이전에 예약을 새롭게 다시 하다.

〈Case〉 예약 방법 안내문

MAKING A RESERVATION

Reservation procedures and hours for outpatients

The Hospital provides reservation services by visits, reservation services for existing patients and reservation services via phone/fax/the internet to allow broad options of patients.

Reservation methods	Procedures	Reservation hours
Reservations by visits	Visit the Hospital with the National Health Insurance Card and request for medical services	08:00 am ~ 5:50 pm
Reservations via phone/Fax	Contact +82-2-234-5678 to make reservations	8:30 am ~ 5:00 pm
Internet	Make reservations at the website of the Hospital	24 hours

Reservations at the Request Center for Medical Services : Patients who have requests for medical services of ABC Hospital can conveniently make reservations at the desk Number 2 of the registration. (+82-2-234-5678)

Change and cancellation of reservations

Patients who have made reservations for medical services for outpatients shall change or cancel reservations at least 24 hours before the appointment time.

Reservation methods	Change and cancellation procedures
Reservations for Existing Patients Reservations by Visits	Contact each department
Reservations via Phone/Fax/Internet	Contact the reservation center at +82-2-234-5678

7-3 건강검진 전 주의사항

〈Case〉 건강검진 전 주의사항

PREPARATION ON THE DAY BEFORE
MEDICAL EXAMINATION

Avoid meat, drink, and over work 2-3 days before medical check-up[13].

Take a light dinner before 9:00 pm on the day before medical examination and fast[14] from 12:00 pm.

Keep being fast for 8 hours at least.

Avoid water, drug, gum, and tobacco after 9:00 pm.

If you take aspirin or anti-coagulant, consult with the physician on where or not to take it before a week at least.

For clients who reserved drug induced[15] conscious sedation endoscopy[16], abstain[17] from driving.

Drug induced sedation gastroscopy and colonoscopy are available only prior to reservation.

Pregnant clients should check pregnancy before taking examinations.

---

13) medical check-up: 건강검진
14) fast: 금식하다.
You must fast at least 12 hours before the blood test.
= You are advised to fast at least 12 hours before the blood test.
15) drug induced: 약물 유발
16) conscious sedation endoscopy: 수면 내시경 = sleep endoscopy

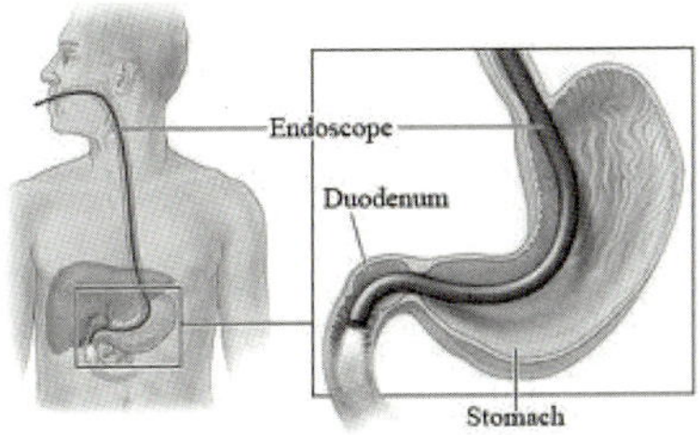

duodenum: 십이지장
endoscopy: 내시경

17) abstain from: 삼가다, 금지하다.

Since radiation exam is conducted in medical examination, all female clients who are during a menstrual[18] period should check their menstruation cycle and pregnancy.

Abstain[19] from sexual, vaginal[20] tablet and cream in 24 hours prior to cervical[21] pap smear[22] among gynecological examination.

If the medical examination schedule is required to be inevitably[23] changed, contact us 3 days before the expected date.

Keep the reserved time.

---

18) menstrual: 월경의
    menstrual period: 월경 기간
19) abstain: 삼가다. 끊다.
    abstain from = refrain from
    Abstain from drinking alcohol if you are pregnant.: 임신을 했다면 금주하시기 바랍니다.
20) vaginal: 질의
21) cervical: 자궁 경부의
22) pap smear: 자궁경부 세포진 검사

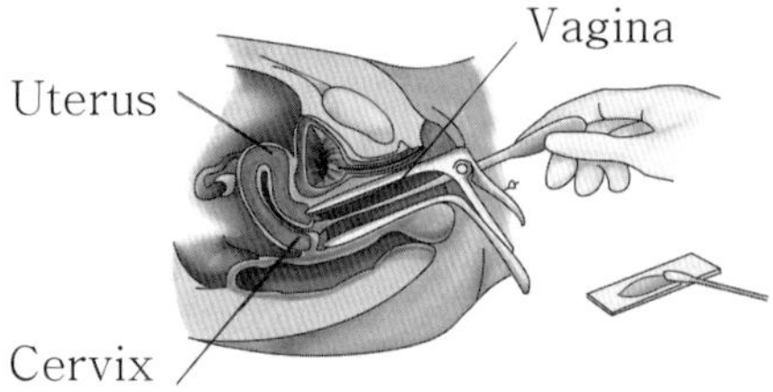

    uterus: 자궁
    cervix: 경부
    vagina: 질
23) inevitably: 불가피하게, 필연적으로

7-4 건강검진 진행과정 안내문

건강검진이 어떤 순서로 진행되며, 어느 장소에서 진행되는지를 알려주는 안내문이다.

〈Case〉 건강검진 진행과정 안내문

<table>
<tr><th colspan="4">WHERE TO GO AFTER CONSULTATION</th></tr>
<tr><td colspan="2">Registration Number</td><td></td><td>Name</td><td></td></tr>
<tr><td colspan="2">Department</td><td></td><td>Department Telephone Number</td><td></td></tr>
<tr><td colspan="2">Name of Doctor</td><td></td><td>Date</td><td>Month/Day/Year</td></tr>
<tr><td rowspan="7">1 Floor</td><td colspan="4">( ) Cashier (Out patient department)</td></tr>
<tr><td colspan="2" rowspan="3">Collection Room (Blood/Urine)
NPO[24] required?
Yes ( )
No ( )</td><td colspan="2">( ) Today</td></tr>
<tr><td colspan="2">( ) days before the next appointment date</td></tr>
<tr><td colspan="2">( ) An hour before the consultation</td></tr>
<tr><td colspan="2">Oral Medication</td><td colspan="2">( ) Print out your prescription</td></tr>
<tr><td colspan="4">Please go to the hospital pharmacy</td></tr>
<tr><td colspan="4">Please go to the injection room</td></tr>
<tr><td>2 Floor</td><td colspan="2">Cardiovascular Center</td><td colspan="2">( ) ECG (Electrocardiography)
( ) Other tests</td></tr>
<tr><td rowspan="2">B1</td><td colspan="2">Radiology Dept.</td><td colspan="2">( ) Chest X-ray
( ) Abdomen X-ray
( ) IVP[25]
( ) U/S[26]
( ) CT
( ) MRI[27]</td></tr>
<tr><td colspan="2">Nuclear Medicine</td><td colspan="2">( ) Today
( ) Scheduled for test</td></tr>
</table>

24) NPO: 금식 = Nil Per Os, Nothing By Mouth
25) IVP: Intravenous pyelogram
IVP검사는 정맥에 조영제를 주사한후 신장, 방광 부분에 압박을 가하여 그 부분의 조영을 용이하

7-5 병원 입원 안내문

〈Case〉 병원 입원 안내문

INFORMATION ON ADMISSION

Thank you for having chosen ABC Hospital to serve your healthcare needs. While a hospital stay is not desirable, we hope to make your visit as comfortable as possible. Below are a few instructions on admission to the hospital.

ADMISSION PROCEDURES

You will be contacted by staff from Administrative affairs on your admission date who will inform you of your admission time (usually 3:00 pm) and location.

ROOMS

Patients will automatically be provided with a private or semi-private room, which include a bathroom, small refrigerator, lockable wardrobe, and personal phone. Rooms are provided on a first-come, first-serve basis[28]. If you wish to change rooms, please notify your ward nurse and a request will be made.

You are allowed to have visitors in the hospital and are kindly requested to have a family member or guardian (e.g. friend) accompany you at all times during your stay in the hospital. While this is not mandatory[29], having someone to assist you

게 한 후, 관찰하고 촬영하는 검사

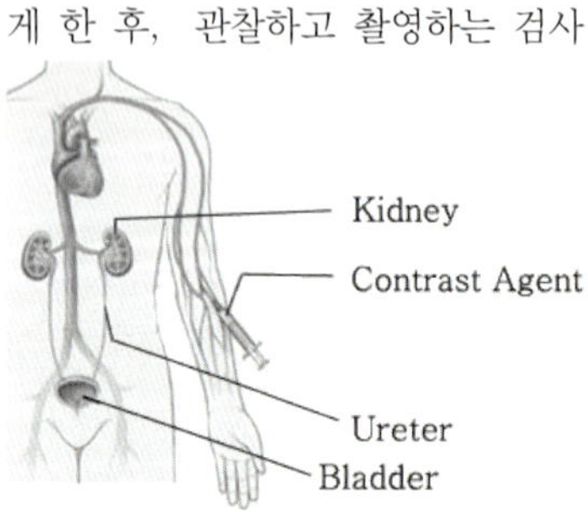

26) U/S: Ultrasound
27) CT: X-ray을 이용하여 영상을 얻는다.
MRI: 자기장 내에서 고주파를 주사하여 영상을 획득한다.
28) on a first-come, first-serve basis: 선착순으로
29) mandatory: 의무적인
It is mandatory for patients to be accompanied home upon discharge.: 환자는 퇴원할 때 동행자와 함께 집으로 가야 합니다.

during your hospitalization[30] will help to make your stay as comfortable as possible. Cots[31] are provided for one guest under each patient bed. Private rooms have a sofa that extends for sleeping.

VIP Rooms, located on the 10th floor, are provided upon request. Please speak to an International Healthcare Center Staff for more information.

WHAT TO BRING

Towel, toothbrush/toothpaste, drinking cup, slippers with good grip, change of clothes, and a small amount of cash.

If you are assigned to a private or VIP room, amenities (i.e. soap, wash cloth, slippers, toothbrush, and toothpaste) are provided upon request to the ward nurse at check-in.

〈Case〉 병원 입원 안내문

HOSPITALIZATION PROCEDURE

Patients who have been told to be hospitalized after consulting with doctors or getting emergency care shall submit the letter of decision of hospitalization issued by doctors to the registration desk.

Patients prepare letters of agreement(application for wards of higher classes, certificate of joint liability on guarantee and agreement on payment of medical expenses)

Fill in the hospitalized patient's card located at the registration desk and submit

It is mandatory for patients to have follow-up care.: 환자들은 사후관리를 받을 의무가 있다.

30) hospitalization: 입원

31) cot: 병실 침대

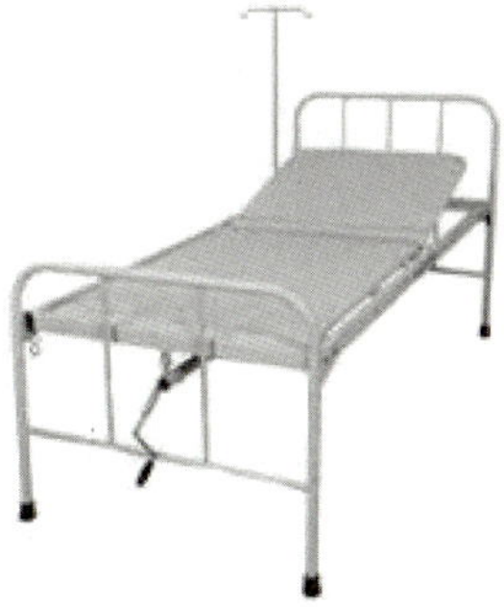

it with the letter of decision of hospitalization when going through hospitalization procedure or making reservations.

Patients go through hospitalization procedures and make reservations

The wards of different classes may be given to patients due to unavoidable[32] circumstances like lack of wards. If patients have failed to go through hospitalization procedure on the date of hospitalization for a certain reason or due to unavoidable circumstances like lack of wards, submit the prepared hospitalized patient's card to the desk of hospitalization affairs, have the hospitalization reservation ticket and visit the hospital on the date of hospitalization after making a confirmation via phone.

7-6 병실 이용 안내문

〈Case〉 병실 이용 안내문

INFORMATION FOR INPATIENTS

DURING YOUR STAY

When going outside of your room, please ask your nurse to lock the room and take any valuables with you. During your stay in the hospital, you may keep your money at Kookmin Bank after making an account.

Rounds by the hospital staff will be between 7 am and 10 am.

Please raise the side-rails to an upright position to avoid any accidents or falls from your bed while sleeping.

ABC Hospital is a non-smoking facility. Smoking is strictly prohibited[33] within the hospital.

Please follow the nurse's instructions regarding use of the microwave, blinds, air conditioner, bed side-rails, and emergency call buttons (located by bed and in bathroom).

Each bed has its own phone line. To make a local telephone call, first press 9, then the number you would like to dial. To make a long distance or international

32) unavoidable: 피할 수 없는

33) prohibit: 금지하다.

Do not bring prohibited items to the airport.: 금지된 물품을 공항으로 가져오지 마시기 바랍니다.

call, press 0 for the operator who will assist you in making your call. (Outgoing phone calls are only possible in private and semi-private rooms)

Bed sheets and patient gowns are provided in the morning every Monday, Wednesday, and Friday. If you wish to change your bed sheets or gown outside of these times, please inform your nurse. Dirty pajamas should be discarded in the white plastic bag located in the sanitation[34] room.

Base room temperature is set at 25 degrees Celsius(77 degree Fahrenheit). To adjust temperature, please use the manual dial (turn right to increase temperature and left to decrease). Temperature should adjust and be displayed on the LCD screen in 10-20 minutes).

Please throw any medical wastes (used bandages, bloody tissues, etc.) in the designated container (square-shaped box with orange lining) located in your room.

MEAL SERVICES

A Korean breakfast (7:30 am), lunch (12:30 pm) and dinner (6:00 pm) are provided to every patient who is not fasting. Western meals and other diets are available upon request[35].

After finishing your meal, please place the tray on the tray stand located in front of the nursing station.

Water is available at the water dispenser located near nursing stations and pantry area.

INTERNET ACCESS

Free wireless internet service is provided in the hospital. Please contact your ward nurse for a password and access instructions. For those without a computer, free internet access is provided on the computer stations located throughout the hospitals.

LAUNDRY SERVICE

A 24-hour coin laundry facility is located on the first floor of the main building.

34) sanitation: 위생
Poor sanitation is the primary cause of many infectious diseases.: 위생 불량이 전염병의 주요 원인이다.
35) be available upon request: 요청에 의해 제공되다.
be available upon request with extra charge: 요청에 의해 별도 요금으로 제공되다.

CONSENT FORMS

Prior to your surgery or inpatient treatment, your doctor will come to explain the procedure and have you sign a consent form[36].

Thank you again for having chosen ABC Hospital. Please do not hesitate to contact us at any time during your stay with questions. The International Health Care Center is open from 9:00 am to 5:00 pm (Monday to Friday) and from 9:00 am to 12:00 pm on Saturdays.

International Health Care Center

Tel.:

24-hour Emergency Numbers:

〈Case〉 병실 이용 안내문

NOTICES FOR LIFE IN THE WARD

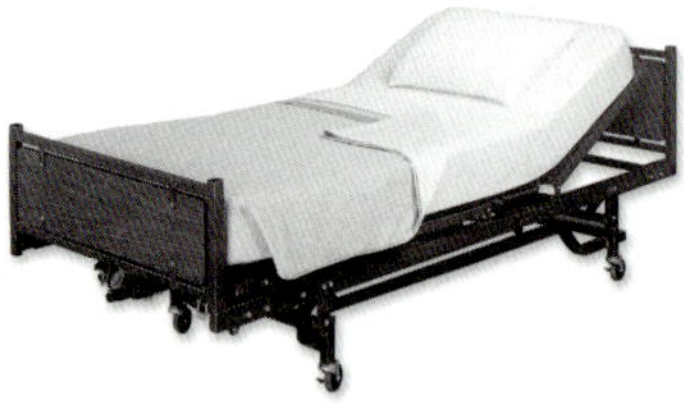

ABC Hospital welcome all patients and visitors to our VIP ward.

ABC Hospital operates the VIP ward to provide the best medical services to patients and visitors.

During your stay, we are ready to provide you the best accommodation and medical services as if you are staying at hotel so that you can get the healthy, happy hospitality.

GUIDE ON HOSPITAL ROOM

The room number is ( ) and your attending physician[37] is ( ).

Your room's telephone number is 82-2-345-6789.

If you want to make an outside call, press the dial number 9 first before pressing the specific telephone number.

36) consent form: 동의서
Do you agree to the consent form?: 동의서에 동의하십니까?

37) attending physician: 주치의 = physician in charge
counseling doctor: 상담의사
physician: 내과의사
surgeon: 외과의사

The extension numbers[38] for nurse station are 234, 235.

In emergency, you may press the emergency bell located over the bed.

GUIDE ON HOSPITAL FACILITIES

Common convenience facilities: rest room, waiting room, and nurse station

VIP ward: office room and conference room, PC with broadband connection, wall hanged television set, advanced patient's bed, toilet and shower room.

MEAL HOURS

The meals will be offered at the following time.

If you want to change the meal hour, please tell your nurse before your meal is provided to you.

Breakfast: 7:30 am

Lunch: 12:30 pm

Dinner: 6:00 pm

CONSENT FORMS

Prior to your surgery or inpatient treatment, your doctor will come to explain the procedure and have you sign a consent form.

NON-SMOKING

The hospital building premises are designated as non-smoking.

ABC Hospital

〈Case〉 병실 이용 안내문

INFORMATION FOR PATIENTS

MEAL TIME

Meals will be served in your room by food service staffs.

After meals, please put the tray in the meal-carrying-cart in the corridor.

If you would like to speak with our nutritionist[39] concerning your diet, please

38) extension number: 전화 교환번호

39) nutritionist: 영양사

contact the international healthcare center.

Only breakfast will be served on the day of discharge.

If you with to have lunch, please let your nurse know on day in advance.

There are restaurants on the 10th floor and in the basement for patient's family members or visitors.

USING COMMON ROOM

A microwave, water cooler, and a sink are available in the common room.

Using electric heating machines such as a coffee pot or a cooker is prohibited[40] in the hospital.

USING BATHROOM

There is a bathroom in each private room and a public bathroom for each shared room.

Only patients can use public bathrooms in the shared rooms.

Please inquire at the nurse station[41] before using the bathroom.

USING BEDSIDE TELEPHONE AND ACCESSING INTERNET

• Using the bedside telephone

Each patient has a receive-only phone on the bedside table and every room has a direct-dial number that others shall be used to call you at any time of the day.

---

40) prohibit: 금지하다.

Patients are prohibited to eat or smoke before the test.: 환자분들은 검사 전에 식사와 흡연을 금하셔야 합니다.

Infectious patients are prohibited to take public transportation due to their infectious status.: 전염성이 있는 환자분들은 대중교통을 이용하지 마시기 바랍니다.

41) nurse station

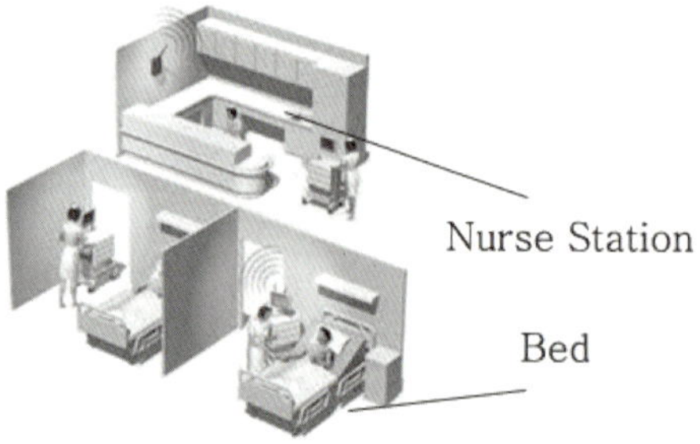

Your direct-dial phone number is printed on your phone's handset.

You can make in-hospital phone calls by dialing the four-digit extension.

If you would like to talk with the staff of International Healthcare Center, please press 1234.

You will not be able to make external calls, however, patients in private rooms can make local phone calls by dialing 9, then the phone number.

To place long distance calls, you may purchase a calling card, international prepaid phone cards, in the main store on the 1st floor. Then, please use public telephones conveniently located on each floor.

Please refrain from using mobile phones. Medical equipment used in the hospital can malfunction[42] from electromagnetic emissions[43].

• Internet Access

There is a public computer in the lounge on each floor.

It costs 500 Korean Won for every 30 minutes. Only 100 or 500 coins or 1000 Korean Won notes[44] are accepted.

FAXING AND COPYING

International Healthcare Center can assist you with faxing and copying.

USING NURSE CALLING BELL

Nurse-calling bells are placed above the top of the bed and in the bathroom.

When a patient is alone without guardians or needs to make an emergency call, please press the call button.

Please press cancel button when the button is pressed unintentionally[45].

TAKING A WALK OUTSIDE THE HOSPITAL

If a patient wants to take a walk or go out, please notify his/her leaving time, purpose and estimated returning time to a nurse so that the nurses knows where the

---

42) malfunction: 오작동하다. 제대로 작동하지 않다.

43) electromagnetic emission: 전자기 방출

44) note: 지폐

1000 Korean Won note: 1000원 짜리 지폐

45) unintentionally: 별다른 뜻 없이, 본의 아니게

patient is.

NON-SMOKING POLICY

For your health and safety, ABC Hospital is a smoke-free environment, therefore, smoking is not allowed by patients, visitors, employees or medical staff in any hospital buildings or on hospital property, including entrances and exits.

CONSENT FORMS

Prior to your surgery or inpatient treatment, you will be asked to sign a consent form.

Your attending doctor will explain what is involved in your medical treatment before you sign a consent form[46].

CUSTOMER SERVICE

We appreciate your compliments and complaints to help us better serve you. You can contact the customer support service at the extension number 5678.

7-7 검사 안내문

〈Case〉 검사 안내문

MEDICAL EXAMINATION PROCEDURE

The medical examination for new patients:

- If patients visit the hospital without making reservations, please fill in(out) the application for medical services located at the gate of the first floor.
- Pick up the number ticket, and submit the application, National Health Insurance Card and request for medical services at the desk calling the number to issue the receipt and the appointment ticket.
- Submit the receipt to the desk for outpatients of each department.

46) consent form: 동의서
sign on the consent form: 동의서에 서명하다.

- Valid period of request for medical services: seven days from the date of issuance (Medical check-up report: 60 days from the date of issuance)

The medical examination for existing patients:

- If patients have made reservations, please visit the department 10 minutes before the appointment time.
- Submit the reservation receipt to the desk for outpatients.
- If patients have made reservations via phone, fax or the Internet, please visit the hospital 20 minutes before the appointment time.
- Fill in the application for medical services located at the gate of the 1st floor.
- Patients who will consult with general doctors may not fill in the application.
- Present the reservation number at the reservation desk, and present the application, National Health Insurance Card and request for medical services to issue the receipt.
- Submit the receipt at the desk for outpatients of each department.

7-8 의사 회진시간 안내문

〈Case〉 의사 회진시간 안내문

PHYSICIST'S ROUNDING[47] HOURS

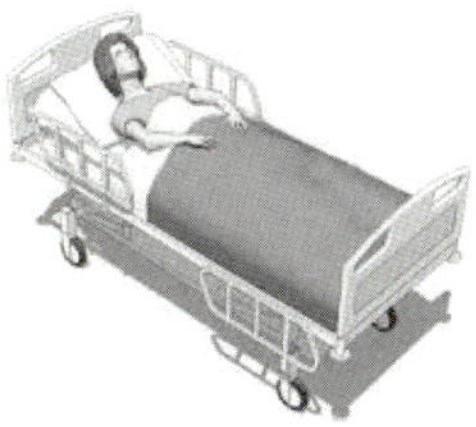

The rounding hour may vary depending on the physicist's office hour.

- Morning rounding: 8:00 am to 10:00 am
- Afternoon rounding: 4:00 pm to 7:00 pm

Patient shall stay in their beds during rounding hours.

If you want any request, call your nurses.

47) physician's rounding: 회진

7-9 간병인 이용 안내문

〈Case〉 간병인 이용 안내문

REQUESTING A CAREGIVER[48)]

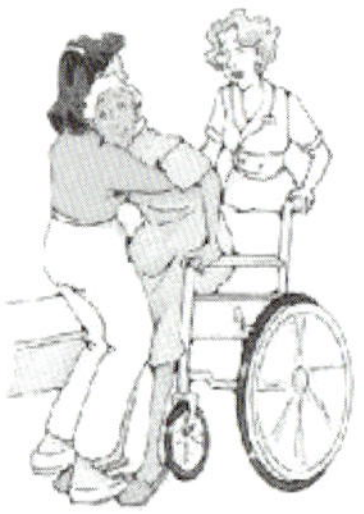

If you need a caregiver, you may request one by contacting International Healthcare Center.

Only one guardian is allowed to stay and spend the night with a patient.

〈Case〉 간병인 이용 안내문

INFORMATION ON HOSPITAL HELPER

If you need a hospital helper, please contact International Healthcare Center. Our hospital helpers assist you with the following;

- Safety measures
- Walking and exercise
- Medication reminders
- Serving meals
- Bathing and dressing
- Escorting to appointments

7-10 종교관련 안내문

7.10.1 종교시설 안내문

〈Case〉 종교 시설

RELIGIOUS FACILITY

A Chapel[49)] is located on the sixth floor(6F) of the main hospital building. The

48) caregiver: 간병인 = hospital caregiver, hospital helper
49) chapel: 예배당

chapel is open 24 hours and 7 days a week with various services (in Korean) provided throughout the day.

If you would like to speak with a chaplain[50], please inform your ward nurse to arrange a visit.

〈Case〉 종교 시설

PRAYER ROOM

Patients and visitors are welcome to use the chapel and the prayer room.

They can be used for personal prayer or meditation and hold regular services for people of faiths.

〈Case〉 종교 시설

MUSLIM PRAYER ROOM

The Muslim prayer room is located on the 10th floor.

The room is always available for the daily prayer of Muslim inpatients, outpatients, and visitors.

7.10.2 종교음식 안내문

〈Case〉 하랄 음식 안내문

HALAL FOODS

We are pleased to inform you that we serve all the muslims halal foods.

We made a contract with a muslim restaurant and they provide catering services for the muslim patients in ABC Hospital.

7-11 병원 편의시설 안내문

〈Case〉 병원 편의시설 안내문

CONVENIENCE STORES AND SERVICES

Various shops and restaurants are located on the 3rd floor of the main hospital

50) chaplain: 목사

building. Please be advised that inpatients are required to utilize the inpatient meal services, and are kindly requested to not enter the restaurant/food court areas.

A sky lounge is open on the 20th floor for family members and guardians who wish to have light snacks, coffee, tea, juice, etc. This lounge is a bit more quiet and private than the coffee shop on the 3rd floor. There is also a Starbucks located on the first floor.

7-12 환자 방문시간 안내문

〈Case〉 환자 방문시간 안내문

VISITING HOURS

Guests are asked to keep the visiting hours for the patient's comfort and treatment.

Children under the age of 15 are not permitted in patient areas due to the risk of infection[51]. Visitors may not bring flowers to patients because of the risk of infection and/or allergic reactions.

Weekday	04:00 pm ~ 09:00 pm
Saturday	01:00 pm ~ 09:00 pm
Holidays and Sunday	09:00 am ~ 09:00 pm
Surgical intensive care unit	10:00 am ~ 10:30 am 07:00 pm ~ 07:30 pm
Pediatric intensive care unit	10:00 am ~ 10:30 am 08:00 pm ~ 08:00 pm
Neonatal intensive care unit	01:00 pm ~ 01:30 pm 07:00 pm ~ 07:30 pm

51) infection: 감염
protect the patient from infection while their immune system is weakened: 면역 체계가 약할 때 환자를 감염으로부터 보호하다.

〈Case〉 환자 방문시간 안내문

INFORMATION ON VISITING HOURS

Please respect the visitation hours below and avoid disrupting[52] the medical care of the patients.

The visiting hours are from 10:00 am to 8:00 pm.

The visiting hours for Intensive Care Unit[53] are from 11:40 am to 12:00 and 7:30 pm to 8:00 pm, twice a day.

Contamination[54] Prevention

We ask that persons who have symptoms including fever, cough, nausea and diarrhea not to come for visitation. If such symptoms are confirmed, we cannot deny the possibility that such persons may have a infectious disease. As this is a necessary measure to prevent infectious diseases at our hospital, we ask for your cooperation.

52) disrupt: 방해하다.

53) intensive care unit: 집중 치료실, 중환자실

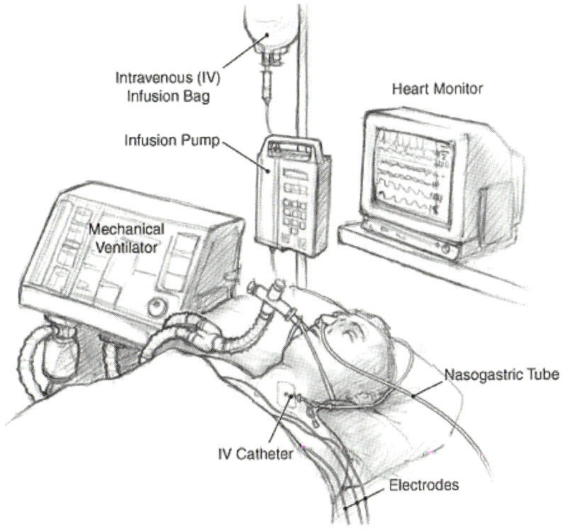

nasogastric tube: 비위관

IV Catherter: Intravenous Catheter

infusion pump: 의약품 자동 주입기

heart monitor: 심장 모니터

mechanical ventilator: 인공 환기기, 인공 호흡기

54) contamination: 오염

protect the patient from contamination from the healthcare worker: 의료 종사자로 인한 오염으로부터 환자를 보호하다.

〈Case〉 환자 방문시간 안내문

VISITING HOURS

Rest is very important to a hospital patient.

- 10:00 am - 11:00 am
- 4:00 pm - 8:00 pm

Except in the following restricted areas;

Medical/Surgical Intensive Care Units

- 10:00 am - 11:00 am
- 7:00 pm - 8:00 pm

Children below 7 years are not allowed to visit so as not to expose them to infections.

Children's companions are requested to attend properly to visiting children cautioning them against noise and unruly behavior in the hospital.

7-13 병원 주차장 이용 안내문

〈Case〉 병원 주차장 이용 안내문

PARKING

Free parking for one car is provided until midnight on your day of admission, surgery, and discharge, as well as holidays and Sundays. One hour of free parking for one car is provided Monday through Saturday. Please obtain a parking pass from your ward nurse for Sunday and holiday parking.

〈Case〉 주차장 이용 안내문

INFORMATION ON PARKING

On the day admission and leaving the hospital, you will get 4 hours of free parking per one day.

If you have any problems or inconveniences while using our parking lot, please call us at International Healthcare Center.

Day time (7:00 am - 10:00 pm)	The first 15 minutes: Free The next 15 minutes: 1500 Korean Won After 30 minutes: 5000 Korean Woon for each additional 10 minutes
Night time (10:00 pm - 7:00 am)	1000 Korean Won

7-14 입원 중 중간정산 안내문

〈Case〉 중간 정산 안내문

PAYMENT DURING THE MID-TERM OF HOSPITALIZATION

Admission fees are charged on a weekly basis and our employees will give a notice for payment to patients once a week.

Patients can pay the hospital expenses at the bank located on the first floor.

〈Case〉 중간 정산 안내문

INTERIM BILL

- Interim[55] bills are issued to wards on every Friday.
- If interim bills are issued, pay the medical expenses at the registration desk on the first floor within two days from the date of issuance.
- Receive the receipt after clearing the interim bills.
- As interim bills reflect the expenses that have been entered, the amount of payments may be different from the actual expenses at point of discharge.

55) interim: 중간의
interim bills: 중간 정산

7-15 병실 안전 안내문

〈Case〉 병실 안전 안내문

PRECAUTION

Please follow the instructions to prevent any falling accident in the ward.

- Keep the bed rail[56] upright and do not try to pass over the rail.
- Do not try to stand on the bed. It may be dangerous.
- When you want to use bathroom after sleeping, be sure to get the help of guardian or nurse.
- Keep the height of the bed to the lowest during your sleep.
- If you want any help, use a caller to get help from nurse.

PRECAUTION OF THEFT

All ward room has a safe for keeping valuables, so keep your valuables or important belongings inside the safe and keep the password confidential.

Lock the ward room or call a nurse for security whenever you go out of the room.

The valuables may be stolen. If possible, do not keep them in your room.

PARKING CHARGE

500 Korean Won per every 10 minutes.

Free parking is limited to 2 hours a day for patient's guardian.

It is limited to one vehicle for a day.

Free parking is valid during 17:00 to 06:00.

56) bed rail: 침대의 가로널, 침대의 옆널

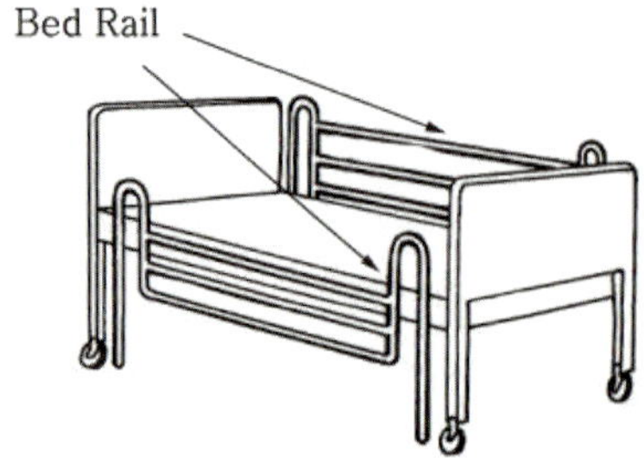

〈Case〉 병실 안전 안내문

PRECAUTION

ROBBERY PREVENTION

Do not keep valuables and cash in a patient room.

We provide you with a locker to keep your valuables in.

Please keep them there when you sleep or leave the room and do not forget to keep the key with you.

When leaving, you should lock the door and notify the nurse station.

INJURY PREVENTION

Please put the guard-rail up before sleeping to prevent any accidental injuries such as falling out of the bed.

FIRE AND SMOKE PREVENTION

Using personal gas or electric heating machines are prohibited in the hospital and the entire hospital building in a non-smoking area.

REPOSITIONING BEDS IS PROHIBITED

To keep the hospital clean and to maintain our high quality care management, repositioning beds is not allowed.

〈Case〉 화재 대피 안내문

IN CASE OF FIRE

Follow the nurses's orders and find the emergency exit in case of a fire in the hospital.

〈Case〉 화재 대피 안내문

FIRE ESCAPE

In case of a fire , please follow evacuation instructions given by staff. First extinguishers and water hoses are located on each ward for emergency use.

7-16 병원 정원 출입 주의사항 안내문

〈Case〉 병원 내 정원 출입 주의사항 안내문

ATTENTION

Patients with respiratory disease and surgical patients shall keep off the flowerbeds[57] due to the danger and illness the microorganisms[58] in the flowers and flowerbeds may cause.

7-17 선택진료 추가 비용 안내문

〈Case〉 선택진료 안내

SELECTED PHYSICIAN

Please be reminded that your bill may be associated with extra fees, depending on your selected physician.

These additional fees, assigned by the Ministry of Health, Welfare and Family Affairs, are structured in accordance to the level and experience of your physician.

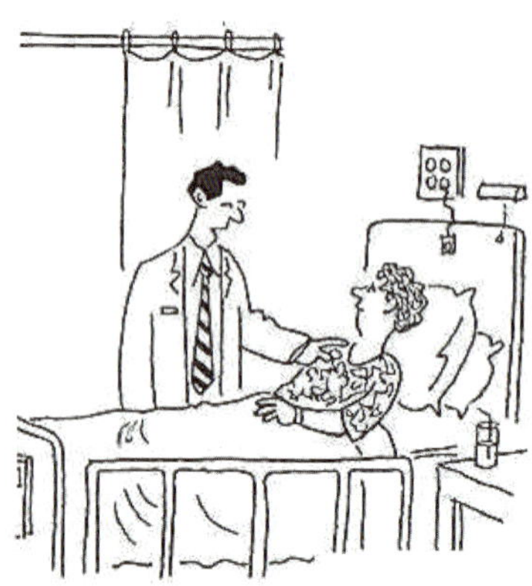

Physicians eligible for the application of extra fees, referred to as 선택진료[59](SuntaekJinryo) or Dr's Fee, are those who have been practicing in their specialties for 10 or more years or have the status of a professor at a university hospital.

If visiting a physician eligible for the application of extra fees, please note that there will be an

57) flowerbed: 꽃밭
58) microorganism: 미생물
59) 선택진료 의사 자격
① 면허취득 후 15년이 경과한 치과의사 및 한의사
② 전문의 자격인정을 받은 후 10년이 경과한 의사
③ 전문의 자격 인정을 받은 후 5년이 경과하고 대학병원, 대학부속 치과병원 또는 대학부속 한방병원의 조교수 이상인 의사등
④ 면허 취득 후 10년이 경과하고 대학병원 또는 대학부속 치과병원의 조교수 이상인 치과의사

ordering fee per every item (i.e. x-rays, labs, etc.) ordered by your physician, and will be applied to your doctor's fee. As a result, your doctor's fee will be comprised[60] of the base doctor's consultation fee and the ordering fee (per every item ordered).

If any of this is of concern to you, please inform the staff of what type of doctor you would like to visit or of any questions you may have.

7-18 병원내 약국 사용 안내문

〈Case〉 병원내 약국 사용 안내문

INFORMATION ON INDOOR[61] PHARMACY

Please keep in mind that due to the Medical Reform Law effective July 1, 2000, outpatients, with some exceptions, will not be able to purchase medication from the hospital pharmacy.

Outpatient medications will need to be paid for and obtained at a pharmacy outside of the hospital.

In the case of outpatient medication reimbursements, please work with your insurance company as you normally have in the past to obtain the necessary reimbursements[62].

Patients should be familiar with their insurance policies, and be aware that not all services offered at ABC Hospital may be covered by their insurance plan. It is the responsibility of the patients to pay the necessary deductibles[63], co-payments, and non-covered[64] items to ABC Hospital.

60) comprise: 구성하다.
61) indoor: 실내의, 병원 내부의
62) reimbursement: 상환
63) deductible: 본인 부담금이 deductible 한계(Out of pocket maximum)에 다다르기 전까지 본인이 부담하고 deductible 금액을 초과하는 금액은 보험회사에서 지불한다. co-payment는 deductible에 포함되지 않는다.
co-payment: 의사 진료를 받을 때 마다 본인이 부담하는 금액이다. co-payment를 제외한 금액을 보험회사에서 지불한다.
64) non-covered: 보험 적용을 받지 못하는

7-19 의료 서비스 주의사항

7.19.1 가슴성형 후 주의사항

〈Case〉 가슴성형 후 주의사항

PRECAUTIONS AFTER BREAST AUGMENTATION SURGERY

Precautions are needed not only before and after the breast augmentation[65] surgery. It is equally important to continue with the process during the recovery period of time as well.

It may take a few days, weeks or months, or so to get complete recovery after the surgery, so that you have to help yourself to be able to lead a normal life soon.

The following are some of the precautions you must take throughout the recovery period:

- For about 3 weeks after the surgery, disengage[66] yourself from taking up heavy works. Confine[67] yourself to reading magazines and watching television etc.
- Do not bend your body as it may put pressure on the surgery wound. It is advised to keep daily-use things at easily reachable places.
- Application of soft ice packs or frozen peas packets to the aching areas may be helpful.
- Wearing seamless[68] cotton sports bra with hooks in front is recommended in the post-surgery period.

---

65) brest augmentation surgery: 가슴 확대 수술

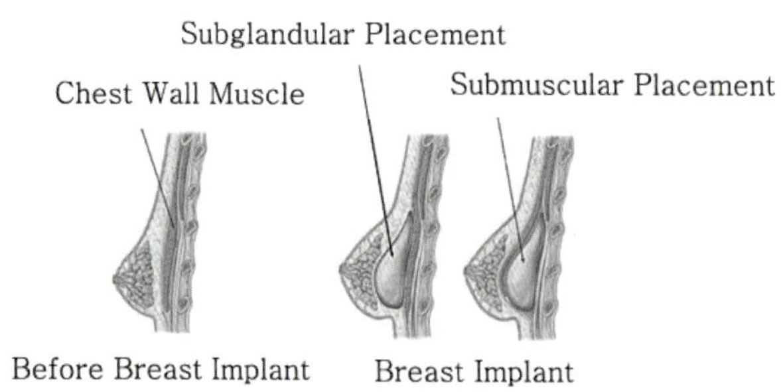

66) disengage oneself from: 거리를 두다.
67) confine: 한정하다.
68) seamless: 이음새가 없는

- Sexual intercourse[69] is a strict NO for you as it may lead to swelling of the surgery injury.

You cannot get the expected results immediately after the breast augmentation surgery. You have to wait for about six months to be in the desired shape so that you must follow all the instructions given by your health care provider so that you recover in time as indicated by the doctor.

7.19.2 코 수술 후 주의사항

〈Case〉 코 수술 후 주의사항

PRECAUTIONS AFTER RHINOPLASTY

What precautions do you need to take after rhinoplasty?

- Avoid swimming.
- Avoid strenuous[70] activities and contact sports wherein there can be possibility of you getting knocked off.
- Avoid blowing nose.
- Keep nose clean.
- Don't put pressure on the nose for some weeks after surgery by resting your eyewear[71] on the nose.

ABC Hospital

7.19.3 레이저 눈 수술 후 주의사항

〈Case〉 레이저 눈 수술 후 주의사항

PRECAUTIONS AFTER LASER EYE SURGERY

After laser eye surgery, take these special precautions to prevent injury or infection during your initial postoperative[72] period:

69) sexual intercourse: 성교
70) strenuous: 격렬한
71) eyewear: 안경류
72) postoperative: 수술 후의

Don't take a shower or wash your hair until the day after laser eye surgery.

Avoid getting soap in your eye when bathing and washing your hair for at least one week after laser eye surgery.

You should also avoid getting products such as hair spray and shaving lotion in your eyes while healing from laser eye surgery.

Avoid rubbing your eyes for the first week after laser eye surgery.

Don't drive until you feel comfortable doing so.

Wear the eye shield/goggles that you received in your postoperative kit when you are sleeping for the first seven nights after laser eye surgery.

Don't allow tap water to get in your eyes for at least a week after laser eye surgery.

Avoid swimming pools, whirlpools, saunas, and lakes at least 14 days after laser eye surgery.

No eye makeup for at least one week after laser eye surgery.

Discard[73] partially used makeup to avoid bacterial contamination[74].

Don't get your hair colored or permed[75] for at least 10 days after laser eye surgery.

No exercise for two days after laser eye surgery.

Wear eye protection for at least the first month once you have resumed[76] exercise and sports activities after laser eye surgery.

Avoid dirty/dusty environments for seven days.

Bright sunshine may cause scarring, and therefore, sunglasses are recommended on bright days over a period of 12 months after laser eye surgery.

7.19.4 머리카락 이식수술 후 주의사항

〈Case〉 머리카락 이식수술 후 주의사항

PRECAUTIONS YOU SHOULD TAKE AFTER HAIR TRANSPLANT

After you undergo a hair transplant[77] surgery, it is very important that you take

73) discard: 버리다.
74) contamination: 오염
75) perm: 파마하다.
have my hair permed: 파마를 하다.
76) resume: 재개하다.

a few precautionary measures to ensure you help the new transplanted hair settle in. Let us find out a few measures that you can take to make sure the new transplants stick.

Don't scratch the new hair transplant

After a hair transplant surgery, it is common that you may experience an itchy sensation during initial stages. But it is vital you resist yourself from scratching them. This is because scratching will make the new transplants itch more and increase the chances of scalp infection[78]. If you want your transplants to stick to your scalp, stop scratching them regardless of the fact they cause an itchy feeling.

Avoid exposure to sun

It is quite understandable that after a hair transplant you will be quite keen to show off your new look . But it is always suggested to avoid any kind of sun exposure for first few weeks. After the surgery, the scalp remains a bit tender so it cannot deal with any additional stress. It helps in the transplanted hair to settle in. Once it takes hold, you will have plenty of time to show off your new hair. During the early stages, cover your new hair with a loose fitting hat to make things smoother.

Don't smoke

Smoking is injurious to health and it affects more after you have undergone a hair transplant. So you should restrict yourself from smoking for the sake of healthy hair.

Keep your new hair clean

It is important to keep your scalp away from any infection so that your transplanted hair settles in properly. The best way of doing this is to keep your scalp clean. After few weeks of the surgery, wash your hair gently with warm water.

---

77) hair transplant: 머리카락 이식
78) infection: 감염
scalp infection: 두피 감염

Gently massage your scalp

Just like normal hair, you can feel the new hair transplant stick to the head once they settle in. You can gently massage the scalp for sometime every day to help the new transplants settle in. Not only it helps to soothe the scalp, but also helps in increasing the flow of the red blood cells to the head. This further helps in healing of the scalp faster and the new transplants settles in soon.

7.19.5 임산부 안내문

〈Case〉 임산부 안내문

INFORMATION ON EXPECTING MOTHERS

Congratulations on your recent pregnancy[79]!

We are happy to know that you are considering care at ABC Hospital and will do our best to make sure you are well informed and receive the best possible care throughout your pregnancy.

The following is meant to assist expecting mothers with delivering a baby at ABC Hospital.

When to schedule an appointment

- First Prenatal[80] Visit: If this is the first prenatal visit of your pregnancy, you should schedule your visit between six and eight weeks following the last day of your period. If you have an irregular menstrual[81] cycle, or have any uncertainties[82] on when you conceived, please schedule an appointment at your

79) pregnancy: 임신
80) prenatal: 태아기의

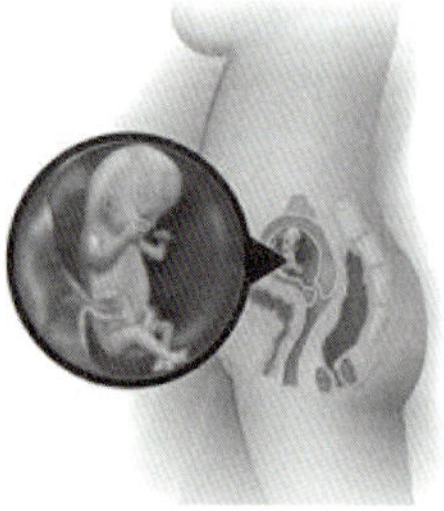

81) menstrual: 월경

earliest convenience. It is advised to make appointments 1 to 2 weeks in advance.

- Referred from another clinic: If you decide to deliver[83] your baby at ABC Hospital but prefer to receive initial pre-natal[84] care at a local clinic, please have your local clinic refer you to ABC Hospital no later than the beginning of the third trimester[85] (24 to 26 weeks).

The average length of stay for natural births is 2 nights and 3 days, and 5 nights and 6 days for births by cesarean section.

Can the father be there to cut the umbilical cord[86]?

In cases of vaginal birth, the father is allowed to be in the room and cut the umbilical cord. However, such is not allowed in cases of cesarean[87] section due to hospital regulations restricting from entering the operating room.

Rooms

Labor, Delivery, Recovery (LRD) Rooms: For vaginal deliveries[88], mothers are admitted in an LRD room, which is located in the delivery room on the 6th floor

82) uncertainty: 불확실
83) deliver a baby: 아기를 낳다.
84) pre-natal: 출생 전의
85) trimester: 3개월간의 기간
86) umbilical cord: 탯줄, 제대

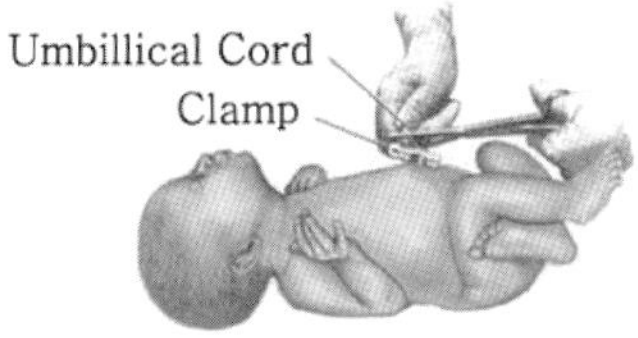

87) cesarean: 제왕절개의
88) vaginal delivery: 자연분만
C Section (Caesarean section): 제왕절개

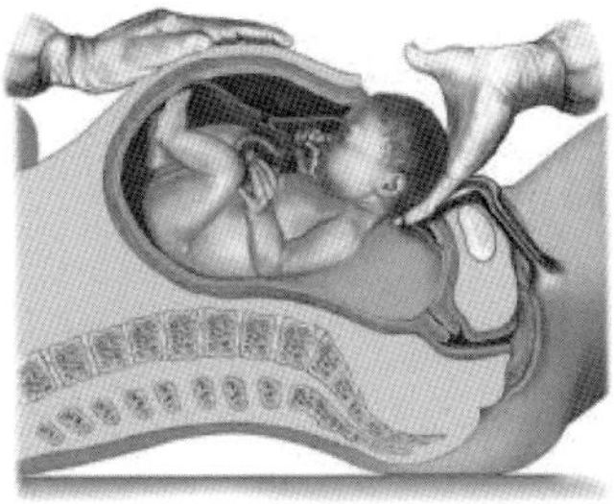

of the Children's Hospital. Family members can stay in the LRD throughout the entire delivery process.

General Room: After delivery, patients are admitted into a private room.

Private rooms are equipped with a refrigerator, TV, locker, bathroom with shower, and sofa that extends for a family member to sleep on at night. A welcome package with toothbrush/paste, soap, wash towel, slippers, shampoo/conditioner, is also provided for patients in the private room.

Prenatal Courses in Korea

There are select prenatal[89] courses in English. Please speak with your doctor for available options.

Can baby stay with mother after delivery[90]

If admitted in a private room on the maternity[91] ward or in a VIP room, the baby can stay with the mother during the day, but should return to the nursery during the night.

Birth Certificate

ABC Hospital can issue birth certificates in English and Korean, which are mailed to your home address. Please inform the nursery nurse about how many copies and in which language you need.

Please also check with your Embassy and Immigration about how to register your birth in Korea and at home. We are happy to complete any required documentation upon request.

---

89) prenatal: 출생 전의

90) delivery: 분만

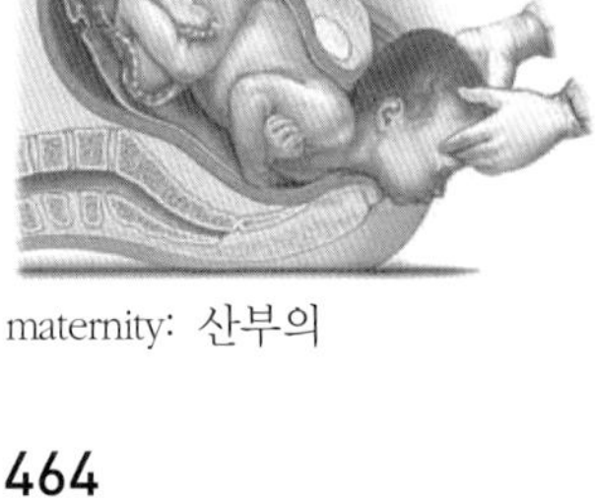

91) maternity: 산부의

Other Delivery Options

Father and family can be present at all times (except in the operating theater)

Photo/Video is allowed.

Baby can be placed on top of the mother immediately after birth.

Breast feeding[92] at the time of birth is allowed.

Prenatal[93] Visit and Testing Table

Gestational[94] Age (Weeks)	Examination	Result
Initial Visit After 6 weeks	CBC[95], Urinalysis, Serology[96], ABO Typing[97], etc.	BP and Body weight every visit
	Pap Smear[98], Vaginal Culture, Chlamydia Testing	Fetal Heartbeat check up every visit
	Ultrasonography Prenatral Vitamin	
10 - 14	Ultrasonography for Nuchal translucency[99] measurement	Visit Monthly until the 28th week: Visit every 2 - 3 weeks during weeks 28-36 Visit every week between 36 and the delivery
16 - 18	Blood test for Down Syndrome and Spinal Defect Screening	
20 - 24	Targeted Ultrasonography for Fetal structural anomalies	

92) breast feeding: 모유 수유
93) prenatal: 출산 전의
94) gestational: 임신의
95) CBC: Complete Blood Count (전혈구 검사)

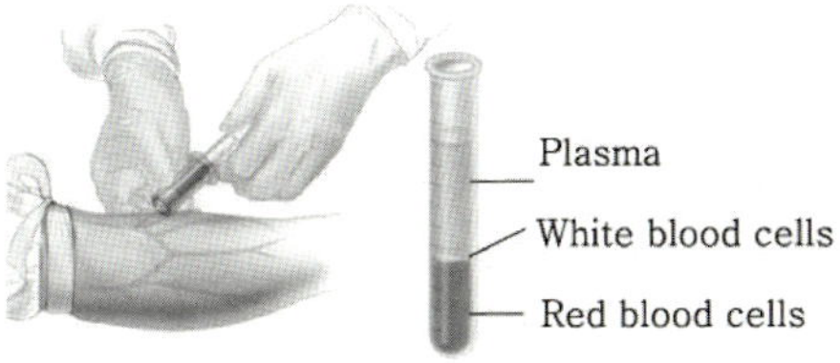

plasma: 혈장
white blood cell: 백혈구
Red blood cell: 적혈구

24 - 28	Diabetes Screening Test Hemoglobin Check Up	
28 - 30	3D Fetal[100] Ultrasound for face, hands, feet pictures (Upon Request)	
24 - 26	Anti-D Screening Rhogam shot for Rh-Blood type mother	
32	Delivery Room Tour	
32 - 34	Ultrasonography	
35 - 36	CBC, EKG[101], U/A, GBS Screening	
37	Pelvic[102] Exam	

7-20 한약 안전성 안내문

〈Case〉 한약 안전성 안내문

SAFETY OF CHINESE HERBS

Chinese herbal medicine is at the low risk of adverse reaction or side effects. Herbal medicine uses all the constituents[103] of the plant. The herb is completely

96) serology: 혈청 테스트
97) ABO typing: ABO 혈액형 검사
98) pap smear: 세포진검사
99) nuchal translucency: 목덜미 투명대 검사

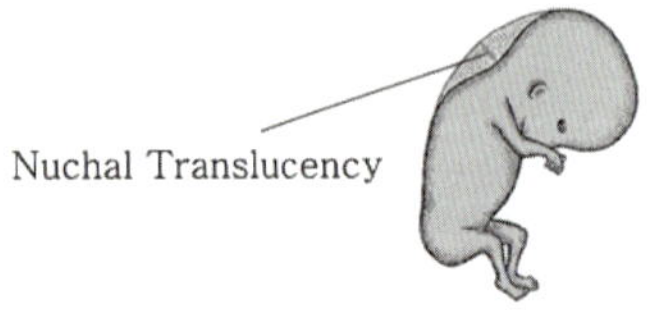

100) fetal: 태아의
101) EKG: electrocardiogram (심전도)

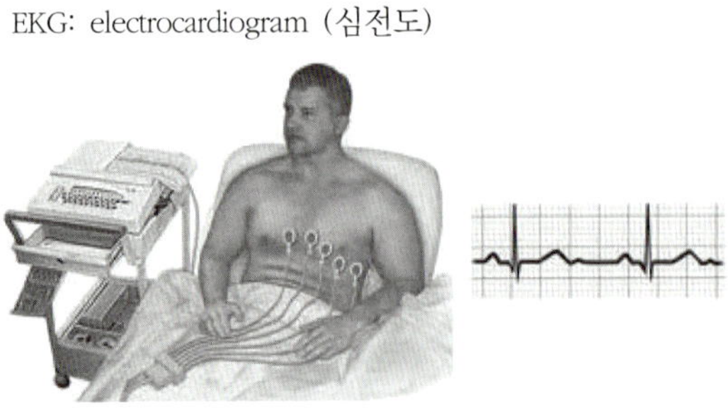

102) pelvic: 골반의

balanced, and therefore has minimal side effects.

The most commonly reported adverse reaction is minor gastrointestinal[104] upset. Modifying the herbal formula[105] or adding herbs to strengthen the digestive system can remedy this.

If you do notice any side effects, please stop taking your herbs and consult your herbalist right away.

7-21 병원 식사 안내문

〈Case〉 병원 식사 안내문

PATIENT MEALS

Patient food services is focused on serving quality meals that are planned to meet patients' needs.

Your meals and snacks are provided based on the three week menu specific to the diet ordered by your doctor or clinical dietitian.

Meals are served via a tray service.

Meal Service Times:

- Breakfast: 7:30 am to 8:30 am
- Lunch: 11:45 am to 12:45 pm
- Dinner: 5:30 pm to 6:30 pm

103) constituents: 성분

104) gastrointestinal: 위장의

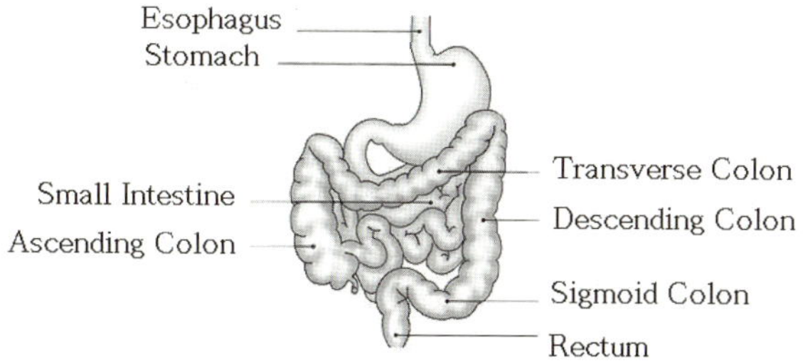

105) formula: 처방 = medications = prescription

Meal costs for the accompanying persons will be charged separately.

If you would like to discuss anything related to your meal service, please contact the diet office at ext. 789.

〈Case〉 병원 식사 안내문

Menus are available in each room. Simply dial 789 and trained staffs in the dietary office will assist you in choosing meals appropriate for your needs.

Please place your order one day before you want to be served, or earlier, so we can provide your meals in a consistent and timely manner.

If you do not place an order, a pre-selected meal that meets your diet specifications will be sent.

If your physician has ordered a special diet, some of the items on the menu may need to be modified or may not be available. We will gladly assist you with ordering. You are welcome to request food at any time during our regular operating hours: 6:30 am until 6:30 pm.

We would like to suggest the following time for meals:

- Breakfast: 7:30 am to 8:30 am
- Lunch: 11:45 am to 12:45 pm
- Dinner: 5:30 pm to 6:30 pm

We encourage family members to assist with placing orders for patients who are unable to do so by themselves. Special meals such as Halal foods are also available for patients and visitors for an additional fee.

Menus are accessible at the nursing stations for family members to place orders.

Visitors and family members are invited to dine at our cafeteria located in the 10th floor.

We are committed in providing you, our guest, with the highest quality food service. If you have any questions or any dietary needs, please contact us by calling 789.

7-22 퇴원 안내문

〈Case〉 퇴원 안내문

INFORMATION ON DISCHARGING PATIENTS

REQUESTING NECESSARY DOCUMENTS

If you need any documents such as medical certificates and attendance records in English, please inform us one day before leaving the hospital.

DISCHARGING PROCEDURES

Patients must have confirmation by our physicians in order to be discharged from the hospital.

We will explain and help you with the discharge process including prescription instructions, your next plans, payment and etc.

When you need a receipt in English, please tell International Healthcare Center.

〈Case〉 퇴원 안내문

INFORMATION ON DISCHARGING PATIENTS

DISCHARGE

Your nurse or doctor will give you specific discharge[106] instructions, including a follow-up outpatient appointment and a prescription (if necessary).

NECESSARY DOCUMENTS

Please inform your ward nurse if you require any medical records or certificates.

OUTPATIENT CERTIFICATE AND DIAGNOSTIC CERTIFICATE

If you want to get the outpatient certificate or diagnostic certificate[107], you can apply it through your nurse two days before your discharge.

The issue fee[108] is charged to you.

106) discharge: 퇴원
107) diagnostic certificate: 진단서
108) issue fee: 발급 비용

They cannot be issued on weekend and public holidays[109].

〈Case〉 퇴원 안내문

DISCHARGE PROCEDURES

When you have fully recovered, your doctor will inform you, at least one day in advance. The hospital's usual discharge time is 10:00 am. However, your doctor may discharge you at any time during the day and evening.

Kindly make every endeavor to leave the hospital as promptly as possible when you are discharged, since another patient may be waiting for your room. Your cooperation is greatly appreciated.

Prior to discharge

Ask for a copy of the discharge summary[110] or medical report.

Note if you require a more detailed medical report for your discharge, please inform your doctor in advance, and specify the language you require (Korean or English).

The results of imaging (X-rays, Scans) and blood tests done during your stay if necessary. Note that we will ask you to sign for the request form of the medical record copy.

A detailed medical report can be given to you upon request.

An appointment card, if you require follow-up consultations with your doctor.

Discharge during office hours (Monday - Friday, 08:30 am - 5:30 pm and Saturday, 08:30 am - 1:00 pm)

109) 한국의 공휴일
New Year's Day: 신정
Korean New Year's Day: 설날
Independence Declaration Day: 3.1절
Children's Day: 어린이날
Buddha's Birthday: 석가 탄신일
Memorial Day: 현충일
Liberation Day: 광복절
Midautumn Festival: 추석
Armed Forces Day: 국군의 날
National Foundation Day: 개천절
Korean Alphabet Day: 한글날
Christmas: 크리스마스

110) a copy of the discharge summary: 퇴원서 사본
= a duplicate of the discharge summary

Discharge during off-hours[111] (Sunday, Holidays and After hours)

You will be escorted to the emergency department cashier, located on the First floor, where payment can be made and check-out formalities[112] can be completed.

Please make sure you have all of your belongings[113] and hospital cards, as well as aftercare[114] instructions and prescriptions as needed. It is important that you understand all instructions about your medication, diet, activity and return appointments[115]. If you are unsure about anything, ask your health care provider before you leave.

〈Case〉 퇴원 안내문

DISCHARGE PROCEDURE

Attending doctors makes decision on discharge on the previous day or the day

Issuance of bills after review of discharge

- Morning: The department prepares medical charts, and reviewers of the Department of Insurance come to the ward and issue the bills.
- Afternoon: Charts of discharge are sent to the registration desk, and phone calls are made to each ward after review. The bills are issued at the registration desk.

---

111) off-hours: 근무시간 외 = after hours
The blood test is not available off-hours.: 혈액 검사는 근무시간 외에 불가능합니다.
Patients are able to contact me even after hours.: 근무시간 외에도 환자분들은 저에게 연락이 가능합니다.

112) check-out formalities: 퇴원 수속 절차
= check-out procedures

113) belongings: 소지품
The staff will identify the patient's personal belongings upon admission.: 환자가 입원할 때 직원이 소지품을 확인합니다.
Patient's families are responsible for all of the patient's personal belongings.: 환자 가족분들이 환자 소지품에 책임이 있습니다.

114) aftercare: 사후관리 = follow-up care

115) return appointment: 재방문 약속
make a return appointment: 재방문 약속을 하다.
In most circumstances we require patients to make a return appointment to discuss results personally.: 결과를 개인별로 의논하기 위해서 환자분들과의 재방문 약속을 하여 주시기 바랍니다.
We encourage you to make a return appointment before leaving the clinic. If you require a return appointment with a specialist, our receptionist would be more than happy to book that for you while you are at the clinic.: 병원을 떠나기 전에 재방문 약속을 하시기 바랍니다. 의사와의 재방문 약속은 병원에 계시는 동안 리셉셔니스트를 통해서 예약 바랍니다.

Payment of medical expenses

- Bring the issued bills and pay the medical expenses at the registration desk.
- Reservations for medical services for outpatients are made after payment of medical expenses.

Discharge

- Submit the letter of confirmation on discharge procedure to nurses of each department after paying the medical expenses. Return home after understanding the medication and notices.

Reservation of Medical Services for Outpatients

- If necessary, doctors enter the date of appointment.
- Pay the reservation fees when paying the medical expenses for discharged patients, and the reservation ticket is issued.
- If patients have two or more reservations, make request for reservation tickets at the desk for outpatients of the Registration.

PART 4

사후관리

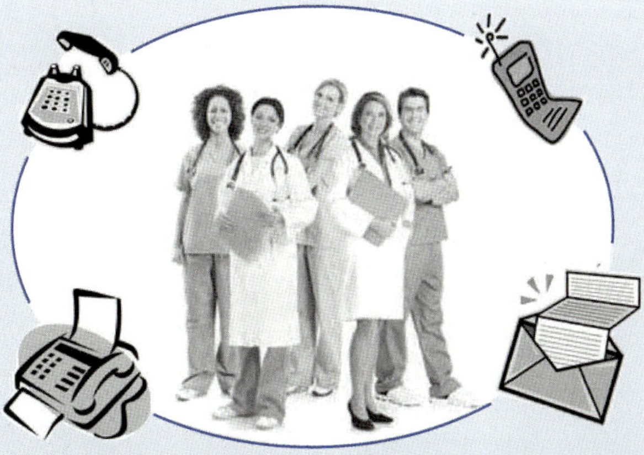

Chapter 8

사후관리

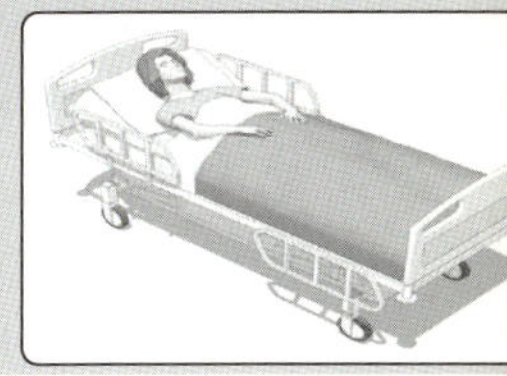

8-1 의료관광객에게 감사 서한

〈Case〉 의료관광객에게 감사 서한

APPRECIATION

Dear Susie Maria Hans,

} 1-2줄

I would like to thank you most sincerely for your participation in the medical tour program in Korea.

My only regret was that I did not have sufficient time to show you more of our beautiful country.

Please fill out the enclosed questionnaire and return it to me in order for us to know how much the bruising and swelling has decreased as well as how much you are satisfied with the surgery result.

Your comments are essential to continue to deliver the ultimate in quality service.

} 2줄

Yours sincerely,

} 2줄

(Signature)

Gil Dong Hong

Director

Global Healthcare Department
ABC Hospital
Address
E-mail: fatherofsusie@hanmail.net
Facebook:

Enclosure: After surgery questionnaire

AFTER SURGERY QUESTIONNAIRE

We would appreciate your taking time to fill out the after survey questionnaire in order for us to serve you better.

Name:
Date:

Do you have?
( ) Face pain ( ) Back pain
( ) Leg pain ( ) None

Mark your level of pain on the scale from 0 to 10; 0 being none and 10 being unbearable.
( ) 1 ( ) 2 ( ) 3 ( ) 4 ( ) 5
( ) 6 ( ) 7 ( ) 8 ( ) 9 ( ) 10

Are you satisfied with your surgical result? ( ) Yes ( ) No
Are you currently taking medications? ( ) Yes ( ) No

What medications, if any, are taking?

Considering your symptoms prior to surgery, if you could turn back the clock would you again choose ABC Clinic to have your surgery done(performed)?
( ) Yes ( ) No

ABC Hospital

〈Case〉 의료관광객에게 감사 서한

APPRECIATION

Dear Susie Maria Hans,

} 1-2줄

It is indeed gratifying for us to know that you enjoyed your stay in Korea.

I look forward to many chances to be with you in the next opportunity.

I wonder if you suffer from any adverse reaction[1] of the operation(surgery) after you return to your country.

Needless to say[2], if there is anything I can do for you or your guardian(accompanying person), please do not hesitate to let me know.

} 2줄

Yours sincerely,

} 2줄

Gil Dong Hong
Director
Global Healthcare Department
ABC Clinic
Address
E-mail: fatherofsusie@hanmail.net
Facebook:

---

1) adverse reaction: 부작용 = adverse effect, side effect
complications: 합병증
sequela: 후유증

2) needless to day: 말할 필요도 없이, 말할 나위도 없이
Needless to say, you will be eating far too much fat and your cholesterol levels will probably rise dangerously.: 말할 나위도 없이 지방을 많이 섭취하면 콜레스테롤 수치가 위험한 수준으로 올라갈 것입니다.

8-2 해외 의료관광 에이전시에게 감사 서한

〈Case〉 해외 의료관광 에이전시에게 감사 서한

APPRECIATION

Dear Susie Maria Hans,

} 1-2줄

On behalf of DEF Medical Tour Agency, I would like to express my appreciation for your invaluable[3] assistance to make the medical tour program a great success.[4]

Almost all the participants(guests) in the medical tour program were satisfied with the program we provided, according to the evaluation of the questionnaire received from the participants(guests).

Further cooperation would be much appreciated.

} 2줄

Yours sincerely,

} 2줄

Gil Dong Hong

Director

Global Healthcare Department

ABC Hospital

Address

E-mail: fatherofsusie@hanmail.net

Facebook:

---

3) invaluable: 헤아릴 수 없는, 평가할 수 없는, 매우 가치 높은
We appreciate the invaluable cooperation of DEF Agency.: 우리는 DEF 에이전시의 헤아릴 수 없이 고마운 협조에 감사드립니다.

4) on behalf of --: --을 위하여, --를 대신하여
On behalf of DEF Medical Tour Agency I would like to express my appreciation for your invaluable assistance to make the medical tour program a great success.
= As the president of DEF Medical Tour Agency I would like to express my appreciation for your invaluable assistance to make the medical tour program a great success.

8-3 Follow-Up 메시지

〈Case〉 사후관리

MEDICAL EVENTS QUESTIONNAIRE

Now I would like to ask you some questions about your recent medical history and current health status.

All of this information will be kept confidential and is being collected strictly for research purposes.

Please answer as accurately as possible.

If a particular question makes you uncomfortable, you may decline[5] to answer.

① Our records indicate that you had/underwent (Name of Disease) on (Date). Does this seem accurate to you? Do you remember this experience/episode?

② After you were treated for the above (Name of Medical Treatment) and discharged from the hospital, did you have any subsequent complications[6] or problems that you thought were related? If so, can you describe these problems/complications to me now?

a. Did you see a medical doctor for any of these complications/problems?

b. Do you continue to experience any of these problems/symptoms now? If so, can you elaborate[7]?

③ Since the afore-mentioned[8] (Name of Medical Treatment), have you been medically treated for any other neurological[9] or sensory changes?

This could include changes in vision, changes in your hearing, changes in your ability to speak, difficulties remembering things. It could also include strokes[10],

5) decline: 거절하다.
decline to answer: 답변을 거절하다.
= refuse to answer

6) complications: 합병증
sequela: 후유증
adverse effect: 부작용 = side effect = adverse reaction

7) elaborate: 자세히 설명하다.

8) afore-mentioned: 전술한, 앞에서 말한
above-mentioned: 위에서 말한

9) neurological: 신경학의

seizures[11], loss of consciousness[12], or brain surgery.

④ Do you have any history of:

a. Diabetes?[13]

b. Radiation treatment[14] or Chemotherapy? Where? How recently?

c. Seizures? How often? How many years? Medication?

d. Brain tumor[15] or aneurysm[16]?

---

10) stroke: 뇌졸중

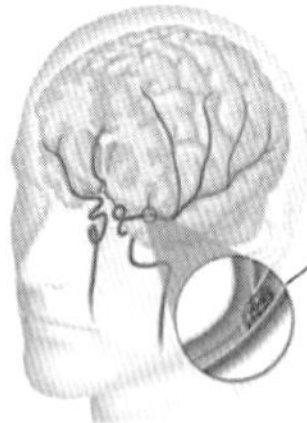

11) seizure: 발작
12) consciousness: 의식
13) diabetes: 당뇨병
14) radiation therapy: 방사선 요법 chemotherapy: 항암화학 요법

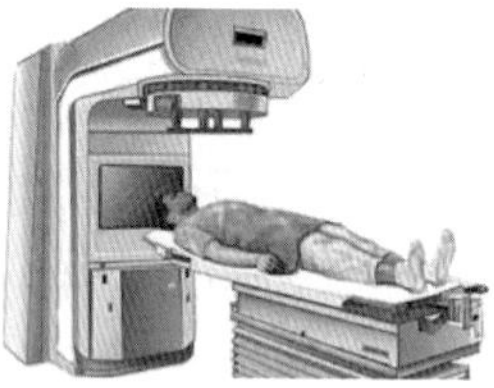

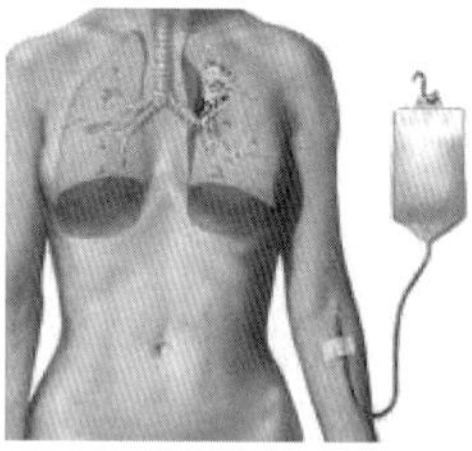

15) tumor: 종양
brain tumor: 뇌종양

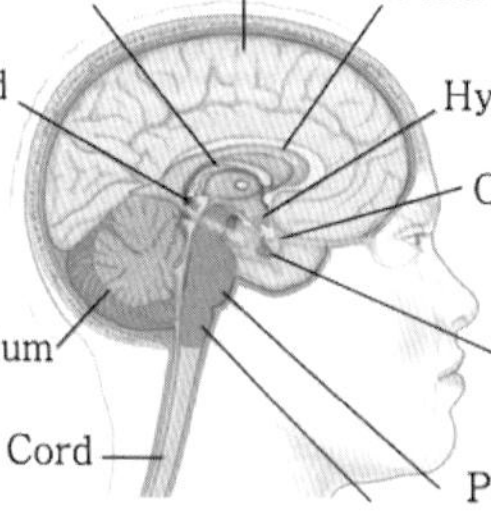

choroid plexus: 맥락막총
pineal gland: 송과체
cerebellum: 소뇌
spinal cord: 척수
pituitary gland: 뇌하수체

e. Hypertension (high blood pressure)?

⑤ Have you undergone any surgeries since we last met with you in (Date)?

⑥ Are you feeling reasonably healthy today?

⑦ What types/names of medications[17] are you currently or regularly taking?

ABC Hospital

〈Case〉 재방문 약속을 어긴 의료관광객에게 보내는 서한

FOLLOW-UP CARE

Dear Susie Maria Hans,

} 1-2줄

We are a bit disappointment[18] and surprised to find out that you didn't turn up[19] for the follow-up appointment you had with us on the 21st of November.

We can understand that there must be some other emergency that might have prompted you to miss it without any rescheduling. However, it is our moral responsibility[20] and our keen interest for your well-being that we should again

pons: 뇌교
medulla: 골수
optic nerve: 시신경
hypothalamus: 시상 하부
ventricles: 뇌실, 심실
cerebrum: 대뇌

16) aneurysm: 동맥류

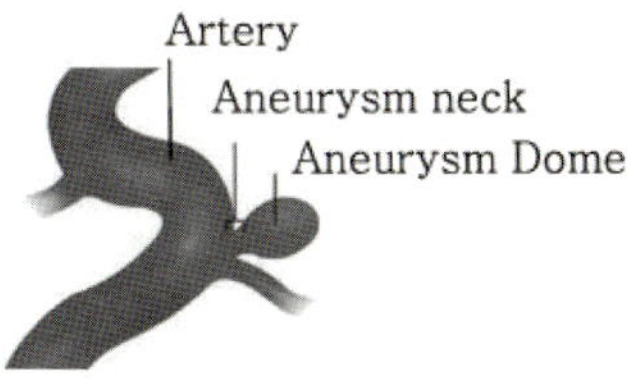

artery: 동맥
aneurysm dome: 동맥류 원개

17) medication: 투약, 약물
take a medication: 약을 복용하다.

18) disappointment: 낙담, 실망

19) turn up: 나타나다. = show up
The patient did not turn up for (further) follow-up.: 환자는 재진으로 오지 않았다.
The patient did not turn up for his/her appointment.: 환자는 약속 시간에 오지 않았다.

repeat the importance of your regular health-check up, if you have forgotten, and it seems you did.

It is very essential that you should stick to the laid out plan for check-ups in order to keep yourself away from any further complication[21]. Though the tumor[22] of your stomach has been removed through surgery, you are seriously requested to regularly follow up with us for another couple of years till the minute of the doubt of its recurrence[23] is completely answered for. Hence, it is advisable that you should schedule an appointment with us within next seven days.

The last time we met was on the 17th of April. If you remember we discussed on how important it is to follow-up tests to find out if the treatment given to you is correct or not.

Through continued follow-up test, we would come to know whether there is a need to change the course of the treatment and to really check if the tumor is not forming again.

If you avoid, or delay these check-ups, your health could be in a serious danger and we would be helpless in that situation. So I plead[24] you to contact our office and reschedule your appointment as soon as you receive this letter.

Please update us with your contact number since you were not reachable[25] by telephone.

---

20) moral responsibility: 도덕적 책임
21) complication: 합병증
    sequela: 후유증
    averse effect: 부작용 = adverse reaction = side effect
22) tumor: 종양 (비정상적으로 자라며 전이되는 종기나 상처이다. 악성 종양을 암이라고 한다.)
    brain tumor: 뇌종양

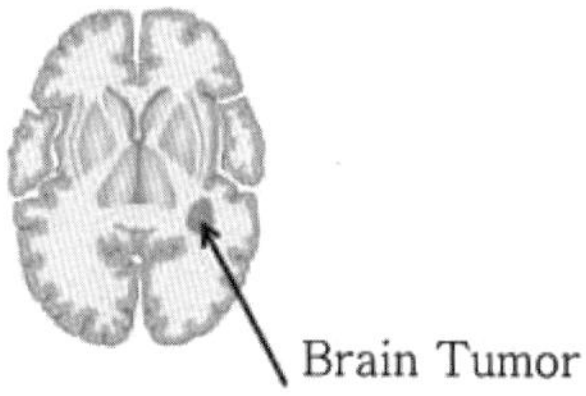

23) reccurence: 재발
    reccurence of a cancer: 암 재발
    at a risk for recurrent of the original cancer: 암재발 위험성
24) plead: 호소하다. 간청하다.

} 2줄
Yours truly,
} 2줄
} 2줄
Gil Dong Hong
Director
Global Healthcare Department
ABC Hospital
Address
E-mail: fatherofsusie@hanmail.net
Facebook:

8-4 Follow-Up 설문서

Follow-up 설문서는 E-mail을 통해서 주고받을 수 있다.

설문서 분석 방법은 백산출판사에서 발간한 『엑셀활용 마케팅 통계조사분석』을 참고한다. 초보자도 따라하기만 하면 설문서로부터 손쉽게 과학적인 통계분석결과를 얻을 수 있도록 구성되어 있다.

〈Case〉 Follow-up 설문서

FOLLOW-UP QUESTIONNAIRE

Patient name:

Date: Month/Day/Year

Describe your current symptoms:

How often do you experience your symptoms?

( ) Constantly[26] ( ) Frequently
( ) Occasionally ( ) Intermittently[27]

25) be not reachable: 연락이 되지 않다.
be reachable all the time: 항상 연락이 되다.
26) constantly: 끊임없이, 지속적으로

What describes the nature of your symptoms?

( ) Sharp ( ) Numb

( ) Dull ache ( ) Burning

( ) Tingling[28]

How are your symptoms changing?

( ) Getting better ( ) Getting worse

( ) Not changing

How bad your symptoms at the scale?

( ) 0(None) ( ) 1 ( ) 2 ( ) 3

( ) 4 ( ) 5 ( ) 6 ( ) 7

( ) 8 ( ) 9 ( ) 10 (Unbearable)

How do your symptoms affect your ability to perform daily activities?

( ) No symptoms

( ) Mild, Forgotten with activity

( ) Moderate, Interfere with activity

( ) Limiting, Prevents full activity

( ) Intense, Preoccupied with pain

( ) Severe, No activity possible

Have you been treated by another doctor/physician therapist for your symptoms? (If so, who and when?)

Have you had any diagnosis testing (X-rays, MRI, CT scan) done as a result of your symptoms? (If so, please state what test, as well as when and where it was performed?)

Please list any recent surgical procedures and current medications.

ABC Hospital

27) intermittently: 간헐적으로

28) tingling: 따끔따끔한 느낌

〈Case〉 Follow-up 설문서

PATIENT FOLLOW-UP QUESTIONNAIRE

After you fill in the questionnaire, please e-mail back to fatherofsusie@hanmail.net.

Name:

Date: Month/Day/Year

What percentage of your original symptoms do you still have?

( ) 10% ( ) 20% ( ) 30% ( ) 40% ( ) 50%

( ) 60% ( ) 70% ( ) 80% ( ) 90% ( ) 100%

What are your present complaints?

On the scale below, rate your pain intensively by circling the appropriate number; 0 is No pain, 10 is unbearable[29] pain.

( ) 1 ( ) 2 ( ) 3 ( ) 4 ( ) 5

( ) 6 ( ) 7 ( ) 8 ( ) 9 ( ) 10

To what degree do your symptoms interfere with your daily activities?

( ) Mild, Forgotten with activity

( ) Moderate, Interfere with activity

( ) Limiting, Prevents full activity

( ) Intense[30], Preoccupied with pain

( ) Severe, No activity possible

( ) No symptoms

My symptoms interfere with my:

( ) Sleep ( ) Work

29) unbearable: 참을 수 없는

unbearable pain: 참을 수 없는 고통

Yesterday I booked into a dentist because the pain was the most unbearable pain I have ever had.: 어제 고통이 너무 심해서 치과에 예약을 했다.

30) intense: 심한

I had to go to the ER(Emergency Room) because the pain was too intense and constant.: 고통이 너무 심하고 지속적이어서 응급실로 가야만 했다.

( ) Social life ( ) Recreation ( ) None of these

Currently your pain is aggravated[31] by:

( ) Talking ( ) Eating

( ) Coughing ( ) Neck movements

( ) Bending ( ) Walking

( ) Sneezing ( ) Reaching

( ) Lifting ( ) Straining[32] at stool

( ) Sitting ( ) Standing

Since your symptoms began, have you noticed a change in:

( ) Bowel function ( ) Bladder[33] function

( ) None of these

Since your return, have you had any?

( ) Accidents ( ) Illness

( ) Treatments or examination ( ) None of these

If so, what and where?

Do you have any questions regarding your care?

We would appreciate your taking time to fill in the questionnaire.

ABC Hospital

31) aggravate: 악화시키다.
aggravate the pain level: 고통 정도를 악화시키다.

32) strain: 힘을 주다.

33) bladder: 방광

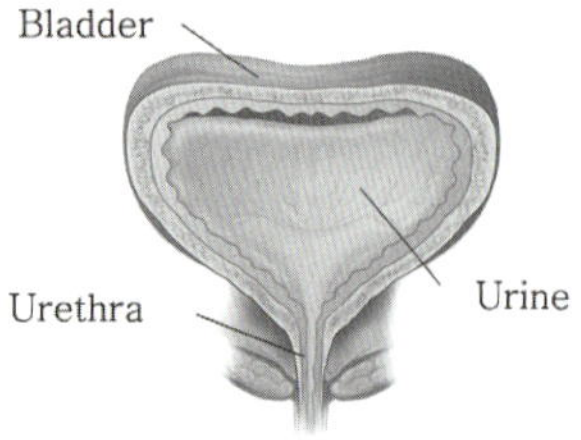

urine: 소변
urethra: 요도

〈Case〉 Follow-up Questionnaire

AFTER SURGERY QUESTIONNAIRE

Thank you for choosing ABC Hospital. I was our pleasure to serve you.

This survey asks for your views about your condition after the surgery. This information will be useful for us to keep track of[34] how you feel and how well you are able to do your usual activities.

Please answer every question by selecting the answer as indicated. If you are unsure[35] about how to answer a question, please give the best answer you can.

Name:
Date:

How was your overall experience?
Poor ( ) Fair ( ) Good ( ) Excellent ( )

Do you feel you received all proper after care instructions?
Poor ( ) Fair ( ) Good ( ) Excellent ( )

Are you happy with your treatment so far? Yes ( ) No ( )

What percentage better are you from your last visit?

Would you choose ABC Hospital again? Yes ( ) No ( )

How could we have made your surgery a better experience?

Do you have any other comments you would like to share with us?

ABC Hospital

34) keep track of: 추적하다. 지속적인 확인을 유지한다.
The doctors keep track of the patient's specific medical condition.: 의사들은 환자 상태를 추적한다.
The nurse must monitor the patient and keep track of the patient's vitals.: 간호사들은 환자의 생명유지 기관들을 체크해야 한다.
The hospital use the application to keep track of the patient's medical history.: 병원들은 신청서를 이용해서 환자의 의료기록을 추적한다.
Doctors and nurses keep track of the patient's pain levels.: 의사와 간호사는 환자의 고통 정도를 지속적으로 확인한다.

35) unsure: 불확실한

〈Case〉 Follow-up Questionnaire

AFTER SURGERY QUESTIONNAIRE

We would appreciate your taking time to fill out the after survey questionnaire in order for us to serve you better.

Name:

Date:

Do you have?

( ) Face pain ( ) Back pain

( ) Leg pain ( ) None

Mark your level of pain on the scale from 0 to 10; 0 being none and 10 being unbearable.

( ) 1 ( ) 2 ( ) 3 ( ) 4 ( ) 5

( ) 6 ( ) 7 ( ) 8 ( ) 9 ( ) 10

Are you satisfied with your surgical result? ( ) Yes ( ) No

Are you currently taking medications? ( ) Yes ( ) No

What medications, if any, are taking?

Considering your symptoms prior to surgery, if you could turn back the clock would you again choose ABC Clinic to have your surgery done(performed)?

( ) Yes ( ) No

ABC Hospital

본서의 내용에 대해서 궁금한 점이 있거나, 비록 본서에서 다루지 못했지만 다음 번 교정에서 추가했으면 하는 의견이 있으시면 언제든지 저자에게 fatherofsusie@hanmail.net으로 직접 문의하시거나 blog.daum.net/fatherofsusie의 방명록에 궁금한 점과 의견을 남겨주시기 바랍니다.

한 광 종

한국의료관광 · 컨벤션연구원 원장
Email : fatherofsusie@hanmail.net
blog.daum.net/fatherofsusie
facebook : johngwangjong.han

〈저서〉

의료관광 실무영어
의료관광 실무영어회화
Excel 활용 의료경영 통계분석 (의료관광 · 병원경영)
Excel 활용 마케팅통계조사분석 (보건 · 의료관광 · 관광경영 사례중심)
SPSS 활용 마케팅통계조사분석 (관광경영 · 보건 · 의료관광 사례중심)
Excel 활용 미래예측과 시계열분석
SPSS 활용 미래예측과 시계열분석
국제의료관광코디네이터 1차 필기시험 예상문제집
컨벤션기획사 1차 필기시험 문제풀이 해설집
컨벤션기획사 2차 실기시험 문제풀이 해설집
국제회의 실무영어
국제회의 실무영어회화

English for Global Healthcare
(의료관광 실무영어)

2014년 2월 10일 초판 1쇄 인쇄
2014년 2월 15일 초판 1쇄 발행

저 자 한 광 종
발행인 진 욱 상 · 진 성 원

발행처 백산출판사
서울시 성북구 정릉로 157(백산빌딩 4층)
등 록 : 1974. 1. 9. 제 1-72호
전 화 : 914-1621, 917-6240
FAX : 912-4438
http://www.ibaeksan.kr
editbsp@naver.com

값 25,000원
ISBN 978-89-6183-872-6